INSIGHT YOGA
인사이트 요가

INSIGHT
YOGA
인사이트 요가

사라 파워스 지음 | 서영조 옮김
폴 그릴리 서문 | 문지영 감수

터치아트

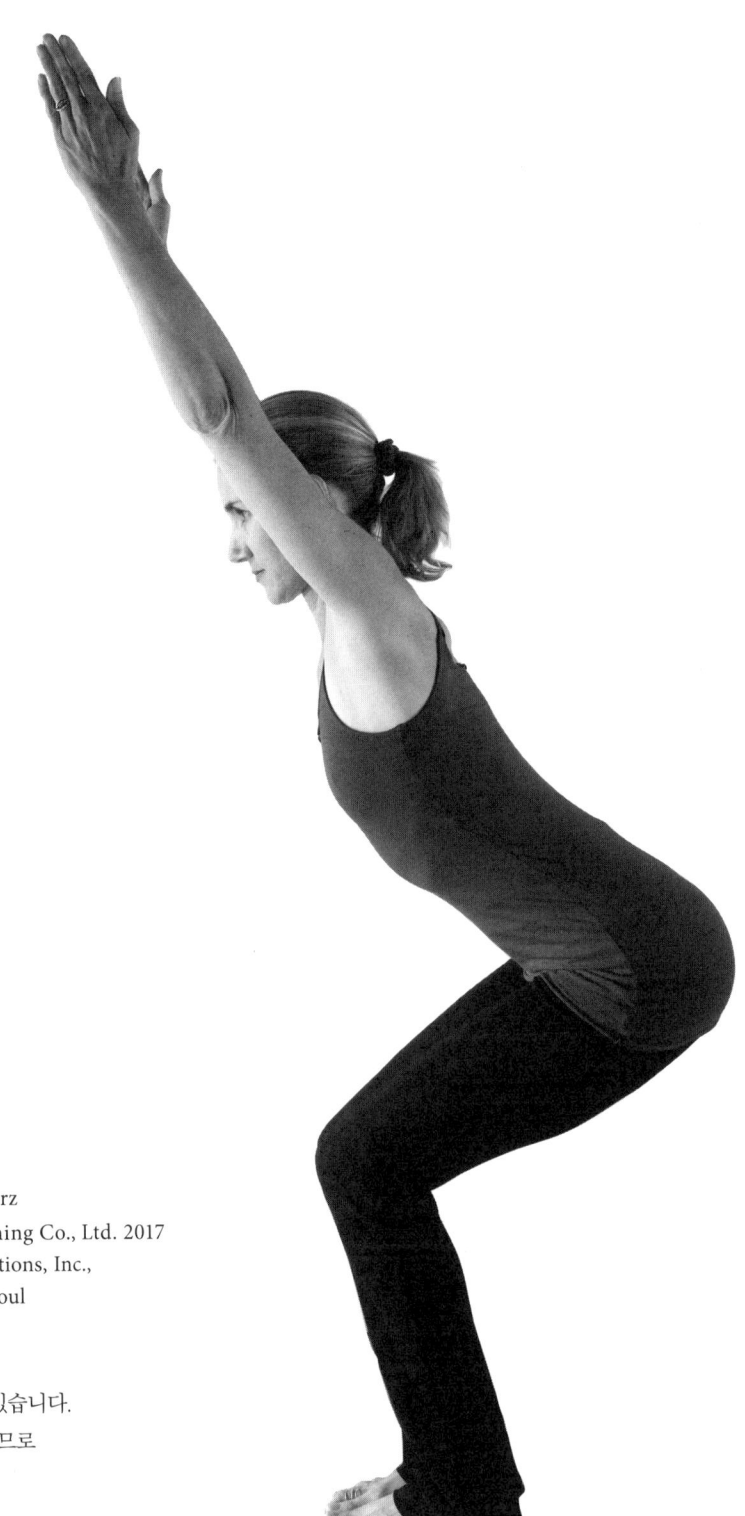

Insight Yoga
ⓒ 2008 by Sarah Powers
Drawings showing nadis and chakras ⓒ Kathi Tesarz
Korean translation copyright ⓒ Touch Art Publishing Co., Ltd. 2017
Published by arrangement with Shambhala Publications, Inc.,
Boulder through Sibylle Books Literary Agency, Seoul

이 책의 한국어판 저작권은 시빌에이전시를 통해
미국 Shambhala사와 독점 계약한 (주)터치아트에 있습니다.
저작권법에 의해 한국 내에서 보호를 받는 저작물이므로
무단 전재 및 무단 복제를 금합니다.

창조적이고 열정이 가득한 문체로
나에게 낱말의 아름다움을 가르쳐 준 어머니와
나를 요가의 세계로 인도해 준 오빠 콘래드에게
이 책을 바칩니다.

차례

	서문	9
	감수자의 말	11
1	요가란 무엇인가?	17
2	내가 걸어온 요가 여정	21
3	경락 이론	27
4	인·양요가 수련 시작하기	37
5	인요가와 장기의 건강	43
6	신장과 방광	45
7	신장과 방광의 건강을 위한 인요가	51
8	간과 쓸개	71
9	간과 쓸개의 건강을 위한 인요가	75
10	비장과 위	87
11	비장과 위의 건강을 위한 인요가	89
12	폐와 대장	99
13	심장과 소장	101

14	폐·심장·대장·소장의 건강을 위한 인요가	103
15	인요가와 마음 작용	115
16	양요가	123
17	인요가 수련과 균형을 이루기 위한 양요가 프로그램	129
18	프라나야마	177
19	불교와 마음챙김	185
20	마음챙김 명상 수련	195

- 요가 프로그램 구성에 대한 제안   203
- 요가 자세 찾아보기   206

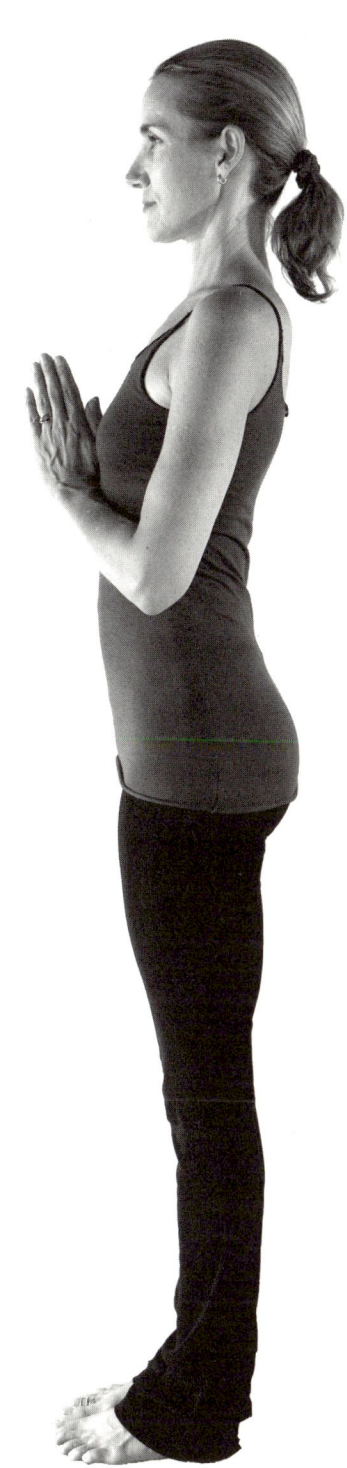

서문

비틀스의 프로듀서로 유명한 영국의 명 프로듀서 조지 마틴 George Martin 은 비틀스에 대해 다음과 같이 말했다. "그들은 워낙에 재능을 타고났고, 얼마나 더 뛰어난 존재가 될지는 아무도 알 수 없었다." 그런 점에서 사라 파워스는 비틀스와 비슷하다. 사라는 우아한 자세에 알맞은 아름다운 몸과 골격을 타고났다. 그러니 요가 잡지 표지와 요가 관련 회의 포스터를 장식하는 것도 자연스럽다. 게다가 학구적인 자세를 지녔고, 꾸준히 독서를 하며, 부지런히 수련을 하고, 늘 겸허한 자세로 새로운 가르침을 받아들인다. 그런 것을 보면 세상은 참 불공평하다는 생각도 든다. 그리고 이 책을 읽으면서 사라가 글도 아주 잘 쓴다는 사실을 알게 되었다.

예로부터 사람들은 이 세상과 자기 존재에 대해 끊임없이 질문을 던져 왔다. 그리고 그에 대한 답을 종교 경전이나 전통에서 얻었다. 그러나 현대인들은 전통에 의문을 품는다. 사실 전통을 별로 신뢰하지 않는다. 설명할 수 있고, 재현할 수 있으며, 검증할 수 있는 원칙에 기초한 과학, 의학, 종교라는 새로운 전통을 쌓는 것이 현대의 다르마 dharma, 책임 다.

요가는 예로부터 '과학 중의 과학'이라고 불려 왔다. 그런 소명에 충실하려면 요가는 현대 과학과 어깨를 나란히 해야 한다. 그러나 최근까지 그것은 무척 어려운 일이었다. 고대 요가 이론은 당시 과학으로는 설명할 수 없었던 에너지의 중심과 흐름을 기초로 하고 있었기 때문이다. 그러나 모토야마 히로시 本山博 박사, 마나카 요시오 間中喜雄 박사, 제임스 오시먼 James Oschman 박사를 비롯한 많은 사람들의 연구에 힘입어 고대 요가 이론 뒤에 숨은 진리를 새롭게 찾아내고 있다. 그리고 이제 사라 파워스가 오랜 역사를 지녔으면서도 새로운 요가 원칙들에 기초한 실용적인 요가 교본을 만들었다.

요가 자세는 우리 건강에 어떤 영향을 미칠까? 또한 우리의 감정과 사고에는 어떤 영향을 미칠까? 경락 經絡 이란 무엇인가? 침술과 요가는 서로 관계가 있을까? 차크라 chakra 란 무엇인가? 차크라는 우리에게 어떤 영향을 주는가? 기 氣 는 무엇인가? 프라나 Prana 는 무엇인가? 요가 자세 asana, 아사나 는 명상에 어떤 영향을 줄까? 반대로 명상은 요가 자세에 어떤 영향을 줄까? 이 책은 이와 같은 모든 질문들에 대해 경험에 기초한 간결하고도 명확한 답을 제시한다.

의학 서적이나 수학 교재와 달리 요가 책은 개인적이어야 한다. 의학이나 수학의 결과물은 합리적인 척도에 의해 측정되지만 영적 훈련의 결실은 주관적이다. 사실, 영적인 여정 자체가 주관적인 경험이다. 과학은 뇌파와 심장 박동을 측정할 수 있지만, 요가 수련자가 얼마나 수련을 잘하고 있는가는 내면의 평정심과 영적 세계에 대한 깊은 이해를 통해 판단할 수 있다. 영적 수련을 하는 사람의 증언을 나타내는 산스크리트어는 '아가마agama, 직접적인 인식이나 보고'다. 수학 책과 달리, 요가에 대한 책에 개인적인 요소가 들어 있지 않다면 나는 그 책이 의심스러울 것이다.

이 책에서는 '요가'라는 단어가 역사적으로 상징해 왔던 것, 즉 인간의 모든 면을 갈고닦아 주는 훈련 체계를 구체적으로 보여 준다. 저자는 어느 것이 의미를 가장 명료하고 간결하게 표현해 줄 수 있느냐에 따라 도교 용어, 불교 용어, 산스크리트 용어를 번갈아 사용한다. 중국의 도교는 기와 관련한 개념을 다른 종교보다 정교하고 섬세하게 표현해 주었고, 티베트 불교는 미묘한 심리 작용을 좀 더 섬세하게 묘사했으며, 산스크리트 인들은 내적 외적 우주론을 더욱 깊이 있고 정교하게 만들어 냈다. 이것은 의사가 해부학적 구조를 설명하기 위해 라틴어를, 생리를 설명하기 위해 화학 용어를, 심리학을 설명하기 위해 독일어를 사용하는 것과 비슷하다.

사라 파워스의 이 책은 자신의 경험에 충실하면서 어떤 한 가지 전통에 얽매이지 않는다. 그런 저자의 성실하고 정직한 노력으로부터 혜택을 받는 것은 다름 아닌 독자들이다. 요가 수련을 하는 모든 이들이 이 책을 읽고 수련에 대해 명쾌한 답을 얻기를 기대한다.

인요가 창시자

폴 그릴리 Paul Grilley

감수자의 말

우리는 학교를 졸업한 후에도 인생에서 여러 분야의 스승을 만나게 된다. 요가 수련자에게 스승의 역할은 매우 중요하다. 책을 통해 만나는 스승이든 혹은 직접적으로 소통하는 스승이든, 어떤 스승을 만나느냐에 따라 한 사람의 요가 수련에 있어 근본 지형 전체가 바뀔 수 있기 때문이다.

사라 파워스를 처음 만난 것은 2007년 여름 싱가포르에서였다. 당시에는 인요가에 대한 경험이 많지 않았던 때라 나는 친구와 함께 사라의 워크숍에 참가하기로 했다. 많은 학생들이 넓은 공간을 가득 메우고 있었다. 우리는 맨 앞줄에 나란히 앉아 사라가 강단 위에 자리를 잡고 단정히 앉아 입을 떼는 순간을 기다렸다. 사라가 인요가에 대한 이야기를 시작하고 우리는 인요가 수련을 시작했다. 그녀의 차분한 기운이 공간 전체를 에워싸는 듯 방 안 전체에 깊은 고요함이 흘렀다. 요가에 대한 열정과 인요가에 대한 설명이 잔잔하게 전달될수록 사람들의 집중과 몰입도 깊어졌다. 인요가 자세로 차분히 듣고 있는 내 의식의 호수에도 사라가 하는 말들의 공명이 계속해서 미려한 파장을 일으켰다. 3일 동안의 워크숍이 끝나고 인요가에 대한 나의 관심은 수직 상승했다. 그리고 2009년, 자카르타에서 사라를 다시 만났다. 이번엔 좀 더 본격적인 공부와 훈련을 위해 인요가 지도자 과정에 참여했다. 그 후 우리의 만남은 2010년 시카고, 2014년 노스캐롤라이나를 이어 현재까지 이어진다. 스승으로서의 사라는 감탄스러울 정도로 박식하면서도 겸손하다. 요가 선배로서의 사라는 언제나 한결같고 결코 게으름을 용납하지 않는 대쪽 같은 면이 있는 성실한 사람이다. 한 개인으로서의 사라는 지식인답게 사회 문제와 현안에 꾸준히 참여하면서도 결코 유머와 유쾌함을 잃지 않는 긍정적이고 원만한 사람이다.

《인사이트 요가》는 '요가란 무엇인가?'라는 간단하면서도 막연한 질문으로 시작해, 그것에 대한 사라의 설명을 논리 정연하게 전달한다. 앞부분에서 음의 수동성과 양의 능동성에 대한 설명과 이해를 바탕으로 사라는 요가를 고요하고 정적인 인요가와 활발하고 역동적인 양요가로 나눠 소개한다. 우리가 흔히 생각하는 요가는 대부분이 양요가이다. 즉, 여러 자세를 활발히 하면서 땀을 흘리고 열이 나게 하는 것이 양요가인데 양요가가 요가의 전부가 아니라는 것은 알아 둘 필요가 있다. 양요가 경험만으로도 이미 요가에 대한 만족감이 있다면 더더욱 거기서 멈추지 말고 더 나아갈 필요가 있다. 인요가는 개인의 요가 경험과 지식을 확장시키는 훌륭한 도구가 될 것이다. 현재 유행하고 있는 양요가와는 상당히 다르면서도 그것과 충돌하지 않고 오히려 보완과 보충이 될 뿐 아니라, 몸과 마음에 넉넉함과 평화로움을 불어넣어 줄 것이다. 이 책에서 사라는 인요가에 무게를 두고 서술하고 있어 인요가가 낯선 독자들도 간단한 이론을 익히는 것에서부터 실제 수련까지 이어갈 수 있도록 했다.

사라의 가르침에는 많은 매력이 있지만 그중에서도 특히 매력적인 것은 우리에게 익숙한 경락의 개념을 요가 자세와 접목하여 실용적이고 구체적으로 설명하는 것이다. 사라는 한의학과 유사한 전통 중국 의학에 지대한 관심을 갖고 있다. 이 책에서 독자들은 각각의 요가 자세를 통해 어떤 경락이 자극이 되며, 해당 경락에 대한 자극은 우리 몸과 마음에 어떤 작용을 하고 어떤 효과가 있는지도 배울 수 있다. 각각의 요가 자세에서 12개의 경락이 어떻게 흐르는지 보기 쉽게 도표화해 독자들이 그것을 머릿속에 그리며 보다 효과 있는 수련을 할 수 있도록 했다.

이 책의 뒷부분에서 사라는 불교의 가르침을 전하고 있다. 명상의 성향이 강한 인요가의 내용을 풍부하게 보충해 주면서, 인요가에서 한 발 더 나아가 실제 명상 수행으로 이어갈 수 있도록 도와준다. 사라 자신이 독실한 불교 신자로서 우리나라의 선불교는 물론이고 그 외의 여러 종파를 넘나들며 여러 종류의 불교 수행법을 공부했다. 이것을 일목요연하게 정리해 청정한 마음을 위한 정신 수양 방법으로 요가와 접목하여 구체적으로 전달한다. 신체적 목적보다는 명상과 마음 수련을 위해서 요가를 하는 독자라면 이 책이 좋은 명상 지침서가 될 것이다. 자세부터 호흡법과 세세한 명상 방법까지 실용적인 수련 방법을 소개해 주기 때문이다.

이 책이 한국에 소개되어 개인적으로 매우 감사하고 기쁘게 생각한다. 사라가 이 책을 출간하기까지 아주 오랜 시간과 노력을 쏟아부었다는 이야기를 들었다. 사라의 성품을 봐서는 당연한 일이라 생각했다. 그녀는 분명 자신의 유명세나 금전적인 목적으로 책을 출간하지 않았을 것이다. 요가 선배로서 유용한 도움과 애정 어린 조언을 진심으로 독자들에게 전달하고 싶었을 것이다. 방대하고 깊은 내용의 원문을 왜곡하지 않으면서도 한국 독자들을 위해 읽기 쉬운 글로 번역해 주신 서영조님께도 감사의 마음을 전한다.

사라는 이 책에서 요가가 몸에만 국한되지 않고 마음과 정신 그리고 영혼에까지 이어지는 방대한 범위와 깊이를 가진 고전적 수행의 길임을 우리에게 일깨워 준다. 수행은 남의 이론과 지식에 의존하기보다는 스스로의 행동과 체험을 통해 경험하는 철저한 자기 응시로 현재의 순간에 끊임없이 자신을 재탄생시키는 것이다. 거기에는 우리의 몸, 마음 그리고 정신이 모두 포함된다. 또한 요가의 심오한 본질은 문화와 종교 그리고 전통과 시간을 초월하는 자기 성찰과 직관에 있음을 알 수 있다. 그러므로 '요가란 무엇인가?'라는 첫 장의 질문에 대한 답은 결국 우리 각자에게 귀속되어 있는 것일지도 모른다. 요가는 누구에게나 활짝 열려 있는 자기 발견과 성장의 길이다. 10년 전 사라와의 만남은 나의 요가 인생에 중대한 전환점이 되었다. 요가가 내 인생의 일부가 아닌, 내 인생이 요가의 일부라는 것을 깨닫기 시작한 출발점이었다. 이 책을 읽는 독자들도 좀 더 의미 있고 충만한 요가 수행을 경험하길 바라며 자기 안의 안식처를 향해 가는데 이 책이 도움을 줄 수 있기를 진심으로 기원한다.

세인트루이스에서
문지영 Jee Moon

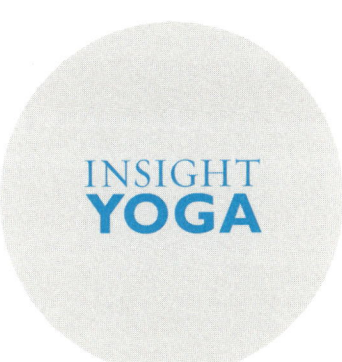

1
요가란 무엇인가?

요가는 몸과 마음, 정신을 총체적으로 경험하는 일련의 행위라고 할 수 있다. 요가는 적극적이고 탐구하는 자세로 자신과 자기 삶에 온전히 깃드는 과정이다. 요가 수련을 하면 자신의 몸과 정신 안에서 온전히 살아가는, 강인하면서도 소박한 실존이 가능해진다. 여기서 실존한다는 것은 깨어 있고 열려 있는 의식을 말한다. 이렇게 깨어 있는 의식은 지혜로운 마음과 공감할 수 있는 능력의 바탕이 된다.

요가에는 많은 분파가 있지만, 기본적으로 요가의 철학은 겉보기에 반대되는 것 같은 우리 존재의 여러 가지 단면, 즉 정신과 육체, 내면과 외면, 행동하는 것과 받아들이는 것, 객관과 주관 등을 결합하는 것으로 정의할 수 있다. 그 결과 사물을 이중적인 잣대로 보지 않고 하나로 보는 포괄적인 시각이 개발된다. 그러한 시각은 살면서 만나는 옳고 그름이나 좋고 싫음 같은 상반된 상황에서도 혼란에 빠지지 않게 해줄 것이다. 이원론적 사고 방식은 현상이나 사물의 일부만을 경험하고는 그것이 전체와는 완전히 별개인 독립적인 것이라 생각하는 태도이다.

꾸준한 요가 수련은 삶의 모순 속에서 갈등을 겪는 마음을 깊이 이완하는 능력을 키워 준다. 심리적 혼란이나 저항, 투쟁으로부터 자유로워지고, 극한의 더위나 추위, 슬픔이나 기쁨 등을 인내하는 것이 쉬워진다. 우리는 즐겁고 기분 좋은 경험에는 매달리는 반면 어렵고 기분 나쁜 경험은 피하고 멀리하려 애쓴다. 이런 태도는 자신과 자신이 하는 경험이 서로 관련이 없다는 생각에서 오는 것인데, 요가를 하면 이런 생각에 의문을 갖게 된다.

요가 수행 방법은 다양하지만 일관된 공통점이 있다. 바로 자신에게 편안하고 익숙한 몸과 마음의 범위를 넘어서서 세상을 포용하고, 세상과 하나가 되는 능력을 키우는 것이다. 그것은 진정으로 몸과 정신 안에 사는 법을 배움으로써 가능해진다. 다양한 요가 자세와 명상을 하면서 자신의 몸과 정신을 온전히 느끼는 법을 배우고, 매 순간 우리 몸과 정신이 경험하는 것에 스스로 어떻게 반응하는지 관찰하는 법을 배울 수 있다. 따라서 요가 수련은 몸과 마음, 정신을 능동적으로 관찰하고 향상시키는 훈련이다.

몸을 중심으로 하는 요가 수련에서는 뼈와 조직을 특정한 형태로 만드는 '아사나 asana, 요가의 자세나 동작'를 한다. 아사나는 몸 안의 힘이나 에너지 바디 energy body, 물질적 차원에서의 몸인 육체와 달리 에너지적 차원에서의 몸을 말하며, 우리 주변을 감싸고 있는 기를 적절히 움직이게 해 타고난 활력을 강화시켜 준다. 요가에서는 보이지 않는 영역에서 일어나는 경험의 세계가 있고 그 세계가 우리에게 끊임없이 영향을 준다고 생각한다. 이 에너지의 세계는 우리가 쉽게 이해하고 만질 수 있는 것이 아니기 때문에, 우리는 종종 그 세계를 인식하지 못하고, 따라서 그 안에 살고 있다는 것도 인식하지 못한다. 인도에서는 '프라나Prana, 힌두 철학에서 모든 생명체를 존재하게 하는 에너지'라고 부르고, 중국, 한국, 일본 등에서는 '기'라고 부르는 이 에너지는 모든 생명을 가능케 한다.

생명 유지에 필수적인 에너지에 대해 배우고 다스리는 것이 중요한 이유는 에너지의 질과 몸 안에서의 에너지 이동이 우리가 신체적, 감정적, 정신적으로 느끼는 바에 즉각적으로 영향을 주기 때문이다. 따라서 에너지 바디를 강화하고 잘 다스리면 건강해질 뿐만 아니라 좀 더 깊이 있는 정신 세계에 도달할 수 있다.

건강과 깊이 있는 정신 세계를 갖고 싶다면 정기적으로 요가 수련과 명상을 하면 좋다. 요가 수업에 참석하는 것에 더해 집에서도 혼자 수련하면 자신을 찾으려는 관심과 노력을 계속 유지할 수 있다. 내면을 탐구하는 깨어 있는 시간은 내면을 관찰하는 능력을 키우는 시작점이 된다. 그러면 수련 시간뿐만 아니라 다른 일을 하는 시간에도 내적으로 몸과 정신을 탐구할 수 있게 된다. 이 정도가 되면 요가는 더 이상 요가원에서 하는 동작에만 국한되지 않고 우리 몸과 정신이 하나의 총체로서 변화할 수 있게 해주는 살아 숨 쉬는 매개체가 된다.

변화의 길로서의 요가

'길'을 뜻하는 산스크리트어는 '마르가marga'다. 불교 경전에서 마르가는 혼탁한 의식과 시각에서 벗어나 세상을 있는 그대로 인식하고 현혹되지 않고 살아가도록 이끌어주는 깨달음의 길로, 붓다가 알려 주는 길을 가리킨다. 마르가는 우리가 절망과 단절로 점철된 삶에서 벗어날 수 있게 해준다.

길은 여러 가지로 생각해 볼 수 있다. 불교학자 스티븐 배철러Stephen Batchelor는 '길'이 명사이면서 부사이기도 하고, 자유로운 움직임을 가능케 하는 빈 공간과 그 공간 속에서의 움직임을 동시에 의미한다고 말한다.

세계 불교계를 대표하는 여성 스님인 텐진 팔모Tenzin Palmo가 티베트 불교에 대한 가르침에서 말하듯, 길은 '가파른 산을 오르는 것'으로 생각할 수도 있다. 처음에는 산이 가파르고 힘들게 느껴진다. 순수하던 열정은 어느새 사그라들고, 올라가기를 그만둘 이유를 찾는다. 맞는 길임에도 불안할 수 있고, 그 여정에 필요한 것을 자신이 갖추고 있는지도 궁금하다. 그러던 중 모퉁이를 돌자 갑자기 뜻하지 않게 정상이 보이고, 목표는 아직 멀리 있지만 우리를 그곳으로 데려다주리라는 것을 알 수 있다.

진정한 해방을 찾아 여정을 계속하다 보면 망각의 구름이 우리가 처음에 가졌던 동기를 가릴 수 있다. 그러나 굴하지 않고 계속해서 나아가야 한다. 순간순간의 통찰은 우리에게 신념을 준다. 신념의 날개를 펴고 계속 나아가야 한다. 그러다 보면 건강을 위해서 요가를 하는 평범한 삶에서 어떤 장애물을 만나더라도 깨어 있을 수 있는 진정한 삶으로 나아가게 된다. 자신과 자신을 둘러싼 세계에 저항하지 않고 자연스럽게 그 흐름에 몸을 맡기며 살기 위해 노력하는 상태이다. 이렇게 인생길을 걸어가는 것 자체가 요가가 된다.

그러나 언제 여정을 시작해야 할지 알 수 없을 때도 많다. '가끔씩 요가 수업을 듣는 삶'에서 '늘 깨어 있고자 노력하는 삶'으로 어떻게 나아갈 수 있을까? 티베트 요가와 인도 요가 모두 진정한 영적 수행의 길을 걸으려면 세 단계를 거쳐야 한다고 말한다. 첫 번째 단계는 '지력知力'과 관련이 있다. 이것은 다른 사람들의 가르침을 통한 자기 탐구와 수양이다. 가장 좋은 방법은 스승에게 직접 가르침을 받는 것이지만, 책을 읽어도 좋다. 물론 두 가지 방법을 모두 활용해도 된다. 두 번째 단계는 '정신과 마음'과 관련이 있다. 배운 것에 대해 사색하고, 물질세계에 대해 숙고하며 씨름하고, 이치에 닿는 것과 의구심이 드는 것에 대해 끊임없이 반추해야 한다. 다음 단계로 나아가기 전에 최소한 길의 기본 교리를 이해해야 하고 그것에서 생기는 질문에 관심을 가져야 한다. 세 번째이자 마지막 단계는 '몸, 마음, 정신이 하나인 존재'가 되도록 노력하는 것이다. 수련도 성실하게 해야 하고, 수련의 목적과 방법, 단기적·장기적으로 얻을 수 있는 효과를 분명하게 이해해야 한다. 고대 인도의 철학서 《우파니샤드Upanishad》에 등장하는 고대의 요가 격언이 이 과정을 명확히 설명해 준다. '수련하지 않고 이해하는 것이 이해하지 않고 수련하는 것보다 낫다. 수련을 통해 이해하는 것은 수련하지 않고 이해하는 것보다 낫다. 자신의 본성대로 있는 것이 이해하는 것이나 수련하는 것보다 낫다.'

영적 수행의 세 단계를 제대로 거치려면 스승과 함께 해야 한다. 책은 얼굴을 맞대고 직접 경험하는 것을 대체할 수는 없지만 수행 중 궤도에서 벗어나지 않도록 도와주는 지원군으로 이용할 수는 있다. 자신의 체질과 발전 단계에 맞는 언어와 방식을 지닌 스승을 찾는 것이 수행을 시작할 때 가장 중요한 일이다. 책을 읽든, 친구들에게 이야기를 듣든, 요가원을 찾든, 스승이 가르쳐 주는 것을 철저하게 탐구하고 그 가르침을 수련에 적용해야 한다.

스승은 새로운 사고 방식, 행동 방식, 존재 방식을 가르쳐 줌으로써 귀중한 안내자가 되어 줄 수 있다. 스승은 정직, 성실, 진실성, 탐구하는 자세를 갖도록 독려하고, 우리가 마주치는 신체적 한계, 부정적 감정에서 오는 고뇌, 정신적 뒤틀림 등 장애물을 잘 해결할 수 있도록 도와준다. 스승은 폭풍우가 몰아치는 바다를 항해하는 데 도움을 준다. 혼자라면 급류에 휩쓸려 죽을지도 모른다.

또한 스승은 우리가 수련을 계속하도록 독려해 준다. 혼자라면 수련을 포기하거나, 주의가 산만해지거나, 불필요한 기량을 연마하는 데 집착할지 모른다. 스승은 완전히 정통한 사람은 아니어도 된다. 우리가 배우려는 것에서 우리보다 몇 발자국만 앞서 있으면 된다. 또한 여정을 계속하면서 한 스승을 떠나 다른 스승을 받아들여야 할 수도 있다. 어쨌든 우리의 영적 친구이자 멘토로 있어 주고, 우리가 본성에 귀를 기울이는 능력을 키우는 데 도움을 주는 스승은 늘 필요하다.

요가의 우주론

인도와 중국의 요가 수행자들은 눈에 보이는 현실은 눈에 보이지 않는 무한히 팽창하는 우주의 힘에서 생겨난다고 주장한다. 그 힘은 시작도 끝도 없고, 모든 활동이 비롯되는 하나의 파동, 혹은 움직이지 않는 중심이다. 그것은 우주와 그 너머의 총합으로 여겨지고, 모든 형상의 뒤에 숨은 힘을 가리킨다. 이 근원을 힌두교에서는 브라만Brahman, 도교에서는 도道, 불교에서는 공空이라고 부른다. 말로 표현하기 힘든 이 개념을 각각의 종교들이 각자의 방식으로 묘사하고 있지만, 이 무한한 에너지가 창조의 기원이며 인간의 마음 깊이 자리하고 있다는 것에는 세 종교 모두가 일정 정도 동의한다.

요가의 우주론에서는 존재를 무한한 팽창, 혹은 우주의 힘으로부터 나오는 세 가지 '세계'가 겉으로 드러나는 것으로 설명한다. 세 가지 세계 중 가장 일차적이고 명백한 것이 물리적 형상이다. 그것은 감각 기관을 통해 알 수 있는 모든 것, 지구와 지구 위의 모든 구성물, 인간의 몸과 몸을 구성하는 액체, 뼈, 조직, 기관, 근육, 피부 등을 포함한 모든 것이다. 이런 다중 차원의 기초를 이루는 특징은 '변화'다. 존재하는 모든 것들은 끊임없이 변화하며 결국에는 사라지기 때문이다. 그것을 아나마야 코샤annamaya kosha라고 부르고, 형태로서의 우리 몸을 가리킨다.

존재의 두 번째 차원은 형체가 없는 세계를 개인의 육체적 경험으로 연결 짓는 매개물이다. 이것은 프라나적 몸이라 하는데, 미묘한 무형의 세계에 존재하지만 유형의 세계에 직접적인 영향을 준다. 프라나적 몸은 직관, 상상, 시각화 그리고 미묘한 기의 느낌으로 경험할 수 있다. 에너지의 영역이며, 추론으로 이해할 수는 없고 직접적인 경험을 통해서만 알 수 있다. 프라나적인 몸은 육체적 세계와 한 쌍이라 할 수 있는 정신적 세계로, 수천 년 동안 많은 영적 수행자들이 탐구해 온 것이기도 하다. 이것은 미묘한 몸의 영역이고, 영혼이나 정신이라 불리기도 하며, 물리적인 매개를 통해서만 경험할 수 있다. 이 세상의 모든 존재는 이렇게 미묘한 프라나적 몸을 가지고 있지만, 발달한 두뇌를 가진 인간만이 물리적 몸 안에 살면서 그 미묘한 몸을 인식할 수 있다.

이런 에너지의 차원을 이해하면 변덕스러운 물질적 차원에만 머무르지 않을 수 있을 것이다. 물리적 경험에 집착하는 태도를 조금은 버릴 수 있을 것이고, 자신의 진정한 상태, 근원적이며 자유로운 본성을 인식하기 시작할 것이다. 이 미묘한 몸이라는 덮개는 다시 프라나마야 코샤pranamaya kosha, 에너지 바디, 마노마야 코샤manomaya kosha, 정신이라는 덮개, 비즈나나마야 코샤vijnanamaya kosha, 의식라는 3개의 층을 갖고 있다고 묘사된다.

세 번째 차원은 두 번째 차원인 미묘한 몸보다 훨씬 더 규정하기 힘들다. 그것은 형태도 없고 색도 없고 성별도 없다. 아난다마야 코샤anandamaya kosha, 혹은 원인이 되는 몸이라 불린다. 순수한 잠재 에너지의 차원이고, 우리 존재의 가장 깊숙한 근원이며, 흔히 영靈이라고 불린다. 이것은 어떤 방법으로도 정량화할 수 없지만 형태가 있는 모든 것의 근원이며 모든 가능성의 청사진이다. 인도의 전통 의학 아유르베다Ayurveda, 티베트 의술, 중국의 도교 의술은 모두 인간이라는 존재는 이 세 차원 안에서 모습을 드러낸다는 이해를 바탕으로 생겨났다.

대부분의 사람들이 요가 수련을 시작할 때는 자기 안에 어마어마한 에너지와 생기가 잠들어 있다는 것을 알지 못한다. 몸에 충분히 신경을 쓰지 않고 적절한 연료를 주입하지 않아도 제대로 기능할 거라고 생각한다. 하지만 요가 수련과 건강한 식생활을 통해 우리는 지금보다 훨씬 더 건강해질 수 있다. 처음에는 지금까지 한 번도 움직이지 않은 방식으로 몸을 움직이기만 해도 긍정적 변화가 일어나는 것을 느낄 것이다. 변화는 결국 우리가 호흡, 에너지의 리듬, 정신 상태, 내면의 잠재력과 조화를 이루면서 일어나는 것이다.

자세, 호흡, 명상 등을 포함한 요가 수련을 할 때 도교와 중국 전통 의학의 원리를 알고 있으면 수련을 하면서 자신과 더 깊이 있는 관계를 맺는 데 도움이 될 것이다. 나의 요가 수련 경험을 돌아보면, 요가와 중국 전통 의학, 불교가 서로 만나는 지점을 이해하기 시작했을 때 수련이 훨씬 더 의미를 갖게 되었다.

2
내가 걸어온 요가 여정

요가 수련을 해온 지 20년이 넘었는데 요가에 대한 나의 애정은 날이 갈수록 점점 깊어진다. 요가에 관심을 갖기 시작한 것은 10대 후반의 일이었다. 그때 나는 의미 있는 삶이란 과연 어떤 삶인가에 대해 많은 생각을 했다. 그 답을 찾기 위해 책도 많이 읽었다. 윌리엄 버틀러 예이츠William Butler Yeats에서부터 칼 융Carl Jung, 카를로스 카스테네다Carlos Casteneda, 켄 윌버Ken Wilber, 스즈키 순류鈴木俊隆, 딜고 켄체 린포체Dilgo Khyentse Rinpoche에 이르기까지 다양한 작가의 책을 닥치는 대로 읽었다.

당시 나는 장래에 무슨 일을 하고 싶은지 확실한 생각이 없었다. 하지만 서양 의학에 기초를 둔 심리 치료와 책에서 읽은 동양의 명상 전통을 접목해 보고 싶어 트랜스퍼스널 심리학transpersonal psychology 석사 학위를 받기로 결심했다. 1년간 석사 과정을 듣고 나자 내 몸과 마음, 정신에 실제로 뭔가를 해야 할 때가 왔다는 생각이 들었다. 책을 읽고 논문을 쓰는 것만으로는 부족했다. 영성 수련을 정기적으로 할 준비가 되어 있었고, 내 몸을 탐구하며 동시에 정신을 훈련할 수 있는 수련을 하고 싶었다.

때는 1980년대 중반이었고, 나는 로스앤젤레스에 살고 있었다. 당시 로스앤젤레스에서는 요가가 막 인기를 끌기 시작했다. 요가 센터에 간 첫날, 수강생이 적다는 게 마음에 들었다. 나 외에 수강생은 두 명밖에 없었고, 그중 한 사람은 내 남편 타이였다. 당시 우리는 이미 몇 년째 함께 살면서 현실의 본질에 대한 난해한 서적들을 즐겨 읽곤 했다. 그러나 스승을 만나거나 수업을 들은 적은 없었다. 남편과 나는 둘 다 운동을 꾸준히 해 왔기 때문에 새로 시작한 몸과 정신의 훈련이 쉬울 거라고 생각했다.

하지만 선생님이 나의 모든 요가 자세를 부드럽지만 정확하게 바로잡아 주고 나서야 내가 얼마나 단순하고 순진하게 생각하고 있었는지 깨달았다. 요가는 내 몸이 감당하기에 너무나 힘겨웠고, 정신을 계속해서 집중하기가 매우 어렵다는 사실에 무척 놀랐다. 첫날 수업을 들으면서 다시는 요가 센터에 나오지 않겠다고 결심했던 기억도 난다. 성급하게도 다른 수련 방법을 찾아야겠다고 생각했다. 하지만 다행히도 수업을 끝까지 마쳤고, 선생님은 우리에게 상을 주었다. 바로 낮잠을 자게 한 것이다.

선생님은 천사 같은 목소리로 우리가 긴장을 풀고 쉴 수 있도록 이끌어 주었다. 휴식을 취하면서 좌절감, 땀, 눈물이 의식 속으로 낯설게 녹아 들어갔다. 송장 자세savasana, 사바아사나로 누워서 쉬는 동안 짧은 순간이지만 진정으로 생기 있게 살아 있다는 것이 어떤 의미인지를 느꼈고, 그것은 내 인생을 바꿔 놓는 경험이 되었다. 그 순간은 어떤 갈망도 존재하지 않는 고요한 순간이었다. 오랜 세월 한결같이 나의 내면세계를 이끌어 왔던 자기중심적인 욕구들이 일시적으로나마 사라졌다. 몹시 편안했고, 동시에 난생 처음 온전히 깨어 있다는 기분이 들었다.

물론 이것은 아주 잠깐 동안 나를 내려놓은 것에 불과했다. 수업이 끝난 직후, 익숙한 내면의 시끄러운 소리들이 내 마음의 고요를 다시 덮어 버렸다. 하지만 괜찮았다. 그 순간이 영원할 거라고 기대하지도 않았고, 그런 순간을 선물 받았다는 사실이 감사할 뿐이었다. 그렇게라도 잠깐이나마 평온을 느껴 본 경험은 내 마음 깊숙한 곳을 가득 채웠다. 충만함에 행복했고 내 마음의 하나 됨이 가능하다는 것을 경험하게 되었다. 정기적으로 요가 수련을 하면 내 몸과 정신을 근본적으로 열 수 있을 것이고, 모든 것에 조건을 다는 내 습관을 바라볼 수 있을 것이며, 진정한 이해와 통찰의 바탕을 만들 수 있겠다는 생각이 들었다.

요가 수련생이 되다

그 후로 몇 년간 나는 나를 변화시키는 수단으로 요가에 집중했고, 다양한 배경을 지닌 헌신적인 스승들을 찾아 헤맸다. 그 과정에서 새로운 원리와 수련 방법을 내 삶에 온전히 통합하려면 특정한 한 가지 스타일에 집중할 필요가 있다는 것을 알게 되었다. 진정으로 수련에 집중하려면 여러 가지 수련 방법 가운데서 나의 체질과 성격에 맞는 방법을 찾아서 수련하는 것이 중요하다는 것을 알았다. 이것은 쉽지 않은 과제였다.

어떤 한 가지 길이 나의 수많은 관심사를 제대로 해결해 줄 수는 없어 보였다. 어떤 수련법은 당시 나의 관심사였던 신체의 조율에 초점을 맞추고 있었지만 마음과 정신의 태도에는 관심이 없는 듯했다. 또 어떤 수련법은 정신을 훈련하고 길들이는 것을 목표로 할 뿐 신체의 조화에는 관심이 없었다. 여러 차원에서 발전하고 싶으면 많은 수련 방법과 계통 중에서 선택할 필요가 있어 보였다.

요가 수련을 정기적으로 하기 시작했을 때 나는 아쉬탕가 요가Ashtanga yoga와 아헹가 요가Iyengar Yoga로 신체를 단련하는 데 흥미를 느꼈다. 하지만 가끔은 인요가Yin Yoga, '음요가'라고도 한다 수련도 했다. 당시 나는 젊었고, 새로운 것을 시도하려는 열정도 엄청났고, 몸도 유연했다.

그러던 어느 날 아침, 요가 선생님이 첫 번째 자세로 머리로 물구나무서기 시르사아사나, Sirsasana 자세를 가르쳤다. 선생님은 물구나무서기를 한 후, 후굴 자세를 했다가, 다시 물구나무서기를 하고, 내려오라고 했다. 준비 자세 같은 것이 없었다. 그 선생님은 '그냥 해요'가 좌우명 같은 사람이었다. 그날 처음 물구나무서기를 할 때는 재미있고 쉬웠다. 후굴 자세를 하고 두 번째로 물구나무서기로 다시 올라오려 할 때도 쉽게 할 수 있기를 바랐다. 그런데 그때 몸속에서 무언가 부러지는 듯한 소리가 났다. 이어서 허리 아래쪽에 타는 듯한 통증이 느껴졌다.

당시 나는 요가를 처음 접하기도 했고 허리가 유연했기 때문에 몸의 중심, 즉 허리 부분을 어떻게 안전하게 움직여야 하는지 제대로 알지 못했다. 그저 척추를 빠르게 움직이려고만 했다. 그러다가 척추가 탈구되었던 것이다. 쉽게 말해서 척추뼈가 어긋났다. 그로 인해 신경 경로에 문제가 생겼고, 내 몸의 세포들과 뇌 사이에 필수적인 정보 전달이 제대로 이루어지지 못했다.

회복되는 데 오랜 시간이 걸렸고, 그 과정에서 나는 여러 가지 교훈을 얻었다. 치료를 위해 척추 지압사와 침술사를 만났고, 몸 중심부의 힘을 키워야 한다는 것을 깨달았다. 그리고 게리 크라프트소우Gary Kraftsow와 T. K. V. 데시카차르T. K. V. Desikachar에게서 치유 요가를 배웠다. 치유 요가는 내게 새로운 방향을 제시해 준 값진 경험이었다. 안타깝게도 한동안은 척추 부상으로 고난도 후굴 자세를 할 수 없었지만, 얼마 후 통증을 느끼지 않고 강도 높은 수련을 다시 시작할 수 있게 되었다.

척추 부상을 계기로 나는 폴 그릴리를 통해 당시에는 대중적이지 않았던 인요가를 더 깊이 접하기 시작했다. 당시 폴이 가르치던 요가 스타일은 조용히 내면에 집중하는 것이었다. 그가 요가 자세를 취하면 수강생들은 그 자세를 따라한 다음 내면에 집중한 채 고요히 움직이지 않고 있었다. 그가 다음 자세를 하면 우리도 다음 자세로 넘어갔다. 몇 달간 이렇게 하자, 하루가 다르게 허리가 건강해지고 편해지기 시작했다. 당시에 나는 복부와 허리의 근육을 강화하여 몸 중심부를 안정시키기 위해 동적인 요가 수련, 즉 활발한 움직임으로 자세를 이어가는 일반적인 요가 수련을 계속하고 있었지만, 인요가 수련이 척추의 깊은 부분까지 기가 순환되게 해주어 관절액이 재생되면서 척추가 건강해졌다.

인요가 수련을 하고 나면 기분이 좋았다. 자세를 오랫동안 지속하는 것이 몸의 유연성뿐 아니라 전반적인 건강과 정신적 안녕에 어떻게 영향을 주는지에 대해 알고 싶어졌다. 요가를 통해 에너지 바디에 대해 배웠지만, 경락과 장기의 건강에 대해 좀 더 이해하면 나에게 맞는 요가 수련을 좀 더 깊이 있게 할 수 있겠다는 생각이 들었다. 마치 투명한 지도 두 장을 겹쳐서 보듯이 내 몸속을 훨씬 더 또렷하고 분명하게 볼 수 있을 것 같았다. 경락 체계가 균형을 이루면 몸과 정신이, 그리고 둘의 관계가 더 온전해질 수 있다는 것을 알게 되었을 때, 신체의 민첩성을 기르기 위해서뿐 아니라 에너지의 활력을 키우고 정신을 더 맑게 하기 위해서도 인요가 수련을 계속해야겠다고 마음먹었다.

정기적으로 수련을 할 때 몸이 더 건강해지는 기분이 들었지만, 특정 자세가 어떤 특정 변화를 만들어 내는지는 알 수 없었다. 예를 들어, 자리에 앉아서 다리를 벌리고 앞으로 구부리는 자세를 하고 나면 어째서 민감하고 충혈되었던 눈이 맑아지는지 알 수 없었다. 그때는 12경락의 하나인 간 경락이 다리 안쪽으로 지나가며 눈의 건강과 연관되어 있다는 것을 알지 못했다. 그저 그 자세를 하고 나면 눈이 편안해진다는 것을 알 수 있을 뿐이었고, 그것으로 족했다. 한동안은 그랬다.

중국 전통 의학과 요가를 통합하다

중국 전통 의학과 도교의 기초에 대해 공부하기 시작하면서 요가 수련을 더 잘하게 되었고 자세도 능숙해졌다. 나 자신을 위한 '침을 사용하지 않는' 침술사가 되는 법을 배우는 것과도 같았다. 수련에 도움이 되는 12개 경락에 대해 배웠고, 각 장기가 어떻게 신체적, 감정적, 정신적으로 영향을 주는 에너지 관련 요소를 가지고 있는지 배웠다. 그리고 주의를 기울여야 하는 부분을 바탕으로 매일의 요가 수련의 순서를 구성했다. 예를 들어, 신장의 기 부조화 증상에 대해 배우면서 내 몸의 불균형을 바로 느낄 수 있었다. 신장의 기가 균형이 맞지 않을 때는 허리에 통증이 있거나, 하체에 순환이 잘되지 않거나, 생식기 건강에 문제가 생겼다.

나는 허리에 문제가 생기면서 신장의 기에 문제가 있다는 것을 처음 알게 되었다. 게다가 달리기를 할 때면 순환이 잘 안 돼서 다리가 가려웠다. 그리고 나에게는 난소 낭종이 있었다. 경락의 개념을 깊이 탐구할수록 내 몸에 맞는 요가 수련을 찾는 데 더욱 몰두하게 되었다. 그런 이유로 나는 이 책에 경락 건강과 관련한 내용을 포함시켰다. 그 내용이 모든 사람이 각자의 요가 수련에 좀 더 민감해지고 숙련되는 데 도움이 될 것이라고 생각한다.

중국의 고대 요가 수행자들이 축적해 온 지혜를 얻기 위해 스스로 도교 신자나 침술사가 될 필요는 없다. 태권도 검은띠 유단자인 나의 형부가 요가가 태권도 수련을 크게 보완해 준다고 생각하듯, 요가 수련자들은 중국 전통 의학에서 관련 있는 면을 이해함으로써 충분히 도움을 받을 수 있다고 생각한다.

나는 요가와 전인적 치료의 결과로 훨씬 건강해졌지만, 지금도 매일 하는 요가 수련에 인요가를 포함하면서 면역 체계와 활력이 눈에 띄게 향상된 데에 여전히 경이로움을 느낀다. 내 몸의 기의 균형을 맞추는 방법을 알게 되었다는 게 무척 감사하다. 덕분에 이제는 예전처럼 몸에 극도로 주의를 기울이지 않아도 괜찮게 되었고, 마음과 정신을 열어 자유로워지는 데 집중할 수 있게 되었다.

불교와 요가를 통합하다

요가 수련을 시작하고 처음 10년 동안 내 의식 상태는 여전히 명료하지 못했고, 마음도 계속 불안했다. 깨어 있는 넉넉한 마음을 갖기 위해 요가를 하자고 다짐했지만, 실제로는 몸이 더 좋아지고 싶다는 욕망 때문에 요가를 하고 있었다. 그때 나는 마음 수련에 대한 개념이 전혀 없었다. 마음 수련을 하지 않는다는 사실은 내 요가 수련에 영향을 미쳤고, 나의 변덕스럽고 산만한 정신은 내가 느끼는 고뇌의 큰 원천이었다.

그러던 어느 날, 서점에서 명상에 대한 책을 찾고 있는데, 문구 하나가 눈에 들어왔다. 그리고 그 문구가 내 삶을 바꿔 놓았다. 진열대 한 곳에 아름다운 글씨체로 적힌 글귀가 나를 향해 소리치고 있었다. "명상, 유일한 입구이자 출구! Meditation, the only way in and the only way out!" 마치 누군가에게 뺨을 얻어맞은 것 같은 기분이었다. 명상에 대한 이런저런 책들을 보며 마음을 어지럽히는 일은 그만두고 명상 수련을 실제로 시작해야 할 때였.

내가 다니던 요가 센터에는 명상 수업이 없었기 때문에 불교 단체를 찾아보기로 했다. 책에서 보니, 대부분의 요가 강습과 달리 불교 단체에서는 명상의 이점만 이야기하는 것이 아니라 실제로 명상 수련을 하고, 어마어마하게 긴 시간 동안 명상을 하는 경우도 흔하다고 했다.

1년 정도 매주 위파사나 Vipassana 명상 수업을 듣고 나자 이제 본격적으로 명상 수련을 할 때가 되었다는 생각이 들었다. 그래서 10일간의 명상 수행에 들어갔고, 하루에 10시간 이상을 앉아서 명상을 했다. 10년 동안 열심히 요가 수련을 했으니 그렇지 않은 사람들보다 명상을 하는 데 뭔가 이점이 있을 거라고 생각했다. 그러나 그것은 착각이었다. 그 명상 수행은 내 인생에서 가장 힘든 도전이었다. 산만하고 화를 잘 내고 조급한 내 정신이 너무 힘들었고, 몸도 생각보다 너무나 힘들었다.

명상용 방석에 다리를 꼬고 20분 정도 꼼짝하지 않고 앉아 있으니 다른 사람들과 마찬가지로 극심한 육체적 고통이 찾아왔다. 처음 며칠 동안은 육체적 고통 속에 갇힌 기분이었고, 스스로에게 집중하라고 꾸짖어야 했다. 그런 나의 반응을 보고 있노라니 처음 요가를 시작했을 무렵의 기억이 떠올랐다. 그래서 계속하면서 기다려 보자고 스스로를 설득하고 다독였다.

놀랍게도 하루하루 지날수록 내 몸이 느끼는 통증을 참는 능력이 향상되는 것이 느껴졌다. 나는 인요가 자세를 몇 분 동안 유지하는 데는 익숙했지만, 움직이지 않고 몇 시간씩 가만히 앉아 있어 본 것은 수련을 시작한 후 처음이었다. 명상을 통해 정신이 명료해지고 신체적 인내력이 커진 것은 나에게 무척 큰 영향을 미쳤다. 10일간의 수행을 마치자 평소와 다른 내면의 상태가 느껴졌다. 차분하고 민감하면서도 활짝 열린 마음은 전에는 한 번도 경험해 본 적이 없는 기분이었다. 매일 수련을 하면서 명상 시간을 가져야겠다는 생각이 들었다.

10일간의 명상 수행 후 내가 했던 인요가 수련을 돌아보면서, 몸이 느끼는 감각이 매우 강할 때 감정적으로 매우 긴장했었다는 걸 알게 되었다. 몸이 느끼는 통증과 산만해지는 정신을 다룰 수단이 없었기에 특히 더 그랬을 것이다. 이제 명상 방법을 알게 되었으니 인요가 수련을 통해 명상 기술을 향상시킬 수 있을 것이라는 기대가 생겼다. 동시에 명상 수련 덕분에 인요가 자세를 더 잘할 수 있으리라는 기대도 생겼다.

이 즈음 나는 버클리 불교 수도원의 명상 모임에 1주일에 한 번씩 참석하기 시작했다. 모임에서는 불교의 가르침을 설명한 후 한 시간씩 앉아서 명상을 했다. 몇 주 후 나는 방의 맨 뒤에 앉기로 했다. 눈에 띄지 않는 자리에 앉아서 강의를 들으면서 인요가 자세를 하기 위해서였다. 그 결과 내 몸과 마음이 느끼는 것이 엄청나게 달라졌다. 인요가 자세를 몇 개 하고 나면 명상 자세가 훨씬 편안해졌고, 내 몸을 느끼면서 강의를 들으니 집중력이 높아졌다. 머리뿐만이 아니라 온몸의 세포 하나하나가 강의 내용을 받아들이는 듯했다.

몇 주가 지나자 붓다의 말씀이 신비한 힘을 갖고 내 안으로 깊이 스며드는 것이 느껴졌다. 내가 들은 이야기를 모두 기억할 수는 없었지만, 몸을 통해 그 가르침을 실천할 수 있게 되었다. 인요가 자세를 하며 정서적, 신체적으로 느끼는 강한 감각과 그에 대한 나의 반응에 예전보다는 저항감이 적어졌다. 인요가는 감각을 열린 마음으로 받아들이는 태도를 길러 주기 때문에 불교의 마음챙김 원리를 배우기 위한 완벽한 훈련 기반이라는 것을 알게 되었다.

매일 하는 요가 수련에 명상을 포함하면서, 내가 나 자신을 바꾸고 싶다는 욕망 때문에 요가 수련을 시작했다는 사실을 돌아보았다. 그것은 건강한 관심인 듯 보였지만, 풍경을 변화시키느라 너무 바빠서 잠깐씩 멈춰서 풍광을 즐기지 못했다는 것을 깨달았다. 나는 현재의 내 몸과 내 삶을 있는 그대로 귀하게 여기지 못하고 있었다.

이제 나는 진정으로 성숙한 인간이 되려면 근본적으로 음과 양의 관점과 방식을 모두 받아들여야 한다는 것을 안다. 새로운 능력을 기르고 마스터할 필요가 있는 만큼, 무조건적으로 긴장을 풀고 자신의 내면을 들여다볼 시간도 필요하다. 항상 자신을 향상시키는 데에만 몰두하다 보면 스스로를 가치 없는 인간이라 생각하고 혐오하는 내면의 악마를 감춰 두고 키우게 된다. 많은 불교 심리학자들이 말하듯, 대부분의 사람들은 심리적 상처를 숨긴 채 회피하거나 어떻게든 관리하려고 애쓰는데, 그러면 내면이 편안할 수 없다. 자기 역할을 아주 잘 수행하며 쉽게 동요하지 않는 듯 보이는 사람들도 그들의 성취나 업적과 상관없이 자신이 진정 누구인가에 대한 성찰은 반드시 필요하다.

'어머니의 사랑과 아버지의 사랑이 다르지만 둘 모두 중요하다'는 철학자 켄 윌버의 개념을 빌려 '인요가는 우리 내면의 모성애를 발달시키고 양요가는 건강한 부성애를 키워 준다'고 말하고 싶다. 모성애는 존재와 관련 있고, 부성애는 발전과 함께한다. 모성애는 자신과 타인을 있는 그대로 소중하게 생각하고, 부성애는 항상 배울 것이 더 있고 변화의 여지가 있다는 것을 안다. 모성애는 기꺼이 받아들이게 하고, 부성애는 더 나아지기 위한 영감을 갖게 한다. 숙련된 요가 수련은 이처럼 우리 본성의 두 가지 면, 즉 받아들이고 허락하는 면陰과 동적이고 적극적인 면陽 모두를 지니게 해준다. 자신과, 타인들과 진정으로 친밀한 관계를 맺고, 분별 있으며, 자기 역할을 다하는 성인이 되기 위해서는 궁극적으로 그 두 가지 면을 모두 건강하게 지녀야 한다. 이 두 가지 필수적인 속성을 분리시키는 것은 한 발로 서서 폴짝폴짝 뛰어다니는 것과 같다. 그러면 아주 작은 어려움에도 균형을 잃고 쓰러지기 쉽다.

모성애가 지나치면, 즉 음의 측면이 과도하면 의욕을 잃고, 현재에 안주하게 되며, 희생당했다는 기분이 들고, 세상에 무관심해진다. 자신을 제대로 돌보지 못하고 지나치게 수동적인 여성이 그 전형적인 예다. 한편, 부성애가 지나치면, 즉 양의 영향력이 너무 크면 무엇에도 만족하지 못하고 비판적인 완벽주의 성향을 갖게 된다. 그러면 편협하고 광적인 사람이 될 수 있다. 여성적인 음의 원리가 결여되어 있으면 몸, 나아가 지구를 하나의 물건처럼 취급하고, 상처받기 쉬운 감정을 인정하지 않으며, 삶의 모든 연약하고 다치기 쉬운 면에 공격적으로 해를 입힌다. 양이 없고 음만 있으면 인간관계를 운용하는 능력이 부족하고, 음이 없이 양만 있으면 타인에게 냉정하고 무감각하거나 노골적으로 학대할 수 있다.

우리가 일상적으로 하는 많은 활동은 발전을 목표로 하고, 양 지향적이다. 일상의 뿌리 깊은 불균형을 치유하기 위해 요가와 명상 수련은 음의 요소를 강하게 지닐 필요가 있다. 불교도인 정신과 의사 마크 엡스타인Mark Epstein은 명상을 하는 상태는 '최선의 육아 태도'와 비슷하다고 말했다. 지나치게 간섭하지도 않고 지나치게 내버려 두지도 않는, 위협적이지 않고 수용적인 환경이라는 것이다.

여러 해 동안 트랜스퍼스널 심리학, 다양한 유형의 요가, 불교의 실천 방법과 통찰을 통합해서 연구한 결과, 나는 그 세 가지가 각각 투명한 지도이고 겹쳐서 놓으면 내면의 미로에서 경로를 정하는 능력을 키워 준다는 것을 알 수 있었다. 다양한 전통은 절대적인 권위를 갖기보다는 안내자 역할을 한다. 이 책에서 나는 그 영적 수련법들의 통합에 대해 연구한 결과를 상세하게 소개할 것이다. 우선 책을 처음부터 끝까지 다 읽으면 요가와 마음챙김이 서로를 어떻게 보완하는지 이해할 수 있을 것이다. 그러고 나서 책에서 소개하는 인요가와 양요가, 마음챙김 명상 수련을 시작하면 된다. 여러분 모두가 이 책에서 단지 지식을 얻는 것을 넘어서서, 매일 열심히 질문하고 수련함으로써 내면의 안식처이자 진정한 자유가 머무는 곳을 찾아내기 바란다.

3
경락 이론

지난 수천 년 동안 요가와 중국 전통 의학에서는 물리적 존재는 어떤 역동적인 에너지 체계에 의해 생기를 얻는다고 믿어 왔다. 그 에너지 체계는 눈에 보이지 않지만, 형태를 지닌 모든 것의 원천 혹은 정수다. 이런 근본적인 에너지, 혹은 '기'는 모든 생명이 유지되는 데 필수적인 힘이며 생명력의 기초다. 기는 움직임, 변화와 불가분의 관계이며 행성들이 회전하고, 우리의 두뇌가 생각을 하고, 우리의 심장이 뛰게 만든다. 눈을 한 번 깜박이는 것도, 무엇인가를 기억하는 것도, 그 밑바탕이 되는 기가 없이는 불가능하다.

고대 사람들은 이런 에너지가 '경락'이나 '나디'라는 눈에 보이지 않는 특정 경로를 통해 흐른다고 생각했다. 마치 인체의 조직과 기관을 서로 연결하고 감싸는 포괄적인 네트워크를 만들어 내는 에너지의 강물처럼 말이다. 경락은 우리 몸의 조직과 뼈를 따라 흐르면서 모든 관절들을 건강하게 유지시키고 몸의 표면과 내부의 장기들을 서로 연결시킨다. 경락 체계의 힘과 흐름은 우리 몸과 정신이 조화롭게 균형을 이루기 위해 필수직인 요소다. 에너지가 약하고 활기가 없으면 기가 부족하다고 하고, 에너지가 왜곡된 움직임으로 흐르면 정체되었다고 한다. 건강한 기는 안정된 힘을 지니고 있고, 부드럽게 움직인다. 매일 균형 잡힌 요가 수련을 하는 것은 수시로 부족해지는 기와 정체되는 기 이 두 가지는 모든 질병의 전조이다를 생동감 있게 해주는 매우 효과적인 방법이다.

모토야마 히로시 박사와 그의 제자 폴 그릴리 같은 대가들이 상정한 경락 이론에서는 몸속의 연결 조직들은 수분이 풍부하고 고도로 민감한 에너지 체계를 갖고 있는데, 그 체계는 몸을 어떻게 다루느냐에 따라 긍정적으로 영향을 받을 수 있다고 말한다. 전통적인 종교나 수행법들은 기를 향상시키는 수련법 요가, 태극권, 기공 수련, 절, 기도문 암송 등을 가지고 있다. 그런 수련법은 몸과 정신에 생기를 불어 넣는데, 기의 흐름을 도와주는 네 가지 구체적 방법을 지니고 있다는 공통점이 있다.

첫 번째 방법은 기가 모이거나 흩어지는 경락을 따라 몸의 특정 지점에 침을 놓는 것을 포함한 치료법이다. 이 방법은 고대 침술 체계의 기초다. 매일 요가 수련을 하면서 이 방법을 추가하면 기 체계의 균형을 유지하는 데 큰 도움이 된다. 특히 이미 어떤 질병을 앓고 있거나 부상을 당한 경우에 도움이 된다. 이 치료법은 우리 몸이 균형을 잃었을 때 조화와 상생을 도움으로써 치유에 큰 역할을 한다.

나머지 세 가지 방법은 요가 수련을 통해 할 수 있는 것들이다.

에너지를 향상시키고 회복시키는 두 번째 방법은 몸을 특정 형태로 만들어서 조직을 잡아당기거나 압박하는 것이다. 이 방법은 신체의 자연스러운 복구 반응을 이끌어 내고, 기와 혈액이 특정 부위들로 흘러들어가 약해진 부위가 더 튼튼해지고 부드러워지게 해준다. 그래서 말 그대로 몸을 더 오래 사용할 수 있게 만들어 준다. 운동을 정기적으로 하고, 운동 후 적절한 휴식을 취하면 몸 전체의 순환이 좋아진다. 일반적인 운동 방법보다는 전통적인 수행에 뿌리를 둔 수련에는 부수적인 이점이 있다. 바로 정신 수련까지 강조한다는 점이다. 몸으로 운동을 하면서 동시에 정신을 수련하면 운동하고 난 뒤에도 행복감이 지속된다. 기의 흐름에 영향을 주는 나머지 두 방법은 이런 정신 수련과 관련이 있다.

몸속 에너지를 활성화시켜 주는 세 번째 방법은 호흡을 길고 깊게 하는 것이다. 요가 수행자들은 '프라나야마 pranayama'라는 수련법을 통해 호흡을 조절하면 혈액에 산소가 공급되고 동시에 프라나 prana가 좀 더 조화로운 패턴을 따라 흐른다는 것을 알아냈다. 이 수련은 감정과 정신을 차분하고 맑게 해주는 효과가 있고, 요가 자세를 하면서 할 수 있다. 특히 인요가 수련 중에 이 수련법을 할 수 있다. 여러 가지 호흡 조절법에 대해서는 뒤에서 자세히 설명할 것이다.

기를 자극하는 네 번째 방법은 가장 직접적이면서도 가장 어려운 방법이다. 이 방법은 몸을 움직이면서 정신을 집중하는 것이다. 요가 수행자들과 과학자들은 우리의 정신 상태가 에너지 바디의 질과 직접적인 연관이 있다고 생각한다. 마음이 산란한 사람은 기의 흐름이 흐트러지고 불안정할 것이고, 반면에 정신이 집중되어 있는 사람은 프라나가 부드럽고 고르게 흐를 것이다.

요가 수행자들은 이미 오래전에 프라나가 우리의 주의를 따라 흐른다는 것을 알아냈다. 정신을 집중하면 의식을 일상적인 영역 이상으로 확장하기 위해서만이 아니라 치료의 목적으로도 에너지를 모으고 개선할 수 있다. 정신을 집중하고 감정적 고통을 겪고 있지 않은 사람은 기의 부조화를 거의 느끼지 않을 것이다. 넉넉하면서도 흐트러짐이 없는 마음은 마치 자석처럼 기를 몸의 중심부로 끌어당긴다. 이렇게 기가 몸의 중심부로 모이면, 분산된 기와 감정의 불협화음 때문에 생기는 산만한 마음이 사라지고, 성찰과 탐구의 명상 세계로 좀 더 쉽게 갈 수 있다. 고요히 집중하는 명상 능력은 싫고 좋음의 이분법적인 의식에서 해방되고, '공'과 '형체'가 불가분의 관계임을 깨닫는, 열려 있으면서도 분산되지 않는 마음 상태로 이끌어 준다.

균형 잡힌 요가 수련은 위의 두 번째에서 네 번째 방법까지 세 가지 방법으로 구성될 수 있다. 즉, 근육, 혈액, 결합 조직에 존재하는 경락을 자극하는 자세를 하고, 의식적으로 천천히 호흡하여 신경계를 조절하고 에너지의 질을 높이며, 정신을 산만하게 만드는 것들로부터 벗어나 집중할 수 있게 해준다.

도교의 기초

행성들이 움직이고, 태양이 빛나고, 바람이 불고, 원소들이 존재하고, 인간이 살아 숨을 쉬는 것은 기에 의해서다. 기는 몸과 정신, 영의 화합이자 각 개인의 무수한 면들의 통합이다. 기에 대해 경건하게 이야기하는 것은 기가 생명의 기초이자 잘못될 경우 질병의 원인이기 때문이다.

– 다이앤 코넬리 Dianne M. Connelly의 《전통 침술 Traditional Acupuncture》 중에서

도교에서는 모든 생명의 본질적인 정수를 '무극無極'이라고 한다. '정중동靜中動'이라고 표현하기도 한다. 힌두교의 브라만 Brahman, 우주의 근본 원리과 불교의 공空, 실체가 없는 절대적 존재과 비슷한 의미를 갖는 무극은 손댈 수 없는 지적 광활함을 가리킨다. 형태가 없는 차원으로, 영혼에 양분을 공급하며 모든 생명체의 몸 안에 있는 기의 정수다. 모든 존재의 바탕을 이루는 무한한 힘이자 모든 곳에 퍼져 있는 힘이다.

기 氣

> 유기물이든 무기물이든 우주의 모든 것은 기로 구성되어 있고 기로 규정된다. 중국 사상에서는 물질과 에너지를 간단하게 구분하지 않는다. 하지만 기를 에너지 발현 전의 그 무엇이자 에너지가 물질화되는 시점에서 작용하는 그 무엇으로 생각해 볼 수 있다.
> – 테드 캡척 Ted Kaptchuk 의 《벽안의 의사가 본 동양 의학 *The Web That Has No Weaver*》 중에서

일상의 세계로 내려온 무극의 힘을 '기'라고 부른다. 기는 '에너지'라는 개념과 '의도'라는 정신적 능력을 연결하며 정신이 기의 역할에 중요한 영향을 미친다는 것을 보여 준다. 기는 무극을 압축된 형태로 보여 주는 것이라 생각할 수 있다. 기는 산스크리트어 'prana'와 티베트어 'lung'에 상응하는 말로, 영혼, 정신, 몸 사이를 이어 주는 것이다. 모든 생명의 근본이자 모든 창조물 뒤에 숨어 있는 활력이다.

기는 흔히 '에너지', '호흡', '공기', '필수적 본질', '우주를 움직이는 에너지' 등의 의미로 쓰인다. 기는 만들어지는 것이 아니고 파괴되지도 않으며 끊임없이 형태를 바꿔 가면서 다른 방식으로 나타난다. 전통적인 수행에서는 존재의 모든 상태는 기가 일시적으로 형태를 갖춘 것이고, 기는 모든 살아 있는 것들에게 생기를 주는 요인이라고 믿는다.

모든 생명체는 기를 발산하고 흡수한다. 요가 수행자들과 도교 신자들은 오래전에 에너지의 주요 통로 경락를 열면 기의 순환이 활발해지고 에너지가 증대되며 더 많은 기를 흡수할 수 있게 된다는 것을 알아냈다. 기는 우리 안에 있고 우리 주변 어디에나 있다. 예를 들어, 나무들은 각기 다른 기의 정수들을 발산한다. 모토야마 히로시 박사는 사랑하는 나무를 가까이에 두고 주기적으로 그 나무 아래 앉으라고 했다. 나무가 내뿜는 기 덕분에 우리 안의 기가 균형을 맞추는 데 도움이 된다고 했다. 또한 우리가 어떤 사람과 함께 있을 때 기분이 좋은 것은 그 사람이 내뿜는 기가 우리 안의 기와 맞기 때문이라고 했다. 어떤 사람과 함께 있을 때 불편하고 낯선 기분이 드는 것도 마찬가지 원리다. 말을 한마디도 나누지 않았는데도 마음이 불편하면 그 사람이 발산하는 기가 우리의 에너지와 잘 섞이지 않기 때문이다.

음 陰과 양 陽

도교를 믿는 요가 수행자들은 기가 물질적 영역 속으로 응축되면 음과 양이라는 2개의 상호보완적인 극성으로 나뉜다고 말한다. 기는 끊임없이 모이고 흩어지기를 반복하면서 다양한 방식으로 유형화된다. 음과 양은 근본적으로 에너지라는 점은 같지만 서로 다른 성질을 내포하고 있으면서 불가분의 관계에 있다. 음과 양은 모든 창조물에 내재하는 에너지의 양 극 플러스와 마이너스이라고 하겠다.

도교에서는 이 에너지의 활동을 물리적 현실로 나타내기 위해 검은색과 흰색으로 이루어진 원 그림을 이용한다. 검은색 부분은 기의 음적 측면을 나타내며, 좀 더 어둡거나, 잘 보이지 않거나, 더 깊이 숨어 있는 요소들을 가리킨다. 흔히 산의 음지에 비유된다. 흰색 부분은 에너지의 양적 측면을 나타낸다. 더 밝고, 분명하며, 실체의 표면을 나타낸다. 산의 양지에 비유할 수 있다.

음과 양은 원으로 나타내는데, 이는 생명의 본질인 순환성과 고유한 통일성을 상징한다. 음과 양은 따로 떨어져 있고 양극단처럼 보이지만, 둘 사이를 나누는 선은 직선이 아니다. S자 모양의 곡선으로, 본질이 동일한 음과 양이 영원히 얽혀 있음을 나타낸다. 음과 양은 계속해서 만나는 2개의 강과도 같다. 한쪽 강이 끊임없이 변화하며 흘러서 다른 강이 되는 것이다. 각 영역에서 반대의 색을 지닌 작은 점이 보여 주듯, 음과 양은 상대가 없으면 존재할 수 없다. 존재의 모든 상태는 음의 기와 양의 기가 혼합된 상태가 일시적으로 형체를 지니고 나타나는 것이다. 마찬가지로, 몸에 기초한 모든 수련을 가리키는 요가 용어인 '하타 hatha'는 서로 다르지만 통일된 에너지인 음과 양의 에너지를 반영한다. 하타는 두 부분으로 나눌 수 있다. '하'는 따뜻하고 태양 같은 면이고 태양신 수리아에서 유

래, '타'는 차갑고 달 같은 면이다 달의 여신 찬드라에서 유래. 하타 요가는 하와 타를 결합한 것으로, 음 에너지와 양 에너지가 균형을 이룬다. '음'과 '양'이라는 용어는 이와 같이 본질은 같으나 서로 반대되는 것을 나타낸다.

어떤 것을 음이라고 칭할 때는 그것이 다른 것에 비해 좀 더 차갑고, 정적이고, 드러나지 않고 숨어 있거나 중심부에 있고, 여성적이고, 땅과 더 가깝다는 뜻이다. 반대로 양이라고 칭해지는 것은 좀 더 따뜻하고, 유연하고, 외면적이고, 남성적이고, 하늘과 더 가깝다. 그러나 이 둘은 따로 떨어져 있는 것이 아니라 상관관계에 있다. 음과 양은 동일한 원천에서 생긴 것이기 때문에, 둘 중 하나가 좀 더 지배적일 때가 있지만 서로가 끊임없이 소통하면서 상반되는 에너지와 자연적인 균형 상태를 이루려 한다.

음과 양은 기가 드러나는 방식을 묘사하며, 어떤 대상을 설명할 때 비유적으로 자주 사용된다. 인체의 경우 하체는 땅과 더 가까워서 음의 성질을 갖고, 상체는 하늘과 더 가까워서 양의 성질을 갖는다. 몸 안쪽은 중심부와 더 가깝거나 숨겨져 있어서 음으로 여겨지고, 몸의 바깥쪽은 양으로 여겨진다. 뼈와 뼈들을 결합하는 연결 조직인 인대는 몸의 안쪽과 더 가까우므로 음적 조직이라고 할 수 있고, 피부, 근육, 근막은 양적 조직이라고 할 수 있다.

이런 음과 양의 측면에서 볼 때 리드미컬하고 근육을 이용하는 동작은 양적 동작이라 할 수 있다. 본질적으로 다른 동작들보다 양적 특성이 더 확실한 동작들도 있다. 양요가는 주로 근육을 강화하고 길게 늘이는 것을 목표로 하는데, 그렇게 되면 순환계와 호흡계만이 아니라 몸속 모든 기관들과 뼈의 건강이 좋아진다. 양요가에는 아헹가 요가, 아쉬탕가 요가, 아누사라Anusara 요가, 비크람Bikram 요가를 포함한 모든 종류의 하타 요가가 해당되고, 달리기, 자전거 타기, 수영, 하이킹 같은 활동도 포함된다 이런 활동에도 음적인 측면이 있다. 양적 수련을 할 때는 음적 조직들도 영향을 받지만, 근육을 사용하고 근육의 움직임을 강조한다는 점과 자세를 유지하는 시간이 더 짧다는 점 때문에 대개 기가 양적 조직들로 공급되고, 정신적인 면에서도 활동적이고 즉각적으로 반응하는 특성이 활기를 띤다.

반대로, 대체로 정적이고, 근육을 이완시키며, 골격을 잡아 늘여 관절이 압력을 받는 수련은 음적 수련이라고 볼 수 있다. 인요가를 할 때 양적 조직들도 스트레칭되고 자극을 받지만, 몸이 정지한 상태를 오래 유지할수록 기는 더 깊은 곳에 있는 음적 조직들뼈와 인대에 집중된다. 정지한 상태를 유지하면 우리 존재의 음적 측면들, 즉 사색적이고 수용적인 면도 향상된다.

이렇듯 자신이 무엇에 초점을 맞추고 싶은지에 따라 요가 수련 방법도 다르게 선택할 수 있다. 초점을 맞추고 싶은 곳이 근육인지 혹은 관절인지, 활발한 움직임인지 혹은 조용한 성찰인지를 생각해서 그에 맞는 수련을 하면 된다.

어느 쪽이 더 나은 건 없다. 인요가와 양요가에 모두 능숙해지는 것이 가장 이상적이다. 상호보완적인 두 가지 수련은 심신이 활기를 찾고 온전해지도록 해줄 것이다.

음적 조직을 건강하게 유지하고 싶다면 근육이나 양적 조직을 단련하는 방법으로는 불가능하다는 것을 이해해야 한다. 음적 조직들은 양적 조직보다 수분 함량이 훨씬

적고 탄력성도 훨씬 작기 때문에 잘 늘어나지 않는다. 음적 조직들이 자연적으로 움직일 수 있는 범위 안에서 유연성을 유지하고 조직을 통과하는 경락들을 강화하기 위해서는 부드럽게 잡아당기고 눌러야 한다.

음적 조직의 건강을 위해서는 '적절한' 자극이 필요하다. 즉, 요가를 해도 음적 방식으로 해야 한다. 인요가를 할 때는 양요가를 할 때처럼 근육을 힘껏 긴장시키고 관절을 바짝 잡아맨 상태로 짧은 시간 동안 자세를 유지하는 대신 근육이 이완된 상태에서 스트레칭이 되도록 내버려둔다. 또한 골격을 지그시 부드럽게 잡아당겨 관절에 여유를 만들고 적당한 압력을 주어 움직이지 않는 상태로 몇 분간 자세를 유지한다. 음적 조직인 인대는 수분이 적기 때문에 양적 조직들처럼 빨리 반응하지 않는다. 따라서 인요가에서는 호흡을 몇 번 하는 동안 한 자세를 유지하는 것이 아니라 '몇 분' 동안 한 자세를 유지한다.

양적 수련이 물리 치료와 비슷한 점이 있는 반면, 음적 수련은 견인 치료와 비슷하다. 장력을 이용해서 골격을 천천히 잡아 늘이고 비교적 오랫동안 자세를 유지한다. 3~5분, 혹은 더 오랫동안 한 자세를 유지하는 것은 인대를 '늘이려는' 것이 아니라 인대에 적당히 '부담을 주려는' 것이다. 그렇게 함으로써 기의 순환을 자극하여 스트레스에 몸이 자연적으로 반응하게 만드는 것이다.

공격적이지 않은 방식으로 인대에 적절히 압력을 가하면 인대는 자세를 반복할 때마다 좀 더 강해지고 유연해진다. 꾸준히 수련하면 평생 관절의 탄성을 유지할 수 있다. 숙련된 수행자라면 이미 손상된 부분의 퇴행성 조직을 요가를 통해 치유할 수도 있다.

예를 들어, 코브라 자세 부장가아사나, Bhujangasana를 팔을 굽힌 채 허리 근육을 이용하고 다리를 움직이면서, 호흡을 몇 번 하는 동안 할 수도 있다. 그렇게 몇 번을 반복하면 양요가다. 근육에 기를 불어넣어서 몸을 앞으로 굽히고 뒤로 젖히는 데 도움을 주기 때문이다. 이때는 팔과 다리뿐 아니라 척추를 따라 있는 근육으로도 기를 보내게 되고, 몸 뒤쪽의 혈액의 흐름도 원활해진다.

반대로, 동일한 자세를 팔을 쭉 펴고 팔로 몸을 지지하며 허리 쪽 근육의 긴장을 풀고 다리를 움직이지 않으면서 할 수도 있다. 이렇게 하면 인요가가 되는데, 이때는 코브라 자세가 아니라 물개 자세라고 부른다 56쪽 참고. 이 자세는 척추를 따라 있는 연결 조직들 등 뒤 세로 인대로 기를 불어넣고, 그 조직들을 따라 흐르는 에너지 통로인 신장 경맥에 기를 불어넣어 준다.

한편 각자의 척추 상태에 알맞은 정도로 근육 일부는 긴장을 풀고 일부는 긴장한 상태로 코브라 자세를 할 수도 있다. 특정 자세에서 취하는 근육의 긴장과 이완의 정도는 각자의 경험과 몸 상태에 따라 판단해야 한다.

위에 소개한 코브라 자세와 마찬가지로 많은 요가 자세들은 인요가 방식으로도, 양요가 방식으로도 할 수 있다. 인요가에서는 유연성이 덜한 몸 안쪽의 조직과 뼈에 기를 집중하고, 양요가에서는 좀 더 잘 움직이고 피부에 가까운 조직이나 근육에 집중한다. 두 가지 방식을 창조적으로 섞어서 활용할 수도 있다. 사람에 따라 어떤 날은 인요가 자세에만 집중하고, 그다음 날은 양요가 자세에만 집중하는 것이 좋을 수도 있다. 몸이 별로 유연하지 않은 사람들은 수련할 때 양요가로 시작해서 인요가로 마무리하는 것이 좋다. 몸이 유연한 사람들은 인요가로 시작해서 양요가로 옮겨 가는 것이 좋을 수도 있다. 아침에 몇 가지 양요가 자세로 에너지를 순환시키고 저녁에는 인요가 자세 몇 가지로 하루 동안 쌓인 몸의 긴장을 풀어 줄 수도 있다. 이상의 방법들을 모두 사용해도 된다. 각기 다양한 효과를 얻을 수 있을 것이다. 중요한 점은 자기 몸과 정신을 제대로 보는 법을 배워서 균형이 깨진 부분을 알아차리고 몸과 정신이 자연적인 균형 상태로 가도록 도와주는 수련을 하는 것이다.

규칙적으로 수련을 하다 보면, 자신의 기분과 전반적인 성격이 내향적인 편인지 음적인지 외향적인 편인지 양적인지 알게 된다. 타고난 본성의 반대되는 부분을 자극해 주는 수련을 하면 삶이 더 행복해지고 심리적으로도 좀 더 성숙해질 수 있다. 그렇더라도 자신이 더 끌리는 수련 방식도 포함시켜도 된다 명상을 하고 싶을 때는 조용한 수련을 하고, 활기가 넘칠 때는 활기찬 수련을 하는 등. 하지만 타고난 본성의 한쪽 면만을 훈련시키고 다른 면을 보완하지 않는다면 균형을 잃게 된다는 점을 잊어서는 안 된다.

늘 빨리 말해야 하고 빨리 움직여야 하는 바쁜 주식 중개인은 아쉬탕가 요가의 속도나 비크람 요가에 필요한 열기와 끈기가 마음에 들지 모른다. 하지만 자신이 무엇을 하든 너무 빠르고 주의가 산만하다는 것을 인식하지 못한다면, 멈춰서 생각하고 마음을 열고 상대의 이야기를 듣는 데 필요한 감각 음적 본성에서 매우 중요한 특성을 발달시키지 못할 것이다. 결과적으로 수련 과정에서 공격성과 야망이 지나치다는 것을 알지 못한 채 무리하게 애쓰는 습관에 기름만 붓게 된다. 경쟁적인 스포츠에서는 그런 태도가 만연하지만, 요가를 하면서 바라는 결과를 얻고자 무리하게 시도하면 평정심을 잃어 부상의 위험도 커지고 자기중심적인 면만 더 강화된다.

한편, 조용하고 내성적이며, 방어적이고, 자신감이 없고, 수동적인 성격을 타고난 사람들이 있을 것이다. 그런 사람에게는 인요가 수련이 자연스럽겠지만, 양요가 수련을 규칙적으로 하면 많은 도움이 될 것이다. 힘과 끈기를 길러서 자신에게 내재된 양적인 특성을 드러내고 성장시킬 필요가 있다. 이런 사람들은 인요가 수련도 수동적으로 하지 말고 몸이 느끼는 감각들에 좀 더 민감하게 주의를 기울이면 도움이 될 것이다. 물론 삶의 각 단계마다 균형을 이루기 위해 좀 더 강조해야 할 수련 방식이 있을 수는 있지만 대부분의 사람들은 양적 수련과 음적 수련을 모두 할 때 더 행복해질 수 있다.

자신의 심리적 성향이 어떻든, 균형 잡힌 요가 수련은 삶의 끊임없는 변화의 리듬에 민감해지게 한다. 때로는 몹시 피로하거나 정서적으로 고갈된 느낌이 드는 날이 있을 것이다. 그런 날은 인요가를 많이 하는 것이 좋다. 부드러운 호흡과 명상을 통해 기운을 되찾을 수 있을 것이다. 한편, 활동을 많이 하고 세세한 부분에 지나치게 신경을 써서 균형이 깨지는 날이 있을 것이다. 그러면 기가 계속해서 빠져나가고 끊임없이 과로하게 될 수 있다. 호흡과 긴밀히 연결되어 있고 정신에 집중하는 양요가 수련이 그런 내적 혼돈 상태를 바로잡아 주는 데 도움이 될 수 있다. 움직임을 통해 원기를 되찾고 에너지를 되살릴 필요도 있고, 좀 더 수용적이고 직관적인 면에 영향을 주기 위해서 인요가와 명상을 할 필요도 있다. 인요가와 명상을 하면 느린 리듬을 받아들이는 인내심을 기를 수 있고, 자기 자신을 더 깊이 성찰할 수 있게 된다.

두 가지 수련 모두 중요하지만, 대부분의 사람들은 인요가를 배우기 전에 양요가를 배우고 명상법을 배우기 전에 요가 자세를 배우는 것이 더 쉽다. 건강한 성인에게도 오랫동안 움직이지 않고 가만히 있는 것은 어려운 일일 뿐 아니라 혼란스럽고 참기 힘든 일이다. 한 가지 자세를 오랫동안 하거나 명상을 할 때는 몸이 유연한 사람이라도 신체적 불편함을 느끼는데, 그런 불편함이 무릎 뒷부분의 힘줄이나 허리 근육에서 느껴지는 경우는 별로 없다. 주로 무릎, 엉덩이, 천골 엉치뼈, 요추 허리뼈 등이 불편한데, 이는 모두 관절 부위이거나 음적 조직이다.

가만히 있는 것이 힘든 것은 신체적 불편함 때문인 듯 보이지만, 보통은 정신적인 이유 때문이다. 저항하지 않고 어려움을 받아들이는 방법을 배우는 것은 마음챙김 수련의 영역이며, 삶을 살아갈 때 대단히 실용적이고 우리를 자유롭게 해주는 수단이다. 인요가 자세들은 몸과 마음이 편안해지게 도와주므로, 명상 수련을 시작할 때 하면 좋다. 3~5분 정도 가만히 있는 방법을 배우고 나면 10~20분 정도의 명상 수련 역시 그리 벅차게 느껴지지 않을 것이다.

자세들을 어떻게 결합하여 수련하는 것이 몸과 마음, 정신의 원기를 채우고 생기 있게 만드는 데 도움이 될지를 배워가는 과정은 요가를 수련하는 사람들에게 부담인 동시에 특권이다. 이런 과정을 시작하고, 선택한 과정을 발전시키는 데 스승의 가르침이 중요하긴 하지만, 우리 각자의 고유한 경험을 대신 해주고 어떻게 수련하고 어떻게 살아가는 것이 최선인지 대신 결정해 줄 수 있는 사람은 없다. 각자가 자신을 발견해 가면서 몸과 마음을 자유롭게 해주는 데에 깊은 관심을 갖고 시행착오를 거치면서 스스로 결정할 수밖에 없다.

음적 기관과 양적 기관

이 세상의 모든 물질은 주된 기능과 다른 물질들과의 관계에 따라 음과 양으로 나눌 수 있다. 신체 활동을 예로 들면, 요가는 다른 스포츠보다는 음적이라고 할 수 있다. 요가에서 강조하는 것은 다른 스포츠보다 좀 더 내적이고 자기성찰적이기 때문이다. 하지만 여러 가지 다양한 요가 스타일을 서로 비교한다면, 서서 하는 자세들과 물구나무서기 같은 자세들을 연달아 하는 것은 전굴 자세 하나를 오래 유지하는 것에 비한다면 당연히 양적이라 하겠다.

신체 자체를 보면, 장기와 뼈는 몸의 중심에 더 가깝기 때문에 좀 더 음적이라고 할 수 있고, 근육과 피부는 표면과 더 가깝기 때문에 좀 더 양적이라고 할 수 있다. 장기를 보면, 모든 장기가 영양을 공급하고 지지해 주는 음적 측면과 활동적인 양적 측면을 모두 가지고 있기는 하지만, 음적 장기와 양적 장기로 나눌 수 있다.

음적 장기들은 기, 혈액, 정수, 영성 같은 기본 물질들의 순수한 에너지와 관련이 있다. 음적 장기들은 이런 주요 에너지들을 변형시키고, 규제하고, 저장한다. 신장, 간, 비장, 심장, 폐가 이에 해당한다. 양적 장기들은 소화되지 않은 음식, 소변, 분비물 같은 물질들과 관련이 있다. 양적 장기들은 음식을 받아들여 소화시키고 유용한 성분을 흡수하고 필요 없는 것을 배설하는 일을 한다. 방광, 쓸개담낭, 위, 대장, 소장이 양적 장기에 해당한다.

자연의 5원소

에너지와 관련하여 장기와 경락이 하는 일에 대해 배울 때, 그리고 요가 수련을 하면서 그런 것들의 균형을 어떻게 맞출지를 배울 때, 장기와 경락이 자연 속의 물질들과 비슷하게 작용한다고 생각하면 도움이 된다. 고대 도교 학자들은 우주의 어떤 원리들을 인간의 건강과 행복에 적용할 수 있을지 판단하기 위해 자연을 연구했다.

자연 속의 다섯 가지 원소는 불火, 물水, 나무木, 금속金, 흙土에서 온 것이다. 이 다섯 가지 원소들은 고대 동양 철학자들이 오랜 관찰을 통해 정립한 이론을 근거로 선택된 것이다. 그 이론에 따르면 자연은 물론이고 사람의 몸도 5원소의 결합으로 이루어진다. 중국 전통 의학은 인간의 몸과 정신의 다양한 부분들이 어떻게 상호작용하며 건강에 영향을 미치는지 분석하기 위해 5원소 이론을 사용한다. 이 이론은 오랜 세월을 거치면서 유효성이 입증된 진단 표본들을 기초로 한다. 이 다섯 가지 원소는 신체의 요소들을 상징적으로 에너지의 다섯 가지 과정으로 표현한다.

다섯 가지 원소들은 다섯 가지 음적 장기와 짝지을 수 있고, 음·양의 짝이 균형이 맞거나 맞지 않을 때 그 장기가 에너지 차원에서 어떻게 활동하는지를 보여 준다. 심장과 소장은 불처럼, 혹은 상승하는 에너지처럼 활동한다. 심장이나 소장의 에너지가 고갈되면 냉정해지거나 우울한 기분이 된다. 반대로 에너지가 과도하면 공격적이거나 불 같은 기분이 된다. 물에너지의 가라앉음은 신장, 방광과 관련이 있고, 나무에너지의 확장은 간, 쓸개와 관련이 있으며, 금속에너지의 규제와 소통은 폐, 대장과 관련이 있고, 흙안정되거나 집중된 에너지은 비장과 위로 묘사된다.

우주 전체와 마찬가지로, 정신, 감정, 신체를 포함한 인간의 모든 면은 위의 다섯 가지 원소들 사이의 관계와 관련지을 수 있다. 34쪽의 표는 다섯 가지 원소들이 우리 몸의 여러 요소들과 계절이나 기후 등 자연 현상과 어떤 관계가 있는지를 보여 준다.

기의 두 가지 내적 원천

중국의 요가 지도자들은 기의 주요한 내적 원천 두 가지가 인체에 끊임없이 영향을 준다고 말한다. 이 두 원천은 태어날 때부터 가지고 있는 유전적인 에너지와 후천적인 기로 구성되어 있다. 타고난 에너지는 엄마 배 속에서 수정될 때부터 죽을 때까지 항상 우리와 함께하고, 후천적으로 습득한 기는 태어난 후 발달한 모든 에너지로, 음식과 호흡을 통해 받아들이는 에너지이다.

타고난 에너지는 부모에게서 물려받은 체질을 가리킨다. 이 에너지는 자궁 속에서 키워지며 우리의 카르마와 밀접한 관련이 있는 유전자 암호를 구성한다. 이것은 우

	나무(木)	불(火)	흙(土)	금속(金)	물(水)
음적 장기	간	심장	비장(지라)	폐	신장
양적 장기	쓸개(담낭)	소장	위	대장	방광
조직	힘줄 근육	혈관	혈액 근육	피부	뼈 치아 관절의 활액
관장하는 것	기의 흐름 내적 기질 해독	순환 흡수	소화 분배	호흡 배설	생식 기관 허리 건강 비뇨기계 혈액 정화 에너지의 활력
차크라 (기가 모이는 부위)	마니푸라 (Manipura)	아나하타 (Anahata)	마니푸라 (Manipura)	비슈디 (Vishuddhi)	물라다라(Muladhara) 스바디스타나(Svadhisthana)
감각 기관	눈	혀	입	코	귀
분비물	눈물	땀	침	콧물	소변
자연의 사이클	탄생	성장	성숙	수확	저장
영양분 공급	손톱, 발톱	안색	입술	체모	머리카락
감정	화 연민	증오 사랑	불안감 침착함	슬픔 용기	두려움 지혜
색	녹색	빨간색	노란색	흰색	파란색/검은색
계절	봄	여름	인디언 서머 (가을에 비정상적으로 따뜻한 날씨가 계속되는 기간)	가을	겨울
기후	바람 부는	더운	습한	건조한	추운
맛	신맛	쓴맛	단맛	매운맛	짠맛

리가 태어나서 죽을 때까지 사용하는 에너지의 저장소이다. 살아가면서 어떤 경험을 하고 어떤 선택을 하느냐에 따라 감소되거나 향상될 수는 있지만 타고난 기는 육체적 생명이 시작되고 나면 크게 변하지 않는다. 그것이 우리가 요가 수련을 자신에게 맞게 개발해서 자신의 체질이 필요로 하는 것에 알맞게 만들어야 하는 주된 이유다. 이런 타고난 기는 신장에 저장된다. 신장의 정精은 우리의 고유한 체질을 가리킨다 자세한 내용은 6장 참고.

후천적 내적 원천은 신장의 정에 직접적인 영향을 미친다. 음식 에너지는 음식물과 액체를 소화함으로써 얻어지는데, 음식의 기가 체질과 맞느냐 맞지 않느냐에 따라 에너지를 향상시키거나 감소시킬 수 있다. 체내 시스템의 불균형을 치유하는 데 도움을 주는 음식도 있고, 좋지도 나쁘지도 않은 음식도 있고, 시스템이 과부하 상태가 되어 음식을 제대로 소화하지 못하고 유해한 성분을 버리지 못하게 만드는 독과 같은 음식도 있다. 자신의 체질을 아는 것은 몸을 잘 돌보는 데 있어 매우 중요하다. 무해해 보이거나 심지어 건강에 도움이 될 것 같은 음식

들이 어떤 사람들에게는 독이 될 수도 있다. 아유르베다와 중국 전통 의학은 각기 다른 개인들의 필요를 이해하여 정교한 치유 과학을 만들어 왔다.

또 다른 내적 원천인 호흡 에너지는 우리가 호흡하는 공기에서 폐를 통해 흡수된다. 심신이 제대로 기능하기 위해서는 독성 물질이 없는 신선한 공기를 접하는 것이 절대적으로 필요하다. 요즘은 환경오염이 심해 신선한 공기를 접하는 것이 점점 더 힘들어지고 있고, 이것은 모든 생물에게 심각한 영향을 미치고 있다. 공기가 신선한 야외나 실내에서 요가나 프라나야마 수련을 하는 것은 건강을 위해 매우 중요하다. 자연 속에서 주기적으로 산책하는 것은 매일 건물 내부에서 수련을 하는 것만큼이나 행복과 건강을 위해 중요하다.

기의 기능과 역기능

기는 형태가 없어도 구체적인 기능을 하기 때문에 인식이 가능하다. 정상적인 기는 신체와 정신으로 이루어진 유기체가 신체적, 에너지적으로 온전할 수 있도록 수많은 기능을 한다. 움직임, 해로운 환경 요소로부터 몸을 지키는 것, 섭취한 음식물에서 에너지를 흡수하는 것, 혈액 등의 물질이 올바른 경로를 따라 움직이게 하는 것, 적절하고 균형 잡힌 체온을 유지하는 것 등을 포함한다.

신장과 비장으로 동일한 기가 흐르지만, 각 장기는 각자의 기를 가지고 있는 것으로 본다. 각 장기 안에서 기의 움직임이 다르기 때문이다. 그리고 각 장기의 기에 특성이 있는 것처럼, 장기의 기는 경락의 기와 구별되는 것으로 본다. 경락의 기도 여러 변형된 형태가 존재한다. 경락의 기는 많은 미세한 경로를 따라 흐르며 다양한 장기들과 조직들을 연결해 주지만, 신장 경락의 기와 간 경락의 기는 다른 특성을 갖고 있다.

건강한 기는 강하고 활발히 움직인다. 기가 약해지면 음의 상태로 본다 기의 부족. 이럴 때는 기가 활발하게 움직이지 못하고 기의 흐름 역시 조화롭지 못하다. 기가 필수적인 기능 가운데 하나라도 수행할 수 없으면 기가 부족한 상태다. 기가 부족하면 만성적으로 무기력한 상태가 지속되거나 몸이 자주 아프고 병이 난다.

한편, 기가 제대로 움직이지 못하면 양의 상태로 본다 기의 정체. 기의 흐름이 조화롭지 않거나, 제멋대로 움직이거나, 너무 느리게 움직이는 상태다. 연못에 물이 고이면 썩는 것처럼 기가 정체되어 막혀 있으면 몸이 아프고 병이 생긴다.

건강한 기도 특징이 있고 특정한 에너지의 흐름이 있다. 건강한 기는 모든 신체 기관과 시스템의 기능을 강화해 주고 균형을 맞춰 준다. 이런 균형 상태를 '항상성'이라고 하는데, 항상성은 신체의 내적 환경이 일정하게 유지되는 것을 이른다.

인요가는 예방과 회복의 역할도 한다. 움직이지 않고 가만히 명상하듯 수련하는 것은 기의 음적 측면 질에 영향을 주고 향상시킨다. 반면에 연결 조직들을 잡아당기는 것은 기의 재분배에 영향을 주고 양적 측면 기동성을 향상시킨다. 인요가 수련을 하면 속도를 늦추고 자신의 경험에 몸을 맡김으로써 기의 질을 풍요롭게 만든다. 서두르지 않고 욕심 없는 태도로 자기 몸에 깊이 주의를 기울이면 스트레스가 감소하고, 조직 안에 남아 있던 과거의 트라우마는 물론 무의식 중에 몸 안에 쌓여온 과도한 긴장이 풀린다. 이렇게 점점 편안한 마음챙김의 상태로 들어가면서 우리의 마음은 긴장에서 풀려나 차분하고 균형 잡힌 건강한 기로 가득 차게 된다.

요가 자세들은 조직에 압력과 적당한 자극을 주어 온몸에 기의 분배를 활발하게 해준다. 따라서 인요가와 양요가는 모두 기의 움직임을 자극하고 경락과 장기들로 가는 기의 흐름을 원활하게 해준다. 나는 특히 인요가 수련이 건강한 기를 더 강하게 해주고 흐름을 부드럽게 해준다는 것을 여러 차례 경험했다.

4
인·양요가 수련 시작하기

요가 수련을 정기적으로 하겠다는 의욕을 갖게 되는 것은 두 가지 점에서다. 첫째, 매일 자기 내면을 들여다보면 자신을 치유하고 온전히 존재하는 방법을 배울 수 있고, 따뜻하고 주의 깊은 성품을 키울 수 있다. 스스로를 함부로 하고 홀대하는 습관은 여러 방식으로 나타난다. 이런 습관에 빠지지 않는 방법은 정기적으로 요가 수련을 하면서 지속적으로 자신의 주의력을 안으로 향하게 함으로써 배울 수 있다. 자기의 마음이 싸움의 장이 되기보다는 조력자가 되도록 훈련하는 것은 요가 수련에서 매우 힘든 일이지만, 가장 보람 있는 부분이기도 하다. 건전한 삶의 방식과 자기 자신에게 더 나은 친구가 되는 법을 배우는 것은 남을 이해하고 포용하는 따뜻한 시선의 토대이면서 더 높은 경지의 요가 수련으로 가는 필수 단계이다.

둘째, 요가 수련을 하면 남을 돕고, 치유하고, 사랑하는 능력을 키울 수 있다. 내면의 수련이 뿌리를 내리기 시작하면, 줄어들었던 생기가 돌아오고, 긴장은 풀리며, 습관적인 행동을 하지 않을 수 있게 된다. 이런 능력은 자신에 대한 의식을 굳건히 하고, 다른 사람들과의 관계에도 영향을 준다. 다른 사람들을 격려하고 용기를 내도록 응원할 수 있게 되고, 그들과 더 잘 지낼 수 있게 된다. 여기에 '자애와 자비 명상 수련'을 더한다면 다른 사람들과 소통할 수 있는 능력, 특히 어려움에 처한 사람들에 대한 공감 능력이 더욱 커질 것이다. 자애와 자비 명상 수련에 대해 더 자세한 내용은 192쪽을 참고.

인요가나 양요가 수련을 시작할 때 다음과 같은 사항을 기억하면 도움이 된다. 인요가는 동작이 느리고, 변화가 거의 없고, 정지해 있을 때도 많고, 몸의 중심을 부드럽게 하고 받아들이게 만든다. 양요가는 움직임이 많고, 정점에 오른 다음 숨을 고르고, 중심의 힘을 유지하는 데 집중한다. 태극무늬의 흰 부분의 검은 점과 검은 부분의 흰 점이 순수하게 음인 현실이나 순수하게 양인 현실 같은 건 존재하지 않음을 보여 주듯, 균형 잡힌 인요가 동작에는 양적 요소가 들어 있고, 양요가 동작에는 음적 요소가 들어 있다. 이 둘의 주된 차이점은 정도의 문제다. 어떤 자세를 선택하느냐보다는 음적 조직과 양적 조직 중 어느 쪽이 목표인가에 따라서 수련 방법이 결정된다. 요가 자세는 그 자체로 양요가이거나 인요가인 것은 없다.

폴 그릴리는 도교의 예를 들어 음·양의 개념을 다음과 같이 설명했다.

"중국의 요가 수행자들은 사람 몸속의 음·양 역학이 아기 때부터 늙을 때까지 인간이 벗어날 수 없는 궤도라고 믿었다. 그들은 인생의 초년을 '양'의 단계로 묘사했다. 인간은 조직에 수분 함량이 충만하고 강도는 매우 약하며 무척 부드럽고 유연한 몸을 갖고 태어난다. 태어나서 처음 몇 달간은 머리를 가누지도 못한다. 그러다가 시간이 가면서 흙과 같은 음적이고 안정적인 요소들을 점점 받아들인다. 뼈는 단단해지고, 생후 1년 안에 혼자 힘으로 일어설 수 있게 된다. 서서히 양적 이동성이 음적 안정성과 균형을 이루고, 10대 후반에서 20대 후반 사이에 최고조에 이른다."

운동선수나 무용수, 체조 선수로서 성공하는 것도 바로 이 10년 사이의 일이다. 음·양의 균형 상태에 훈련과 열정이 더해지면 극도의 신체적 기량을 발휘할 수 있기 때문이다. 대부분의 프로 운동선수들이 최고의 기량을 발휘할 수 있는 시기는 이처럼 짧다. 나이를 먹으면서 훈련의 질과 기술은 좋아지겠지만, 그런 것들이 전성기의 신체적 기량을 유지시켜 주지는 못한다. 18세 운동선수와 38세 운동선수의 차이는 기술이 아니라 몸의 차이에서 연유한다. 38세 운동선수는 '음'의 단계라고 부를 수 있는 노화의 단계로 이미 접어들었다. 몸의 조직은 30대 초반부터 약해지기 시작한다. 관절의 활액이 점도를 잃기 시작하여 움직임이 둔해지고, 부상당할 위험이 높아지며, 부상당할 경우 회복 시간도 길다. 이 과정은 죽을 때까지 계속되고, 죽음에 이르면 인간의 몸은 완전히 음적 상태가 된다.

프로 운동선수들이 부상을 입어서 시합에 참가하지 못하는 경우를 보면, 흔히 무릎이나 엉덩이, 척추, 어깨 등에 부상을 입은 것을 알 수 있다. 이처럼 관절 부위를 다치면 기가 몸 안을 자연스럽게 흐를 수 없고, 그러면 움직임의 범위가 줄어들어서 운동선수로서의 생명이 끝날 수도 있다. 그뿐만 아니라 신체 기관들과 전반적인 건강 역시 위태로워질 수 있다. 운동선수들뿐 아니라 요가 수행자들에게도 관절 부위를 건강하게 유지하는 것은 필수적이며, 필요한 경우에는 재활 치료를 받는 것이 좋다.

근육은 규칙적으로 반복되는 움직임을 좋아한다. 규칙과 반복이 있는 움직임은 근육의 수분 함량을 높이면서 힘과 민첩성을 증가시킨다. 규칙적으로 반복되는 수축과 이완에 더하여 적절한 휴식을 병행하면 몸 안의 자연 치유 능력이 눈에 띄게 향상된다. 우리 몸의 모든 조직은 자극과 휴식으로 건강해지는 시스템을 갖고 있고, 이것은 자연스러운 생물학적 능력이다. 우리 몸은 자극이 오면 그 부위에 더 많은 혈액과 영양을 공급하게 되는데, 경락 이론의 관점에서 보면 이런 행동은 '양'의 기를 자극한 결과이다. 양의 기는 혈액을 움직이게 하고, 스트레스 받은 부위를 더 탄탄하고 잘 움직이게 하여 사용하기 쉽게 만들어 준다.

건강한 순환, 호흡, 소화, 배설을 위해서는 근육을 이용해서 우리 몸을 양적 방식으로 꾸준히 움직여 줘야 한다는 데에는 논쟁의 여지가 없다. 운동할 때 주의해야 할 점은 몸의 움직임에 대한 관절의 반응은 근육의 반응과는 전혀 다르다는 것이다. 관절은 수분 함량이 높지 않기 때문에 근육만큼 탄력이 없다. 근육의 수분 함량은 75퍼센트에서 시작해서 운동을 격렬하게 하면 90퍼센트 정도까지 올라가지만, 인대는 대부분 수분 함량이 6퍼센트 정도에 불과한 고밀도의 섬유 조직으로 이루어져 있다. 이것이 안전한 요가 수련을 위해 해부학적 이론을 배워야 하는 이유다.

요가 자세를 할 때 관절을 보호하려면 깊은 호흡을 잃지 않고 몸 중심 쪽에 있는 코어 근육을 적절하게 사용하는 방법을 배워야 한다. 뼈와 뼈를 더 가까이 붙어 있게 하는 것이 근육이 하는 일이다. 상체를 뒤로 젖혔다가 다시 앞으로 숙이는 동작을 할 때 몸을 아무렇게나 움직이는 것이 아니다. 척추 관절들이 현저히 다른 압력과 당김의 영향을 받는 만큼 몸 중심의 근육을 단단히 수축해서 조심스럽고 말끔하게 움직여야 한다. 이때 다리의 내전근 한 부분을 다른 부분으로 끌어당기는 근육인 넓적다리 안쪽 근육, 척주기립근, 어깨의 승모근 등세모근, 위쪽 팔의 이두근과 삼각근 등이 사용된다. 구조적으로 근육이 적절히 정렬된 상태일 때, 관절이 자연스러운 움직임 범위 안에 있는 한 우리의 움직임은 공격적이거나 위험하지 않다. 이런 요가 수련은 안전하고 건강한 양적 활동이다. 리드미컬하게 움직이고 근육을 이용하는 수련은 모두 양적 수련이라 할 수 있다. 앞에서 언급한 것처럼, 나이를 먹을수록 몸속의 수분이 감소하는데, 특히 관절낭의 활액이 감소하면서 움직임의 범위는 줄어든다. 인요가는 관절이 경직되고 움직이지 않게 되는 것을 막아 주고, 퇴행성 조직들이 활기를 되찾도록 도와주며, 동시에 경락에 영양을 공급해 양요가 수련을 보완해 준다.

관절의 건강을 유지하는 것은 모두에게 큰 관심사이다. 움직임을 통해 관절을 보호하는 법을 배우는 것은 무척 중요하다. 관절의 유동성은 우리 몸의 전반적인 건강을 위해서도 중요하다. 부상이나 운동 부족 때문에 관절이 경직되는 것은 관절의 조직이 단단해지면서 연결 조직이 오그라드는 현상이다. 이러한 상태에서 어쩌다 경직된 관절을 크게 움직이려 하면 무척 고통스러울 뿐 아니라 움직여지지도 않는다.

이처럼 관절의 유연성이 줄어들면 우리 몸속의 기가 흐르는 고속도로가 막힌다. 또한 인대와 뼈 속으로 자연스럽게 흐르는 기의 흐름도 막히게 된다. 이것은 연쇄적으로 골격과 신체 기관의 건강을 저하시키고, 심리적 불균형 상태를 일으킨다.

인요가 자세의 세 가지 원칙

요가 자세에서 관절을 강화하는 데 도움을 주는 세 가지 원칙이 있다. 첫 번째 원칙은 자세를 할 때 적절한 힘을 동원해야 한다는 것이다. 공격적이지 않게, 섬세하게 자세를 취해서 호흡은 느리게 유지하고 참을 수 있을 정도의 감각을 감지할 수 있어야 한다. 자세를 너무 격렬하게, 너무 빨리 하려고 하면 우리의 마음 혹은 저항감은 오히려 기의 흐름을 방해할 것이다. 반대로 자극을 피하고자 조직에 충분한 긴장을 주지 않으면 해당 관절의 최대 가동 범위를 쓰지 않는 결과가 된다. 기는 조직의 당김과 압력으로 원활하게 흐르는 것이다.

다치기 쉬운 부위나 부상을 당한 부위, 혹은 과신전 과도하게 꺾이거나 회전할 수 있는 이 되는 관절 부위를 운동할 때는 다음의 두 가지를 기억해야 한다. 하나는 자세를 완벽하게 하려고 하지 말고 긴장된다는 느낌 없이 기가 흐를 수 있을 정도로만 자세를 취해야 한다. 다른 하나는 그 자세로 인해 생겨나는 감각에 집중해야 한다. 그래서 불편한 관절 주위의 긴장을 풀어 놓은 상태로 주의를 집중해야 한다. 보조 도구들이 필요할 수도 있다. 보조 도구를 이용해서 다쳤거나 불안정한 부위를 지지할 수 있도록 자세를 약간 변형하거나 수정할 수 있다. 처음에는 숙련자인 선생님의 도움을 받으면 좋지만, 이 책에도 보조 도구를 이용한 다양한 변형 자세가 소개되어 있으니 참고하기 바란다.

관절을 강화하는 데 도움을 줄 두 번째 원칙은 움직이지 않고 근육을 긴장시키지 않은 상태로 중력에 몸을 맡기는 것이다. 몸을 움직일 때마다 기는 근육과 근막에서 더 잘 흐른다. 인요가 수련을 하는 동안에는 뼈와 관절 속으로 기를 모으려고 하는데, 그러자면 움직임을 줄이고 자세를 잡아야 한다. 물론, 조직이 촉촉해지는 게 느껴지면서 자연스럽게 자세를 더 깊게 할 수 있을 때도 있다. 혹은 너무 빠르고 과하게 자세를 해서 자세를 조금 풀어야 할 때도 있다. 또한 가끔은 다리가 저려서 마사지로 그 부위를 풀어 준 다음 자세를 다시 잡아야 할 때도 있을 것이다. 이런 식으로 적절하게 자세를 조정할 수 있다.

약간의 불편한 감정을 참아내며 한 자세를 오랫동안 유지하다 보면 불편함을 받아들이는 인내와 끈기 같은 음적 기질을 개발시킬 수 있게 된다. 나는 인요가 자세를 충분히 하고 나면 침을 맞은 것과 비슷한 효과를 느낄 수 있었다. 몸의 긴장이 풀리고 정신은 무척 또렷하면서도 편안한 기분이었다.

관절을 강화하는 데 도움을 줄 세 번째 원칙은 각 자세를 오랫동안 유지해서 경락을 충분히 강화시키는 것이다. 침술사가 침을 꽂았다가 바로 빼지 않는 것과 마찬가지로, 인요가를 할 때도 자세를 오래 유지해서 기가 특정 경로들을 지나가며 각 기관에 정제된 에너지를 투입할 수 있게 한다. 그렇게 하기 위해서는 시간과 인내심이 필요하다.

나는 인요가를 할 때면 시간이 얼마나 지났는지 궁금해하지 않고 '지금 이 순간'에 정신을 온전히 모을 수 있도록 타이머를 사용한다. 한 자세를 5분간 유지하는 것을 권장하지만, 인요가 수련을 처음 하는 사람은 1~3분 정도 유지하는 것이 좋다. 3분 정도면 힘들게 느껴지기 시작하기 때문에 그 상태에서부터 2분을 더 견디는 것은 불쾌한 감각을 참는 능력을 키우는 데 큰 도움이 된다. 단, 위험하게 느껴질 정도면 중단해야 한다.

어떤 자세를 어떻게, 왜 하는지를 이해하고, 유지할 자세를 하나 선택하고 나면 주의를 집중할 수 있게 해주는 첫 번째 수단은 호흡이다. 천천히 우짜이 호흡을 하면 정신이 고요해지고, 에너지의 균형 상태를 이루는 데 도움이 된다 124쪽 참고. 우짜이 호흡은 횡격막을 이용한 깊은 호흡으로, 천천히 깊게 하는 이 호흡은 몸속에서 공기가 느리게 움직이게 해 신경계를 진정시켜 준다. 신경계가 진정되면 우리 몸은 긴장이 풀리고 정신은 차분해져서 요가 자세를 훨씬 더 잘할 수 있게 된다.

프라나야마는 기의 분배에 영향을 주는 호흡 방법으로, 인요가 자세를 하는 동안에도 매우 효과적으로 연습할 수 있다. 프라나야마 수련 방법에 대해서는 뒤에서 상세히 설명할 것이다.

호흡의 리듬은 우리가 수련을 제대로 하고 있는지 측정하는 지표 역할을 한다. 호흡에 주의를 기울이면 자신이 몸을 너무 심하게 몰아붙이지는 않는지 감지하는 능력을 길러 준다. 해저의 파도 소리처럼 부드러운 호흡 소리가 거칠고 불규칙해지면 자세의 강도를 낮추고 부드러운 호흡의 흐름에 다시 집중할 수 있도록 한다. 안정된 호흡 리듬을 갖게 되면, 자신의 몸과 정신을 좀 더 깊이 관찰할 수 있게 된다. 자세 자체에 대해 계속 생각할 필요는 없으므로, 매 순간 경험하는 좀 더 미묘한 측면들에 주의를 돌릴 수 있다.

요가 자세를 할 때의 호흡

요가 수행자들, 그리고 최근에는 과학자들까지 프라나가 우리의 의식 상태를 나타내는 특정 패턴을 따라 흐른다는 것을 발견했다. 통상적으로, 상반신의 에너지 혹은 상반신의 바람은 숨을 들이쉬는 것과 관련이 있다. 이런 숨을 프라나prana라고 하는데, 전반적인 생명 유지에 필수적인 에너지를 뜻하는 프라나Prana와는 다른 것이다. 도교 신자들은 이런 상부의 바람을 심장 에너지라 부르며 위쪽으로 흐르는 불 원소에 비유했다. 반대로, 하반신의 바람은 내쉬는 숨과 관련이 있다. 이는 아파나apana 혹은 신장 에너지라 불리며, 물처럼 아래로 흐른다.

인도와 중국의 요가 수행자들은 이처럼 체내의 정반대되는 2개의 바람이 몸의 중심으로 향하고 서로에게 향하도록 하는 호흡법을 수련했다. 이 수련은 에너지를 몸의 중심을 관통하는 통로인 수슘나sushumna, 인도, 우마uma, 티베트, 충맥衝脈 혹은 대맥帶脈, 이상 도교 개념으로 모은다. 호흡의 두 측면이 우리 몸의 중심에서 만나고 한데 섞일 때, 우리의 의식은 자연적인 사색의 상태로 들어가고 통찰력과 지혜가 스며들 수 있는 내면의 분위기를 만들어 낸다.

우리 체내의 프라나 흐름을 원활하게 하려면 호흡에 주의를 기울여야 한다. 호흡은 내면의 순환을 향상시키는 중요한 촉매이다. '프라나는 우리의 주의가 향하는 곳으로 흐른다'는 말을 기억하자. 양요가 수련을 할 때도 호흡에 주의를 기울일 수 있지만, 인요가 자세를 오랫동안 유지할 때 자연스럽게 주의를 기울이게 되는 것이 호흡이다. 5초 동안 들이쉬고 5초 동안 내쉬는 부드러운 우짜이 호흡에 주의를 기울이면 호흡의 길이와 깊이만이 아니라 방향에도 주의를 기울일 수 있다.

숨을 들이쉬면서 숨을 처음 느끼는 가슴에서 골반저쪽으로 주의를 옮긴다. 숨을 내쉬면서는 그와 반대로 아래쪽의 회음부에서 위쪽의 심장으로 주의를 옮긴다. 이런 식으로 호흡을 계속하면 위쪽의 바람과 아래쪽의 바람이 서로에게 스며들어서 숨을 내쉴 때는 들이쉬는 에너지의 이점이 더 커지고, 들이쉴 때는 내쉬는 숨의 영향력이 높아진다. 한동안 그렇게 하면 배꼽 뒤쪽의 흉부와 골반저가 교차하는 부분에 오랫동안 주의를 집중시킬 수 있게 된다. 흔히 단전이라고 부르는 이 부위는 우리 몸의 힘의 중심이고 프라나 정신 Pnana-mind 이라는 의식이 자리하는 곳이다. 심신이 균형 잡힌 상태일 때는 그 부위에서 편안한 감각이 느껴질 것이다. 그 부위가 수축하면 내면의 힘의 원천이 막힌다. 부정적 감정, 스트레스, 긴장이 복부 중심부에 쌓인다. 수련하는 동안에도, 그리고 일상에서도 하루 종일 그 부위가 편안할 때 정체되어 있던 패턴이 풀리기 시작할 것이다.

몸 중심을 지나는 통로와 복부 중심부에 모여 있는 호흡은 정체된 에너지를 끌어낼 수 있는 자원의 원천이다. 이처럼 몸의 중심부에 에너지의 투입이 증가하면 균형 잡힌 에너지의 저장고가 만들어지고, 그 에너지를 필요로 하는 몸의 여러 부위로 보낼 수 있다.

5
인요가와 장기의 건강

우리 몸속 장기의 건강은 몸과 마음의 건강에 직결된다. 신체·에너지·정신의 차원에서 장기가 얼마나 중요한지 이해한다면, 장기를 강화하고 보호해 주며 치유에도 도움을 주는 요가 수련을 해야겠다는 생각이 훨씬 강하게 들 것이다. 자신의 체질과 그 약점을 이해하면 몸의 균형 상태를 유지하게 해주는 최선의 요가 자세들을 찾아낼 수 있다.

중국 전통 의학에서는 우리 몸의 장기를 해부학적 역할뿐 아니라 에너지의 특성도 함께 고려하여 분류한다. 장기들은 상호 의존적이고 서로 영향을 주고받지만, 각 장기는 심신의 건강에 기여하는 고유한 물리적·에너지적·정서적 기능을 지니고 있다. 중국 전통 의학에서 장기는 그 안을 흐르는 경락의 건강과 불가분의 관계에 있다. 음적 장기와 경락은 상호보완적인 양적 장기 및 경락과 형제 같은 관계이다. 즉, 우리가 한 장기를 어떻게 다루는지는 곧바로 다른 장기에 영향을 준다. 이처럼 쌍을 이루는 음적 장기와 양적 장기는 해부학적 기능은 서로 다르지만 에너지적·정서적·정신적 특성은 밀접한 연관을 맺고 있다. 그래서 이 책에서는 쌍을 이루는 음적 장기와 양적 장기를 한 장에서 하나씩 다루면서 신체적 특성은 각기 설명하고, 에너지적·정서적·정신적 특성은 함께 설명했다.

우리 몸의 주요 경락은 14개인데, 그중 12개는 요가 자세를 통해 강화시킬 수 있다. 이 12개의 음 경락과 양 경락은 6쌍의 음·양 장기로 나눌 수 있다. 신장음과 방광양, 간음과 쓸개양, 비장음과 위양, 폐음와 대장양, 심장음과 소장양, 심포음와 삼초양가 서로 짝을 이룬다. 삼초三焦는 상초上焦, 중초中焦, 하초下焦를 아울러 이르는 말로, 상초는 위의 상부, 중초는 위 부근, 하초는 배꼽 아랫부분을 이른다. 에너지의 주요 통로이지만 특정 기관과 연결되어 있지 않은 2개의 경락인 독맥督脈과 임맥任脈은 몸통의 중심을 따라 지나가며, 몸 전체의 음과 양을 조절한다.

음 장기와 경락의 쌍은 5개신장, 간, 비장, 폐, 심장가 있다. 그것들은 우리가 세상을 경험하는 방식에 직접 영향을 주는 다섯 가지 기본 감정과 연관이 있다. 우리가 느끼는 강한 감정들은 우리 몸의 경락과 장기의 기능에 직접적인 영향을 준다. 지금부터 내가 신장이나 간 등을 언급할 때는 그 장기와 경락의 기능을 함께 의미하는 것이다.

신장은 공포와 두려움, 간은 분노와 질투심, 비장은 집착과 걱정, 폐는 슬픔과 비탄,

심장은 증오와 우울감 등의 감정과 연관이 있다. 신체 기관의 균형이 깨지면서 생기는 과도한 감정은 질병으로 이어지고, 영양이 모자란 장기와 부족한 기는 우리의 감정을 어지럽힌다. 규칙적인 인·양요가 수련은 경락으로 흐르는 기의 흐름을 원활하게 하여 모든 장기들을 건강하게 한다. 또한 정체된 기와 감정으로 막혔던 경락을 뚫어 줌으로써 생각과 기분도 생기를 되찾게 된다. 특히 인요가 수련은 완전히 소화하지 못한 감정들을 소화, 분해, 배설할 수 있는 공간을 만들어 준다.

다음 장부터는 각 경락과 장기의 쌍이 우리 몸의 건강에 얼마나 중요한지 설명하고, 각 경락-장기에 활력과 활기를 되찾아 주는 인요가 자세들을 소개할 것이다. 경락을 강화시켜 주는 인요가 자세는 열두 가지 정도밖에 없으므로 동일한 자세들이 서로 다른 조합으로 반복해서 등장할 것이다. 각 자세는 여러 경락에 영향을 주지만, 각 장에서 소개하는 특정 자세들을 통해 가장 큰 효과를 얻을 수 있는 경락을 2개씩만 소개하도록 한다.

6
신장과 방광

중국 전통 의학에서는 신장과 방광, 그리고 신장과 방광의 경락이 모든 내장 기관의 음양 균형의 기초다. 신장과 방광은 탄생과 성장, 생식에 관련된 장기로, 가장 본질적인 에너지의 저장고이다. 신장 경락은 몸의 안쪽에서 중심을 따라 위로 흐르고, 방광 경락은 몸의 뒤쪽에서 척추를 따라 아래로 흐른다. 그리고 신장은 방광으로 통한다. 신장과 방광은 생명에 필수적인 에너지의 저장소이며, 다른 기관들이 잘 기능하기 위해서는 이 두 기관이 균형을 유지해야 한다. 그것이 신체 기관의 건강과 인요가에 대한 이야기를 신장과 방광으로 시작하고, 신장을 건강하게 해주는 자세로 수련을 시작하고, 평생 그 수련을 계속하기를 권하는 이유다. 중국 전통 의학에서 신장은 에너지의 작용을 관장하는 곳으로 여겨진다. 서로 짝을 이룬 음·양 기관은 해부학적 기능은 서로 다르지만 에너지적 특성과 정신적 특성은 매우 비슷하다. 그래서 신체적 특성은 따로 설명하고, 에너지적 특성과 정서적, 정신적 특성은 함께 설명하도록 한다.

신체적 특성
● **신장**

신장은 허리 정도 높이의 아래쪽 갈비뼈늑골 뒤에 한 쌍이 위치해 있다. 한 시간에 약 57리터 정도의 혈액을 걸러서 정화하고 몸에 필요한 영양소로 분해한다. 그리고 체액의 균형을 맞추고 혈압과 포도당 대사를 관장한다. 신장의 기능이 제대로 이루어지지 못하면 혈압이 높아지고, 체내에 독소가 생기며, 아랫배가 아프고, 몸이 붓고, 소변을 잘 보지 못한다. 하반신의 혈액 순환도 제대로 이루어지지 못한다.

● **방광**

방광은 신장을 보완해 주는 양적 기관이다. 방광은 소변이 저장되는 곳으로, 방광을 통해 액체 노폐물이 몸 밖으로 나간다. 방광은 탄력이 뛰어난데, 이것은 신체적 능력만이 아니라 정신적 유연성과도 관련이 있다. 방광 경락은 우리 몸에서 가장 긴 경락으로, 67개의 혈자리가 존재한다. 가장 눈에 띄는 점은 방광 경락이 14개의 주요 경로 중 독맥을 제외하면 유일하게 뇌로 흘러 들어가는 경락이라는 점이다.

에너지적 특성

> 신장은 불과 물이 존재하는 곳이며, 음과 양이 머무는 곳이고, 삶과 죽음이 지나가는 통로다. 신장은 과거와 현재를 이어 준다.
>
> – 프란체스카 디엡슐라 Francesca Diebschlag

중국 전통 의학에서 신장은 우리 몸의 본질적인 에너지인 정精을 지니고 있는 기관이다. 정은 모든 생명체에 들어 있는 물질로, 성장과 쇠퇴의 중심적 역할을 한다. 또한 혈통, 타고난 체질, 음과 양으로 분화하는 능력과 관련이 있다. 각 기관을 이루는 물질의 근원이며, 생명이 활동할 수 있는 능력을 부여한다.

정은 뼈의 발달과 재생뿐만 아니라 골수의 생산도 관장한다. 골수는 부드러운 지방질 물질로, 뼈보다 가볍고, 두개골과 척추, 갈비뼈의 뼛속 빈 부분을 채우고 있다. 또한 아이들 손발 뼈의 빈 부분을 채우고 있기도 하다. 혈구가 생산되는 곳이 바로 골수이다. 적혈구는 우리 몸의 둥근 뼈 속에서 만들어지며, 산소를 운반한다. 반면에 백혈구는 평평한 뼈 속에서 생성되고, 면역 반응을 도와준다. 신장의 정이 부족하면 어린이의 경우 뼈가 단단해지지 못하고, 성인의 경우 골격에 문제가 생기거나 면역 기능이 약해진다.

신장은 우리 몸의 본질적인 에너지를 저장하는 곳이지만, 신장 에너지의 건강은 허리, 생식기, 비뇨기계, 하부 장관腸管, 관절의 활액을 포함해 우리 몸에서 물에 관련된 모든 것을 관장한다. 허리가 약하거나, 허리를 다친 후 회복이 더디거나, 허리가 평상시에도 아프다면 신장의 문제라고 확신할 수 있다. 복근과 등을 강화하는 것이 허리 부상과 통증을 고칠 수 있는 방법이라고 생각하기 쉽지만 근본적인 치유법은 신장의 기를 강화하는 것이다.

또한 신장은 과로했을 때, 스트레스를 받을 때, 지친 상태로 계속해서 무리할 때처럼 에너지가 낮을 때 승압 변압기 같은 역할을 한다. 심신의 적절한 리듬을 만들어 내고 균형 잡힌 삶을 사는 법을 배우는 것은 신장의 건강과 그 외의 모든 기관들의 건강을 위해서 특히 중요하다. 우리 몸의 60~70퍼센트는 물로 이루어져 있고, 우리 몸의 모든 세포는 액체 속에 잠겨 있다. 그리고 신장의 건강은 우리 몸에서 체액을 관장하는 모든 계통의 작용에 직접적인 영향을 준다. 순환계, 림프계, 내분비계, 비뇨기계, 땀, 침, 눈물, 생식기의 분비물, 젖 등이 거기 포함된다.

체질이나 생활 습관 때문에 상반신에 열이 많아 불 에너지의 열기가 신장을 약화시키면 에너지의 균형이 깨져 건강에 문제가 생긴다. 위장에 열이 많을수록 신장은 약해진다. 가령 몸에 열이 많은 사람이 매운 음식을 즐겨 먹고 상반신에 힘을 집중하는 양요가를 많이 하면, 몸의 열을 다스리는 신장의 기능이 저하된다. 위에 있는 많은 열이 신장의 에너지를 억누르면서 기가 하반신까지 원활히 돌지 못하게 되는 것이다.

허벅지 안쪽을 당기는 수동적인 음 스타일의 잠자리 자세 바닥에 앉아서 다리를 양쪽으로 넓게 벌리는 자세 와 척추 앞쪽을 길게 늘이고 뒤쪽을 압축시키는 후굴 자세는 척추의 세로 인대를 타고 기가 잘 흐르도록 자극해 주는 자세들로, 신장의 기를 강화하는 매우 효과적인 방법이다. 또한 몸속의 과도한 열을 줄이는 데 도움을 주고 신장의 냉각 능력을 향상시켜 준다. 한편, 신장의 기는 청각과도 연결되어 있다.

정서적 특성

자세를 오랫동안 유지하고 있노라면 여러 가지 감정이 올라온다. 그런 기분들을 있는 그대로 바라보면 자기 안에서 일어나는 세세한 감정을 인식할 수 있게 된다. 밀려오는 감정으로 인한 충동적인 행동 없이 자신의 감정을 온전히 이해할 수 있을 것이다.

엉덩이 근육이 유연하지 못해 실망감을 느낄 수도 있고, 후굴 자세를 오래 하고 있다 보면 두려움이 느껴질 수도 있다. 수련을 오래 할수록 우리가 느끼는 기분은 무척 다양하며, 불안감을 느꼈다가 금방 기쁨을 느낄 수도 있고, 활기가 넘치다가도 이내 절망감을 느끼기도 한다는 것을 알게 된다. 한 자세를 차분하게 유지하다 보면 위와 같은 다양한 마음 상태의 변화와 그에 따른 감정의 기복에 주의를 기울일 수 있게 된다. 그렇게 하다 보면 감정적으로 유연해지고 회복 능력이 향상된다.

흔히 우리는 혼란스러운 감정들로 인해 패배감이나 중압감을 습관적으로 느낀다. 그런 감정에 빠지는 대신 수련을 통해 저항과 분노의 마음을 가라앉히고, 습관적 감정을 진지하게 바라보는 법을 배울 수 있다. 그리고 어떤 감정이든 마음을 열고 느끼도록 훈련할 수 있다. 이렇게 자신이 느끼는 감정을 섣불리 판단하지 않고 관찰할 수 있게 되면, 감정을 느끼는 일은 더 이상 힘겨운 씨름이 아니고, 힘든 감정도 열린 마음으로 받아들일 수 있게 된다. 그 결과, 괴로운 감정이 더 이상 커지지 않고 이전보다 열린 마음을 갖게 된다.

흔히들 고통은 통제하거나 뿌리 뽑아야 한다고 생각한다. 요가 자세를 하면 막혀 있던 신체 부위가 다소 뚫리는 듯한 기분이 들기도 하지만, 현재의 몸을 갖고 살아가는 한 고통과 불편은 계속해서 참아야 한다. 요가 수련을 통해서 기적적으로 고통에서 자유로워질 거라고 기대하는 대신, 기쁨을 느끼든 고통을 느끼든 몸을 주의 깊고 품위 있게 온전히 느낄 수 있어야 한다.

자기 몸을 잘 알고 편하게 느끼는 법을 배우고 싶다면 아프거나, 다쳤거나, 늙었거나, 움직일 수 없더라도 몸의 구석구석을 잘 느끼고 경험해야 한다. 인요가 자세는 자기 몸 안으로 깊이 들어가서 한동안 머무를 수 있는 좋은 기회다. 가만히 자세를 유지하면서, 어떤 느낌이 들어야 한다거나 어떤 결과를 낳아야 한다는 기대 없이 자신의 기분을 온전히 느낄 수 있다. 나 역시 불만과 불안감을 느끼는 날이 있다. 하지만 잠깐이라도 내가 느끼는 기분을 판단하지 않고 열린 마음으로 받아들이면 심신이 치유되고 원기가 회복되는 기분이 든다. 수련을 하면서 감정은 지나가는 구름과 같아서 밀어낼 필요도 없고 붙잡을 필요도 없다는 것을 배웠다.

9/11 테러가 일어났던 날 오후의 일이 생생히 기억난다. 당시 내 여동생이 테러를 당한 뉴욕 쌍둥이 빌딩 근처에 살고 있었다. 그래서 사건 소식을 접했을 때 내 마음은 분노, 불안, 걱정, 불신으로 가득 찼다. 아침 내내 뉴스를 들으면서 크나큰 무력감과 심한 피로감을 느꼈고, 오후쯤 되자 정신이 멍하고 고갈된 기분이 들었다. 아무래도 방송에서 나오는 수많은 정보를 피해야 할 것 같았다. 그래서 햇빛이 드는 거실 한켠에 앉아 인요가 자세들을 하기 시작했다. 믿을 수 없는 사실 앞에서 너무나 큰 분노가 치밀었고, 눈물이 흘렀다. 하지만 수련을 계속할수록 치유의 힘이 생겨나는 것이 느껴졌다. 계속해서 변화하는 여러 가지 감정들을 느끼면서 수련에 몰두하는 것이 그 순간 내가 할 수 있는 최선의 행동으로 느껴졌.

그렇게 한 시간이 지나자 냉정을 되찾고 마음을 굳게 먹을 수 있었고, 그날 저녁 예정되어 있던 인요가와 마음 챙김 수업을 시작할 준비가 되었다. 그날 내가 수련을 통해 몸과 감정, 정신을 한데 모으지 못했다면 다른 사람들이 마음껏 슬퍼하고 감정을 소화할 수 있는 분위기를 만들어 주지 못했을 것이다.

중국 전통 의학에서 감정은 단순히 기의 표현이며, 좋은 것, 나쁜 것으로 판단하지 않는다. 어떤 감정이 나타나느냐보다 감정들이 막힘없이 흐를 수 있는지, 막혀 있거나 억압받고 있지는 않은지가 중요하다. 마음을 어지럽히는 감정이 너무 오래 지속되면 신체 기관과 경락의 건강이 나빠진다. 그리고 특정 감정들에 너무 치중하면 신체 기관과 경락 체계의 균형이 깨진다.

신장의 균형이 깨졌을 때 느껴지는 주된 감정은 두려움이다. 신장의 기의 불균형은 높은 곳, 물, 사람, 새로운 장소, 성생활, 죽음에 대한 두려움, 이용당하면 어쩌나 하는 두려움 등 온갖 종류의 두려움과 관련이 있다. 사물이나 사람에 집착하는 것도 두려움을 놓아 버리지 못해서이다. 이런 두려움은 모두가 느끼는 것이다. 자신을 위축시키는 두려움에 사로잡혀 있으면 신장의 기가 많은 부담을 느끼고, 신장의 기가 부족하면 더 쉽게 두려움을 느낀다.

반대로, 신장의 기가 균형이 잡혀 있으면 온화하고 열린 마음이 되고, 궁극적으로는 근본적인 지혜를 발휘할 수 있다. 그러나 여기서 분명히 알아 둬야 할 것은 모든 감정이 심장에서 비롯되고 여러 신체 기관으로 가서 그 기관들에 해를 입힐 수는 있지만 신체 기관이 감정을 일으키지는 않는다는 사실이다.

감정이 어떤 신체 기관에서 오는지를 판단하고자 한다면 대답은 늘 같을 것이다. 모든 감정은 심장에서 생겨난다. 《소문素問》중국 당나라 때 왕빙王氷이 쓴 동양에서 가장 오래된 의서의 제8장에는 이렇게 적혀 있다. '심장에는 군주의 집무실이 있다. 신명神明이 그곳에서 생겨난다.' '신명'을 의식이라고 생각한다면, 우리의 모든 감정은 의식 안에서 생겨난다고 할 수 있다. 심장과 심장의 의식이 정상적으로 기능하는 한 감정은 잘 다스려지는 나라처럼 평화롭게 유지될 것이다.

– 장용핑 Yongping Jiang, 의학박사, 노스웨스턴 보건대학교 교수

에너지적으로 편안한 상태라면 인요가가 편안한 상태를 유지하고 강화하는 데 도움이 된다. 그렇지 못할 때는 자세를 오랫동안 유지하는 인요가를 하면 자신이 어떤 감정 반응을 보이는지 이해할 수 있고 그 감정을 살펴볼 수 있다. 강한 감정에 대해 일어나는 저항감을 누그러뜨리고, 내면에서 일어나는 것을 피하기보다는 바라볼 수 있다는 것을 알게 된다. 이런 고전적인 마음챙김 방법은 감정을 강제로 드러내 보이지 않고 감정의 움직임을 관찰함으로써 감정의 파괴적인 면을 중화시켜 준다.

예를 들어, 후굴 자세를 유지하다 보면 시간이 가면서 불안감이 느껴지고 요추에서 압박감이 느껴질 수 있다. 그럴 때 허리의 감각을 가만히 느끼면서 두려운 기분이 우리 안으로 지나가게 놔두면 정신적인 속박 없이 내면의 삶이 있는 그대로 존재할 수 있는 공간을 내어 주는 것이다. 결과적으로 신기한 일이 벌어진다. 처음의 두려움에 가깝던 감정이 여유가 있는 감정으로 바뀐다.

이런 유리한 조건에서 감정의 구조를 확실하게 살펴볼 수 있다. 자신의 행동 패턴을 볼 수 있는 감각을 발달시키면 내부에서 발생하는 전체 메커니즘을 관찰할 수 있다. 두려움은 변하지 않는 것이 아니다. 두려움은 일어났다 사라지는 여러 가지 감정들에 의해, 수많은 내면의 대화에 의해 생기고 변화하고 사라진다. 각 자세를 하는 동안 그런 감정의 덩어리들을 조심스럽게 꿰뚫어 볼 수 있다. 그 5분 동안 따로 할 일이 있는 것이 아니기 때문에 내면으로 관심을 돌려서 감정들이 자신의 내면을 돌아다닐 수 있게 한다.

자신이 스스로에게 들려주는 이야기에 의문을 품고 세심하게 관찰하면, 두려움에 가려져 있던 직관과 통찰이 스며 들어올 기회가 생긴다. 긴장을 푼 상태로 자세를 유지하고 있노라면, 불교 신자인 정신과 의사 마크 엡스타인 Mark Epstein이 '감정이 머물게 하는 환경'이라고 부른 상태를 내면에 만들게 된다. 다루기 힘든 10대 자녀를 포기하거나 적대시하지 않고 이해해 주는 부모처럼, 두려움이 머물 수 있는 공간을 마련하는 것이다. 우리를 괴롭게 하는 것은 감정 자체가 아니다. 감정을 방어하거나 부인하거나 겉으로 드러내는 습관과 그렇게 하고 싶은 강한 충동이다.

내면에서 감정이 일어나고 사라지는 것을 조용히 관찰하다 보면, 감정들을 이해하게 되고 감정들이 움직일 공간을 주게 된다. 결과적으로 감정을 높이 솟았다가 결국 가라앉는 파도처럼 느끼게 된다. 요가 수련을 시작할 때는 여러 가지 감정들의 불협화음을 느낄지라도, 자세를 유지하면서 감정을 억누르거나 반응하지 않은 채 그대로 바라보면 몸과 마음과 정신에 온전히 주의를 기울이며 살아가는 법을 배우게 된다. 인식은 감정의 성숙을 위한 가장 중요한 토대다.

정신적 특성

신장은 단기 기억력, 의지력, 건강한 야망과 관련이 있다. 신장의 에너지가 부족하면 맡은 일을 잘 해내지 못하고, 에너지가 약하고 성욕도 약하며, 계획을 이루겠다는 열정이 부족하다. 자신의 힘이 약하다는 느낌과, 내면이 단절되었다는 느낌을 받을 수 있다. 이미 에너지가 줄어든 상태이기 때문에 스스로 문제에서 벗어날 수 있다는 생각이 들지 않는다. 해결할 에너지도 없고, 생각도 혼란스

럽게 소용돌이친다. 미국 국립보건원의 연구 결과에 따르면, 부정적 생각을 바꾸려고 하지 않을 때 우리의 정신은 그 생각을 믿어 버리고 뇌는 그에 따라 반응한다. 그러면 몸과 마음이 서로에게 나쁜 영향을 미치는 악순환이 일어나 절망감과 괴로움을 느끼고 건강도 나빠진다.

이런 시기에 인요가 수련이 크게 도움이 될 수 있다. 인요가 자세를 하는 데는 에너지가 많이 들지 않기 때문이다. 편안하게 인요가 자세를 하면서 새로운 관점에서 정신을 들여다보면 자신의 반응 패턴이 내는 목소리를 알아듣게 되고, 예전처럼 그 목소리에 얽매이지 않게 된다. 생각이 오고 가는 것을 가만히 바라보고, 스스로에게 하는 이야기가 반드시 옳다는 생각을 놓아 버리는 방법을 배울 수 있다. 이렇게 자신의 내면의 소리를 잘 들을 수 있는 능력을 키우기 위해서는 바닥에 앉아 요가를 하며 몸과 마음이 느끼는 것에 깊이 주의를 기울이기만 하면 된다.

신장과 마찬가지로, 방광의 불균형은 행복을 방해하는 두 가지 심각한 장애를 가져온다. 즉, 삶에 잘 대처하지 못하게 되고, 변화를 두려워하게 된다. 신장과 방광이 우리의 몸과 마음에 미치는 영향은 뇌의 중심부 근처에 위치한 변연계와 관련이 있다. 변연계는 여러 가지 매우 중요한 기능을 수행한다. 수면 사이클과 식욕·성욕의 조절, 유대 형성의 촉진, 의욕의 조절, 정서 상태의 결정, 외적 경험이 정서적 상태로 통합되는 필터의 제공 등이 그것이다. 변연계는 구체적 사건들을 중요하다고 표시해 두고, 강한 감정을 느꼈던 기억을 쌓아 둔다. 변연계에 문제가 생기면 기분 변화가 무척 심해지고, 화를 잘 내고(이는 심장과 심장 경락의 기능과도 관련이 있다), 부정적인 생각을 하고, 우울증이 생기며, 계획을 세우지 못하고, 문제를 해결하지 못하며, 정리하거나 체계화하지 못한다(이것은 간 기의 기능과도 관련이 있다).

감정과 욕구를 관장하는 변연계는 긍정적인 감정이든 부정적인 감정이든 생존에 유리한 쪽을 택한다. 모든 감정적 경험들의 기억은 우리 마음의 정서적 바탕이 되므로 지속적으로 긍정적인 경험을 하면 낙천적인 사고방식을 갖게 된다. 학대를 당하거나 큰 사고를 겪는 등의 감정적 트라우마도 변연계에 저장되어 미래의 행복에 나쁜 영향을 미친다.

신경과학자들은 정서적으로 안정되려면 변연계가 과도하게 활동하지 않도록 해야 한다고 말한다. 변연계가 흥분하고 지나치게 활동하면 부정적인 감정이 생길 수 있다. 변연계가 흥분하면 중립적이거나 긍정적인 일을 부정적으로 해석하기 쉬워진다. 연구에 따르면 여성이 사춘기, 월경, 임신, 출산, 수유, 갱년기 등으로 호르몬 변화를 느낄 때 변연계의 활동이 더 활발해지는 것으로 나타났다. 변연계가 과도하게 활동하는 시기에는 우울감, 불안감을 느낄 수 있다.

명상을 하고, 근육의 긴장을 풀고 내면을 관찰하는 인요가 수련을 하면 정서적으로 불안한 시기에 중추신경계와 변연계를 진정시킬 수 있다. 신장과 방광의 경락을 자극하는 자세를 통해 화학적 균형 상태와 태도의 균형 상태를 되찾을 수 있다. 요가 수련은 긍정적인 감정을 만들어 변연계에 저장할 수 있는 시간이고, 우리가 맞닥뜨리는 어려운 감정과의 투쟁을 내려놓을 수 있는 시간이다. 이런 여유는 내면의 긴장을 완화시키고 감정에 적절히 대응하는 능력을 키워 준다.

7장에서는 신장의 기와 건강을 증진시켜 주는 자세들을 소개할 것이다. 수련을 하다 보면 너무 힘들어서 지칠 수도 있다. 자신이 지닌 자연적인 한계를 잘 알고 존중하기 바란다. 너무 욕심 부릴 필요는 없다. 인요가 수련은 줄어든 기를 보충하는 시간이다. 무리하거나, 서두르거나, 자신과 싸울 필요는 없다. 에너지를 되찾게 해주는 것은 바로 편안하게 긴장을 풀고 자신에게 관심을 기울이는 태도다.

인요가와 임신

예전에는 임신한 여성은 약하다고 생각해 의사나 남편들은 운동이나 힘쓰는 일을 못하게 했다. 지금은 임신한 여성들도 평상시처럼 여성들이 할 수 있는 거의 모든 일을 할 수 있다는 것이 잘 알려져 있다. 다른 여성들보다 더 많은 것을 할 수 있는 경우도 있다. 최근 임신한 여성들에게 요가를 권장하고 있는데, 요가가 분만의 신체적, 정서적 어려움을 덜어 주고, 엄마가 되면서 일어나는 많은 변화 속에서 느끼는 행복감을 증가시켜 주기 때문이다.

임신부도 스트레칭을 조심스럽게 하기만 하면 얼마든지 인요가를 할 수 있다. 임신을 하면 엘라스틴 탄력소과 릴랙신 출산을 촉진시키는 호르몬이 증가하기 때문에 관절이 더 유연하게 움직인다. 그래서 스트레칭을 심하게 했는데도 불편을 못 느껴 관절을 다칠 위험마저 있다. 우리는 늘 자기 몸의 피드백에 귀를 기울여야 하는데, 임신 중에는 피드백이 다르게 느껴질 수 있다. 다른 모든 신체 활동과 마찬가지로 임신한 여성은 인요가를 비롯한 운동을 시작하기 전에 의사와 상담을 해야 한다.

임신 중에 인요가를 하면 여러 가지 좋은 점이 있다. 그중 하나가 인요가 자세들이 조직을 자극해 줘 몸 전체 시스템에서 체액이 잘 움직이게 된다. 그 결과 몸의 변화도 더 편하게 느껴진다. 임신 중에 인요가를 함으로써 생기는 또 다른 이점은 경락을 자극해서 장기들이 건강해진다는 점이다. 인요가 수련은 침을 맞는 것과 유사한 효과를 주는데, 임신과 수유 중 호르몬 변화로 인해 불안정해진 에너지와 감정이 균형을 되찾는 데 도움이 된다.

마지막으로 임신 중에 인요가를 해야 하는 가장 중요한 이유는 인요가의 명상적인 요소 때문이다. 임신 중에는 호르몬의 영향으로 감정의 기복이 심해지는데, 그럴 때 마음챙김 명상이 큰 도움이 된다. 마음에 긴장과 경직이 지속되면 태아에게도 직접적인 영향을 주므로 임신 중의 힘든 환경에서도 평정심을 유지해야 한다. 임신 중에 나타나는 호르몬의 반응을 막을 수는 없지만, 수련을 통해 힘든 감정을 의식적으로 이해하고 공감함으로써 반응을 완화할 수 있다. 마음챙김 명상을 하면 짜증이 나거나 기분이 상했을 때 화를 내고 싶은 충동을 누르는 법을 터득할 수 있다.

나는 요가와 명상 수련을 할 수 있었던 것이 무척 고맙다. 임신을 하고 엄마가 되어 아이를 키우는 동안 큰 도움이 되었기 때문이다.

7
신장과 방광의 건강을 위한 인요가

신장 경락은 양쪽 새끼발가락에서 시작해 발바닥의 아치를 지나 무릎과 다리 안쪽, 꼬리뼈 근처를 지나며 몸통으로 들어간다. 하부 척추의 세로 인대를 따라 위쪽으로 올라가면서 체내에서 방광과 신장을 연결한다. 거기서부터 몸의 외부로는 복부와 흉부 위로 지나가고, 내부로는 간, 횡격막, 폐를 지나간다. 그리고 목구멍을 지나 혀뿌리에서 끝이 난다. 아래 사진에서 실선은 몸의 표면 가까이로 지나가는 경락이고, 점선은 안쪽으로 지나가는 경락이다.

방광 경락은 눈 안쪽에서 시작되어 이마로 올라간 후 정수리를 가로질러 뇌로 들어간다. 그다음 척추를 따라 수직으로 몸 뒤쪽을 따라 내려간다. 요추에서 몸 안쪽으로 가지가 하나 뻗어서 신장과 방광과 연결된다. 표면 쪽으로 뻗은 가지들은 다리 뒤쪽을 따라 내려가서 새끼발가락에서 끝이 난다.

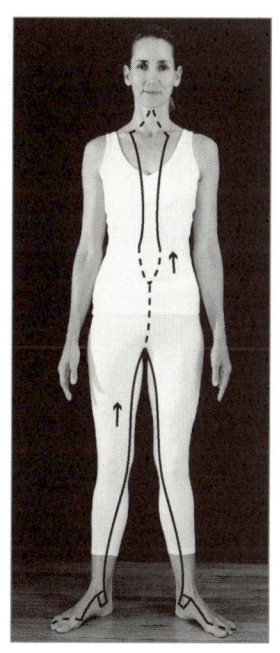
신장 경락

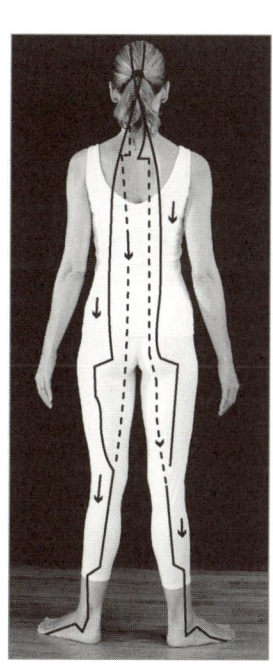
방광 경락

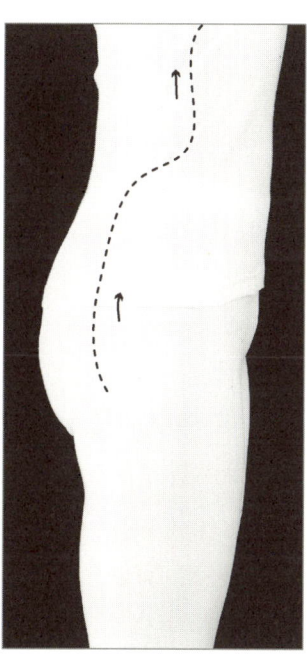
신장 경락을 옆에서 본 모습

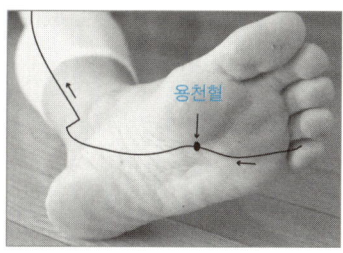
신장 경락의 첫 번째 경혈인 용천혈(湧泉穴)

※ 경락은 경맥(經脈)과 낙맥(絡脈)을 아울러 이르는 말로, 경맥은 기혈이 순환하는 주요 통로이고, 낙맥은 경맥에서 갈라져 나와 전신으로 퍼진 가지다. 이 책의 도해에서는 큰 줄기인 경맥만을 표시한다.

신장과 방광을 강화하는 인요가 쇼트 프로그램

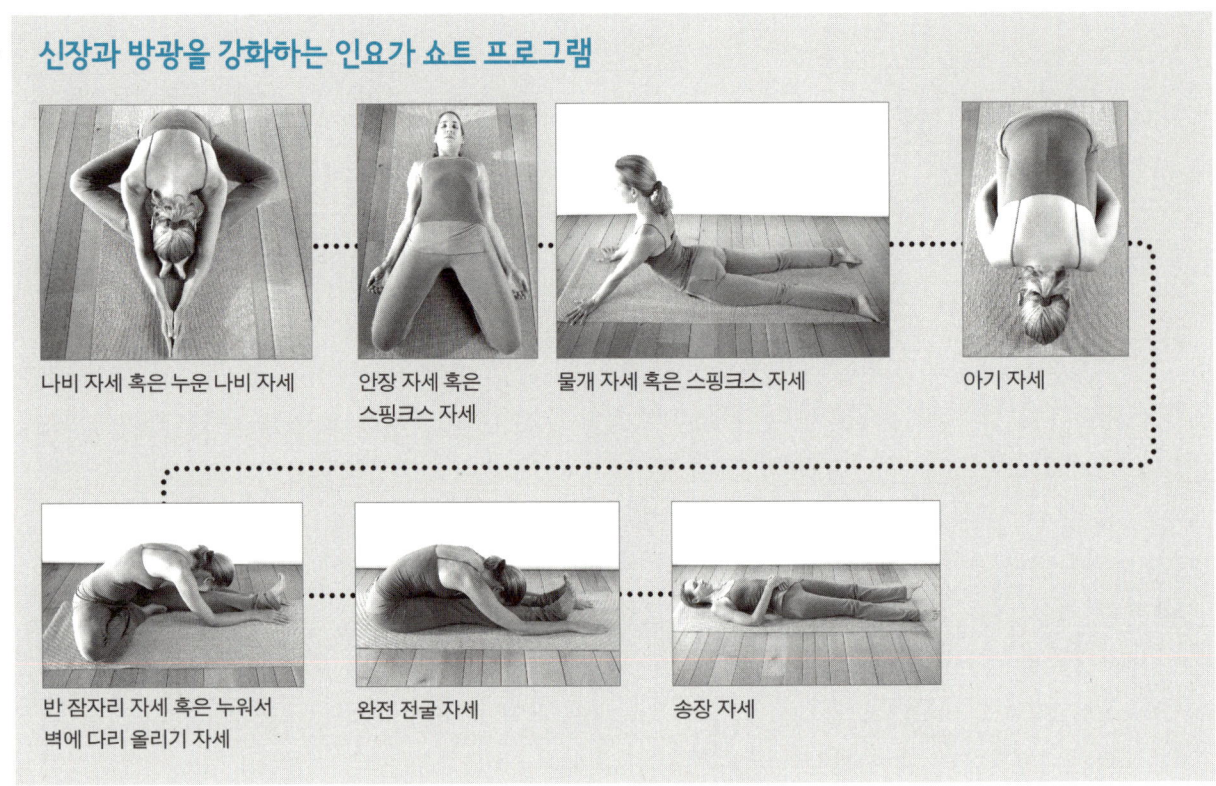

나비 자세 혹은 누운 나비 자세 · 안장 자세 혹은 스핑크스 자세 · 물개 자세 혹은 스핑크스 자세 · 아기 자세

반 잠자리 자세 혹은 누워서 벽에 다리 올리기 자세 · 완전 전굴 자세 · 송장 자세

나비 자세 밧다 코나아사나, Baddha Konasana

이 자세는 다리 안쪽을 따라 몸통으로 올라가는 신장 경락을 자극한다 사진 7.1 참고.

양쪽 좌골 궁둥뼈에 동일한 무게를 실어 바닥에 앉고 쿠션이나 담요를 접어서 그 위에 앉으면 좀 더 쉽게 할 수 있다 척추를 똑바로 세운 다음 양쪽 다리를 펴서 벌린다. 무릎을 접어 두 발의 발바닥을 마주한 다음 두 손은 발목에 댄다. 양발을 앞으로 내밀어서 다리가 마름모꼴이 되게 한다. 양쪽 무릎을 나비의 날개처럼 양옆으로 내려놓고 몸무게를 좌골의 앞쪽으로 이동한다. 허리 디스크나 좌골 신경통이 있거나, 과거에 천골과 장골 엉덩뼈 부위를 삔 적이 있다면, 이 자세보다는 다음에 소개할 변형된 나비 자세나 누운 나비 자세가 편할 것이다.

무릎이나 엉덩이가 약하거나 다친 상태라면, 허벅지 밑에 쿠션을 받친다. 두 손을 발목에 대고 앞으로 몸을 굽히는데, 엉덩이 바깥쪽, 사타구니 안쪽, 허리 아래쪽이 적당히 당길 때까지 굽힌다. 앞으로 몸을 굽히면서 팔꿈치를 발 위에 내려놓고 팔을 앞으로 뻗어 양 손바닥을 마주

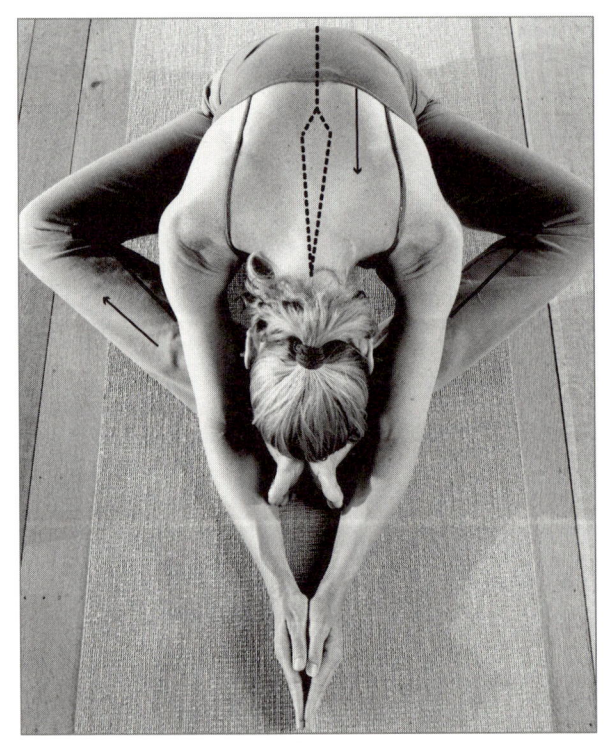

사진 7.1 나비 자세와 신장 경락

붙인다. 머리는 발의 오목한 부분에 올려놓는다. 혹은 양손의 주먹을 포개서 그 위에 머리를 올려놓거나 양손으로 컵 모양을 만들어서 올려놓아도 된다. 사진 7.2처럼 베개나 쿠션 위에 머리를 내려놓아도 된다.

자세를 할 때는 인요가 수련의 세 가지 원칙을 기억해야 한다. 첫째, 자신에게 적당한 정도까지만 한다. 자극이 너무 심해서 참기 힘들거나 두려움이 느껴질 정도까지 가면 안 된다. 둘째, 움직이거나 근육을 쓰지 말고 스트레칭한 상태로 있으면서 그 경험에 몸을 맡긴다. 셋째, 자세를 한동안 유지한다. 3~5분 정도 유지하는 게 적당하지만, 자신에게는 1분이 적당하다면 처음에는 그렇게 한다. 그리고 한 달 정도 지나면 2분 정도로 늘린다.

자세를 끝낼 때는 척추를 천천히 일으켜 세우면서 숨을 들이쉰다. 천천히 다리를 앞으로 뻗고 손으로 바닥을 짚고 몸을 뒤로 기댄다. 몇 분씩 유지하던 자세를 끝내면 이런 중립 자세로 몇 분간 있으면서 방금 자극했던 부위를 몸이 자연스럽게 강화해 줄 수 있도록 한다.

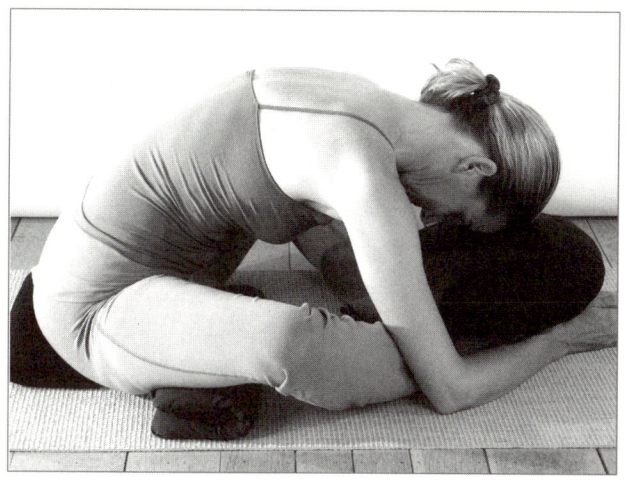

사진 7.2 나비 자세 변형 1

누운 나비 자세 숩타 밧다 코나아사나, Supta Baddha Konasana

나비 자세와 마찬가지로 발을 한데 모으고 무릎을 양옆으로 벌린다. 단, 몸을 앞으로 굽히는 대신 몸을 뒤로 보내서 팔꿈치를 바닥에 대거나 베개나 쿠션 위에 누운 다음 배 위에 두 손을 올려놓는다 사진 7.3 참고. 사타구니가 너무 당기거나 무릎이 아프면 허벅지 밑에 베개나 쿠션 등을 받쳐서 지지해도 된다.

안장 자세

이 자세는 신장뿐 아니라 천골과 요추 허리뼈 부위를 지나가고 요추를 따라 있는 세로 인대를 지나가는 신장과 신장 경락을 자극한다 사진 7.4 참고.

우선 무릎을 꿇고 앉아서 무릎을 살짝 벌린다. 손으로 바닥을 짚고 몸을 뒤로 젖힌다. 무릎에 너무 무리가 가면 대신 스핑크스 자세 55쪽 참고를 한다. 뒤로 몸을 젖힐 때 천골이 요추 쪽으로 향하게 해서 허리가 아치를 그리게

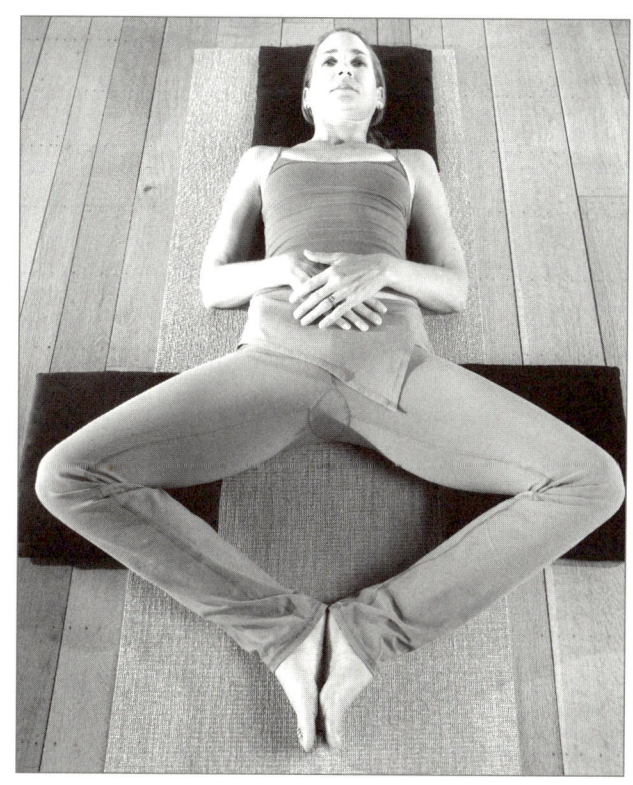

사진 7.3 누운 나비 자세

한다. 대퇴사두근 넙다리네갈래근에 심하게 무리가 가지 않는다면 팔꿈치나 등 윗부분으로 바닥을 지지한다. 받침대를 대고 누워도 되지만, 받침대는 어깨 밑에 대고 허리에는 아무것도 받치지 않는 것을 권한다 사진 7.5 참고. 디스크가 있거나 허리 쪽을 다쳤다면 받침대를 천골에서부터

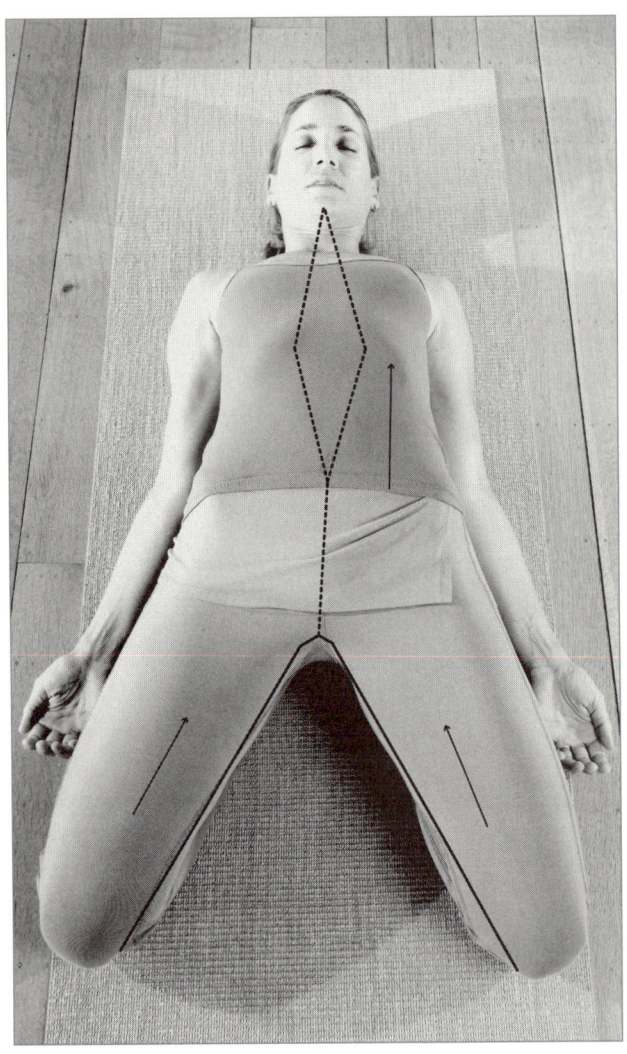

사진 7.4 안장 자세와 신장 경락

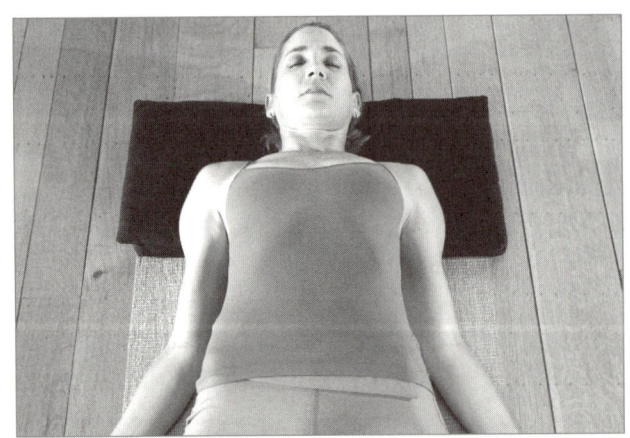

사진 7.5 안장 자세 변형 1

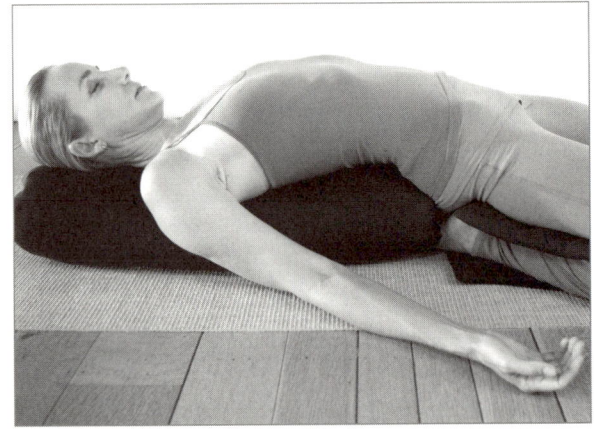

사진 7.6 안장 자세 변형 2

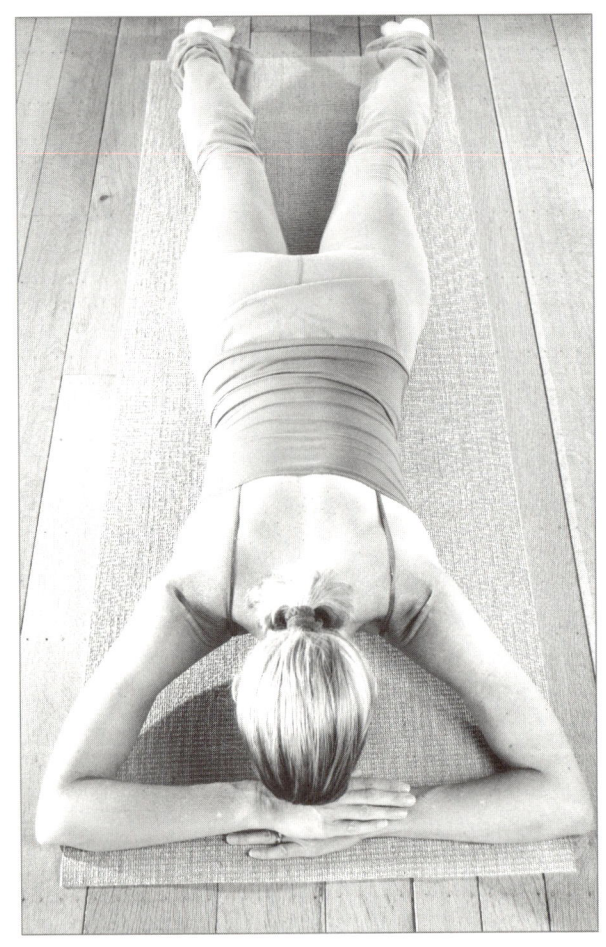

사진 7.7 엎드려 쉬는 자세

세로로 받쳐서 척추 전체를 지지한다 사진 7.6 참고. 무릎의 접히는 부분에 담요를 말아 넣어 무릎이 덜 굽혀지게 할 수도 있다. 발목이 아프면 발목과 바닥 사이에 쿠션을 놓는다 사진 7.6 참고.

안장 자세는 힘들지만 무릎을 조금은 굽힐 수 있다면 다리 한쪽씩 용 자세 91쪽 참고를 한 다음 반 안장 자세 93쪽 참고를 하고, 그 후에 안장 자세를 시도한다.

무릎을 편하게 벌린다. 굳이 무릎을 붙이려고 하지 않아도 된다. 무릎을 붙이려다 보면 무릎과 천골에 무리가 올 수 있다. 머리를 바닥에 대거나 쿠션을 받치지 않아도 경추목뼈에 무리가 느껴지지 않는다면 머리를 계속, 혹은 잠깐이라도 뒤로 편하게 젖혀 놓는다. 목이 약하다면 턱을 가슴 쪽으로 당기고 머리를 척추와 평행하게 한다.

이 자세를 3~5분 정도 유지한다. 자세를 풀 때는 팔꿈치를 놓았던 자리 옆을 두 손으로 짚는다. 숨을 들이쉬면서 복근을 이용해 뒤로 몸을 젖힐 때와 마찬가지 방법으로 일어선다. 이렇게 하는 것이 다리를 먼저 빼는 것보다 더 안전하다. 등 근육에 힘을 주지 않고 몇 분 동안 그냥 놔두었기 때문에, 일어설 때는 등에 힘을 주지 않고 복근을 이용해야 한다. 다음 자세를 하기 전에 엎드려서 다리를 뺄고 잠시 쉰다 사진 7.7 참고.

스핑크스 자세

이 자세는 엉치뼈와 허리 쪽을 통과하고 요추를 따라 세로 인대를 지나가는 신장과 신장 경락을 자극해 준다 사진 7.8 참고.

배를 깔고 엎드린다. 팔꿈치를 어깨 너비 정도로 벌리고 어깨선에서 3센티미터 정도 앞에 놓는다 팔꿈치를 너무 몸통 쪽에 놓으면 어깨가 힘들 것이다. 손바닥을 앞에서 마주 대거나, 팔짱을 껴서 손을 팔꿈치에 댄다. 어깨에 몸을 기대지 말고 몸을 똑바로 세운다. 그러면 등이 부드러운 아치를 그리면서 척추의 앞쪽이 길게 늘어나고 뒤쪽에 부드러운 압박감이 느껴질 것이다. 통증이 느껴지지 않으면 엉덩이와 다리는 편하게 두면 된다. 통증이 느껴진다면 팔꿈치를 앞으로 더 보내서 갈비뼈가 체중의 일부를 지탱하게 하고 허벅지 안쪽 근육도 이용한다 사진 7.9 참고. 이렇게 하면 무리하지 않으면서 등이 부드러운 아치를 그릴 수 있을 것이다.

이런 수동적인 후굴 자세는 신장의 기를 자극하고 에너지 공급을 활발하게 해주므로 배와 내장 기관들은 바닥에 편하게 내려놓고 엉덩이와 다리의 긴장도 푼다. 하지만 등에 민감한 자극이 느껴진다면, 엉덩이 바깥쪽과 다리 안쪽의 근육을 수축, 이완시켜서 척추 인대에서 느껴지는 강한 감각을 줄인다. 이 후굴 자세의 강도를 좀 더

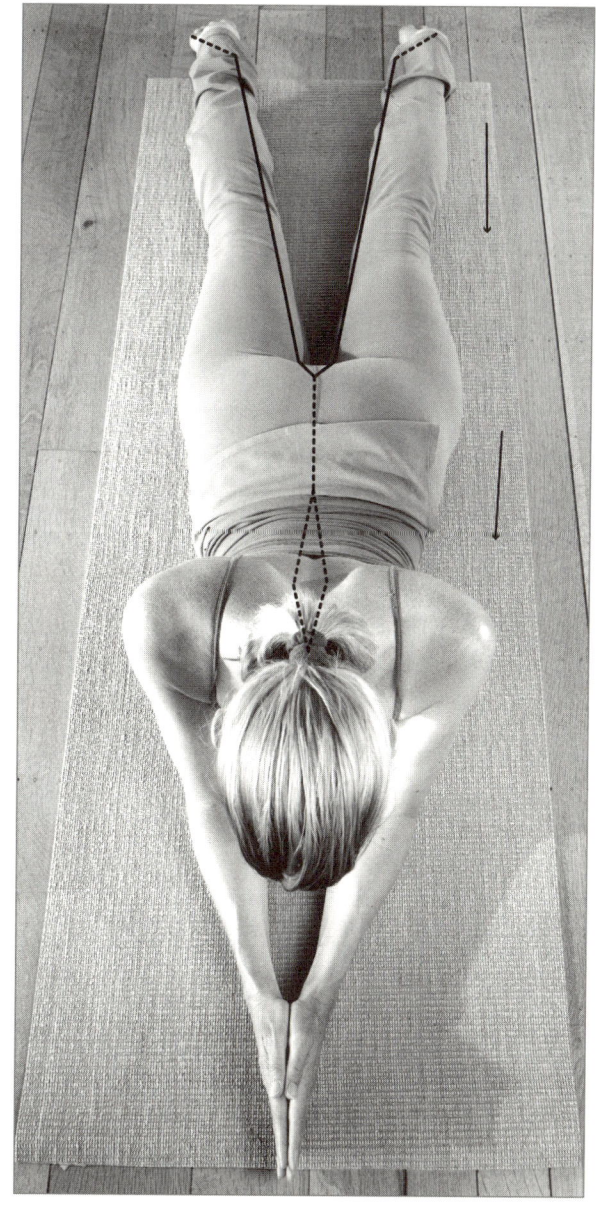

사진 7.8 스핑크스 자세

높이고 싶다면 팔꿈치 밑에 쿠션을 댄다 사진 7.10 참고.

이 자세를 3~5분 정도 유지한 후 숨을 내쉬면서 팔꿈치를 천천히 양옆으로 내밀고 상체를 바닥으로 낮춘다. 1분 정도 엎드려 있다가 손을 가슴 밑에 대고 숨을 들이쉬면서 상체를 천천히 바닥에서 들어 올린다. 숨을 내쉬면서 무릎을 굽혀 아기 자세를 준비한다 사진 7.11 참고.

아기 자세 아도 무카 비라아사나, Adho Mukha Virasana

등을 펴고 무릎을 꿇고 발을 붙인 후 앉는다. 팔은 양옆에 놓는다. 엉덩이를 뒤로 좀 빼서 발 위에 놓고, 무릎을 살짝 벌리고, 머리를 바닥으로 편히 내려놓는다. 손은 양옆에 편안하게 놓거나 포개어 베개처럼 이마 밑을 받친다. 1~2분 정도 자세를 유지한다.

물개 자세

물개 자세는 스핑크스 자세와 비슷하지만 허리에 더 압박을 가하기 때문에 적합하지 않은 사람들도 있다. 이 자세가 너무 어려우면 대신 스핑크스 자세를 한다. 물개 자세는 허리를 지나가고 요추를 따라 세로 인대를 지나가는 신장 경락을 자극한다 사진 7.12 참고.

우선 배를 깔고 엎드려 두 손을 앞으로 뻗는다. 숨을 들이쉬면서 등 근육을 이용해 손을 어깨에서 15센티미터 정도 떨어진 지점까지 가져오고 팔은 똑바로 세운다 주의:

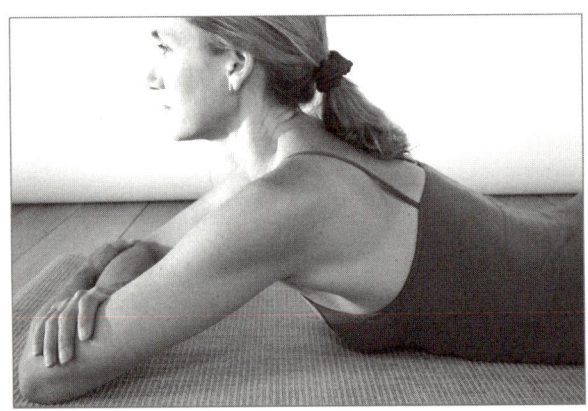

사진 7.9 스핑크스 자세 변형 1

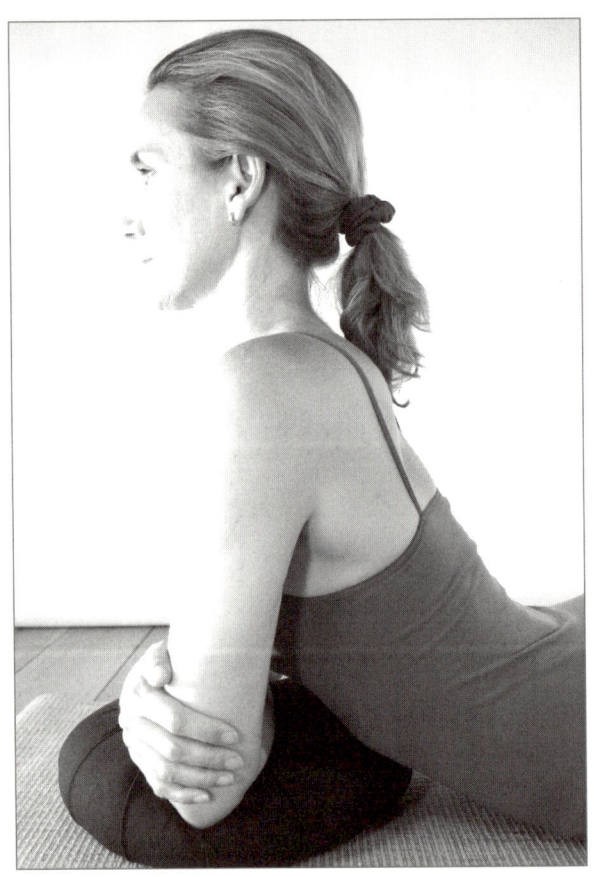

사진 7.10 스핑크스 자세 변형 2

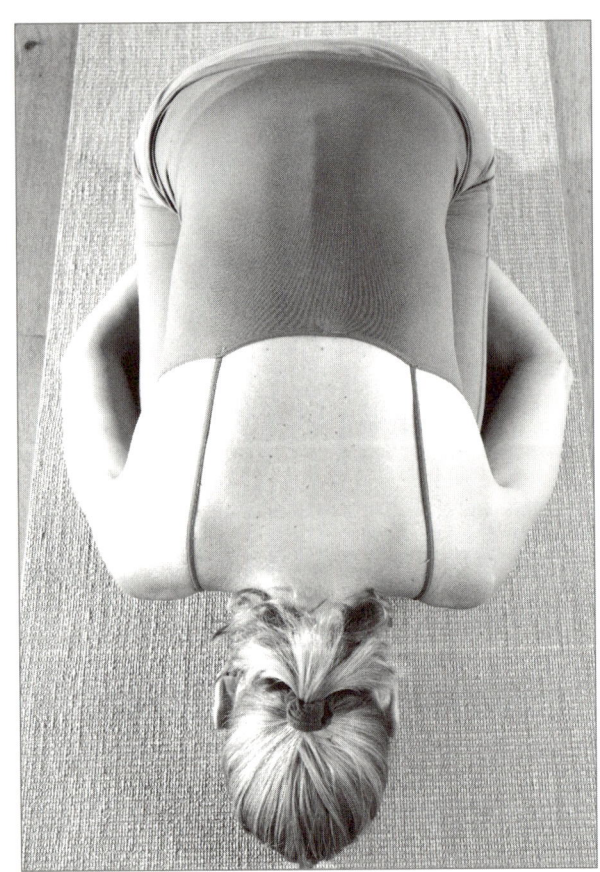

사진 7.11 아기 자세

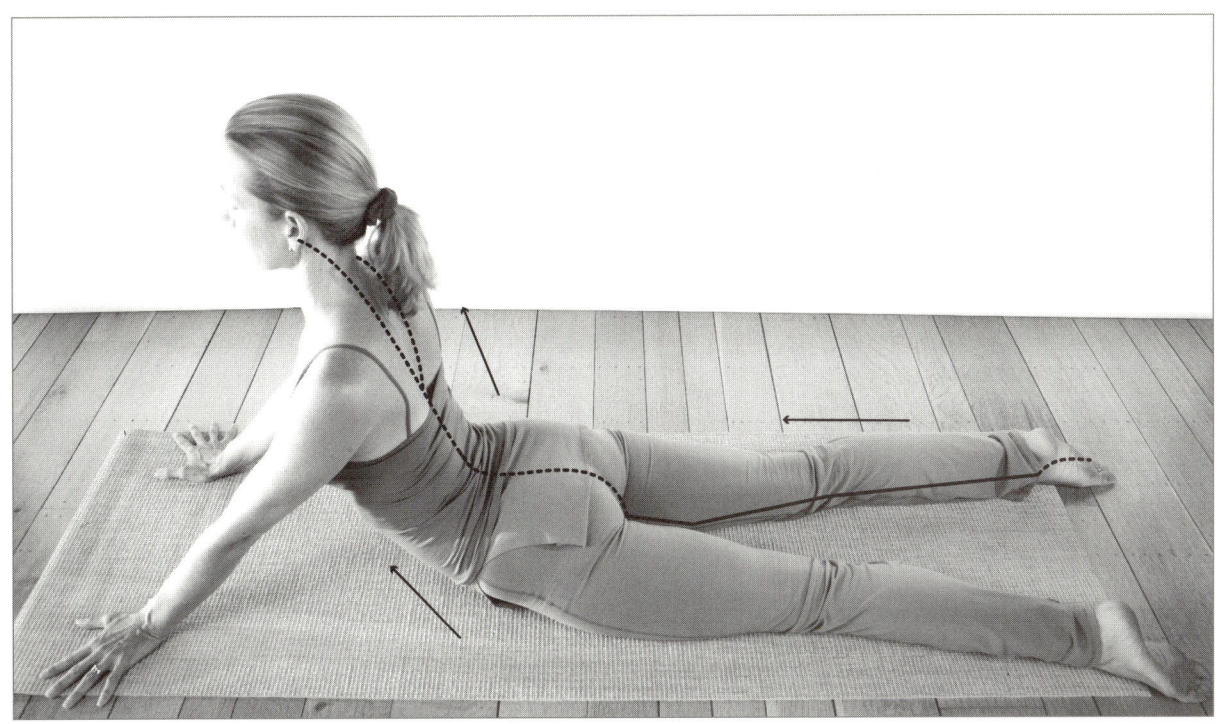

사진 7.12 물개 자세와 신장 경락

이 자세에서는 팔을 기둥처럼 이용하지만, 팔꿈치의 신전이 과한 사람이라면 팔꿈치를 약간 구부려서 팔꿈치에 무리가 가지 않도록 한다. 손을 지느러미가 있는 물개의 발처럼 바깥쪽으로 살짝 벌려 놓는다. 한쪽 손목에 무리가 가지 않도록 양쪽 손에 힘을 동일하게 분배한다.

이렇게 하면 척추가 뒤로 크게 접히는데, 이 자세는 허리 부분을 자극하는 것이 목표다. 머리는 똑바로 들고 척추와 일직선이 되게 해서 목을 편안하게 한다. 주의: 이 자세를 하면서 머리를 뒤로 젖히는 사람들도 있다. 그렇게 하면 경추가 자극되지만, 너무 오래 하면 목을 다칠 우려가 있다.

스핑크스 자세와 마찬가지로, 이 자세를 할 때는 엉덩이와 다리 근육은 편하게 긴장을 풀거나, 수축과 이완을 반복해도 된다. 이 자세를 하면서 허리 조직이 더 건강해지고 근육에 무리가 가지 않을 정도가 되려면 몇 달 동안 꾸준히 수련해야 한다. 인내심을 갖고 노력하되, 숨을 쉬기 힘들 정도이거나 압박감이 너무 심하면 참지 말고 자세를 멈춰야 한다.

인요가 자세는 너무 무리하지만 않으면 임신 중에도

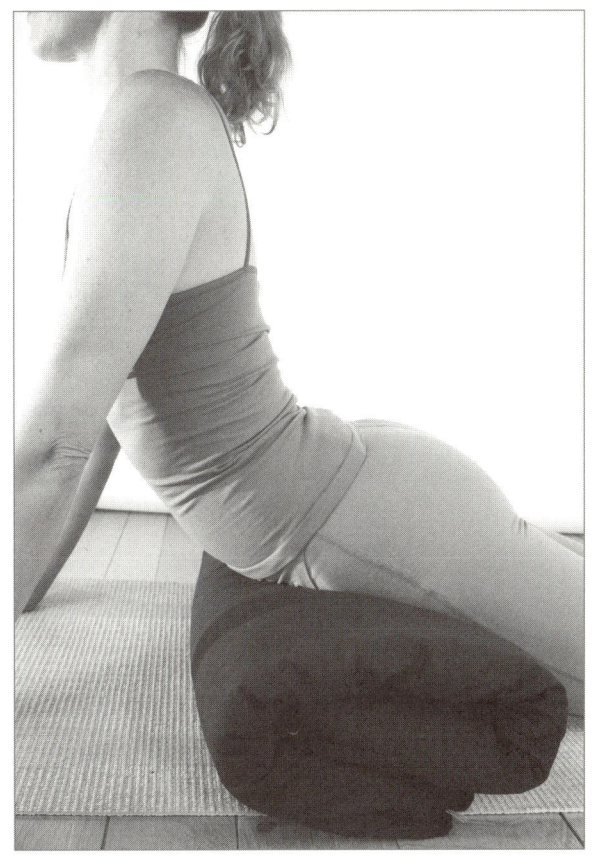

사진 7.13 물개 자세 변형 1

7 신장과 방광의 건강을 위한 인요가 57

매우 도움이 된다. 임신 중에는 관절의 탄력이 증가하기 때문이다. 임신 중이거나, 허리의 압박감은 약간 풀어 주면서 이 후굴 자세를 하고 싶으면 담요를 접어서 치골두덩뼈 밑에 받치면 좋다 사진 9.7. 참고.

너무 힘들지 않다면 3~5분간 유지한다. 힘들다면 물개자세를 1~2분 정도 하고 나서 스핑크스 자세를 몇 분 더 한다.

자세를 끝내면 숨을 내쉬면서 팔꿈치를 굽혀서 몸을 천천히 낮춘다. 가만히 엎드려 쉬면서 척추 전체로 숨을 들이쉬고 내쉰다. 감각의 변화를 느껴 본다. 시원해지거나 원기가 회복되는 느낌, 혹은 편안하게 진정되는 기분이 들 것이다. 그런 기분을 충분히 느낀 다음 천천히 아기 자세로 넘어간다.

반 잠자리 자세

이 자세는 등 뒤쪽과 다리 뒤쪽을 따라 내려가는 방광과 방광 경락을 자극한다 사진 7.14 참고.

허리를 세우고 똑바로 앉아서 오른발을 골반 쪽으로 가져간다. 오른쪽 엉덩이와 무릎은 최대한 오른쪽으로 가져가고, 몸통부터 얼굴까지는 왼쪽 다리 쪽으로 돌린다. 숨을 들이쉬고, 내쉬면서 상체를 앞으로 숙인다. 허벅지 뒤쪽 근육이나 허리 근육이 당길 경우 나비 자세를 할 때처럼 좌골 밑에 쿠션을 받쳐도 된다.

많은 사람들이 이 자세를 할 때 등을 둥글게 말아도 되는지 궁금해한다. 척추를 휘게 하면 조직이 더 세게 당겨지기 때문에 척추의 인대에 실제로 더 큰 자극을 줄 수 있다. 하지만 역효과를 낳는 두 가지 예외적 경우가 있다. 하나는 가슴이 접힐 정도까지 상체를 접는 경우다. 그러면 횡격막 주변 공간이 눌려서 호흡이 불편해질 수 있다. 몸을 앞으로 굽혀서 척추를 둥글게 하되 횡격막 주변의 공간을 확보해야 한다. 몸을 앞으로 굽히는 것이 역효과를 낳는 또 다른 경우는 척추 후만증이어서 흉추가 과도하게 휘어 있는 경우다. 그런 경우라면 전굴 자세를 오랫동안 하는 것은 피하는 게 좋고, 그 대신 다음에 소개할 '누워서 다리를 벽에 올리는 자세'를 하는 것이 좋다.

상체를 왼쪽 다리 위로 숙인 상태로 손으로 바닥을 짚고 앞으로 밀어서 손이 발 좌우에 놓이도록 한다. 더 이상 몸을 굽힐 수 없다고 느껴지면, 무리하게 몸을 더 굽히거나 다리 근육을 너무 세게 당기지 말고 자세를 유지한다. 무릎에 문제가 있다면 대퇴사두근에 힘을 주고 등 근육

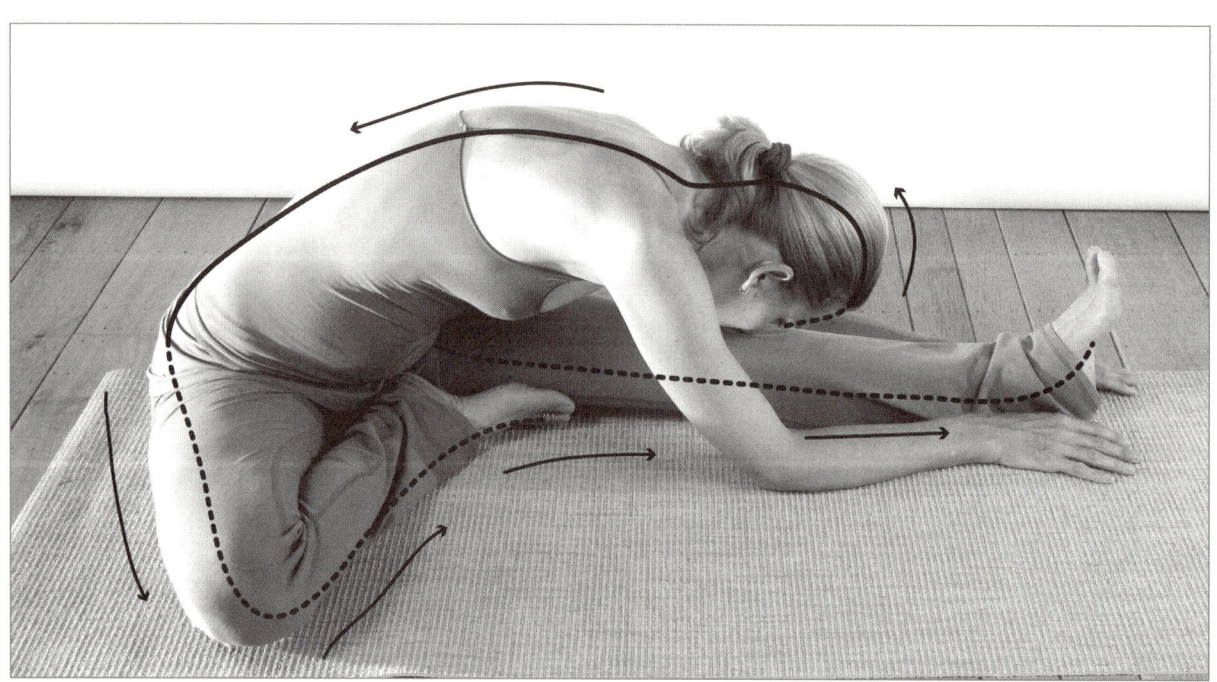

사진 7.14 반 잠자리 자세와 방광 경락

을 이용해서 자연스럽게 앞으로 굽히도록 한다. 오른쪽 굽힌쪽 무릎이 바닥에 닿지 않거나 뭔가 불편하다면 그 밑에 쿠션을 받친다 사진 7.15 참고.

좌골 신경통이 있거나 허벅지 뒤쪽이 당긴다면 왼쪽 뻗은쪽 무릎 밑에 쿠션을 받쳐서 다리가 너무 심하게 늘어나지 않도록 한다. 또는 허벅지 뒤쪽 근육이 심하게 당기면 왼쪽 무릎을 굽혀서 그 밑에 쿠션을 받치고, 몸을 앞으로 굽히기 전에 발바닥을 바닥에 댄다 사진 7.16 참고.

팔꿈치로 무릎 양쪽의 바닥을 짚고 손바닥으로 턱을 받쳐서 머리를 지지할 수도 있다 사진 7.15 참고. 두 손을 포개서 이마를 받치거나 이마 밑에 쿠션을 받칠 수도 있다 사진 7.17 참고. 허벅지 뒤쪽이 너무 당기면 앞으로 뻗은 무릎 밑에 뭔가를 받치면 도움이 된다 사진 7.17 참고.

경추가 건강하다면 머리를 뭔가로 받치지 않고 그냥 자연스럽게 두어도 된다. 목을 다친 적이 있거나 목의 굴곡이 약하거나 반대쪽으로 휘어 있다면, 위에서 설명한 방법 중 하나로 머리를 받치는 것이 안전하다.

자세를 3~5분 정도 유지한다. 그러고 나서 숨을 들이쉬며 천천히 척추 마디를 하나씩 접는 느낌으로 몸을 일으킨다. 양 다리를 앞으로 펴고 두 손으로 바닥을 짚고 몸을 뒤로 기댄 채 잠깐 동안 왼쪽 다리로 기가 지나가는 감각을 느껴 본다.

이 자세는 척추를 따라 등 양쪽을 지나 다리 뒤쪽으로 내려가는 방광 경락을 자극한다. 방광 경락에 주는 자극은 즉시 신장 경락에 영향을 미치고, 신장 경락에 주는 자극은 즉시 방광 경락에 영향을 미친다. 따라서 이 전굴 자세는 앞의 후굴 자세와 반대되는 자세일 뿐만 아니라 신장의 기를 더 좋게 만드는 보완적인 방법이다. 잠깐 쉬었다가 다리 방향을 바꿔서 왼쪽 다리를 접고 오른쪽 다리를 뻗은 채 반 잠자리 자세를 한다.

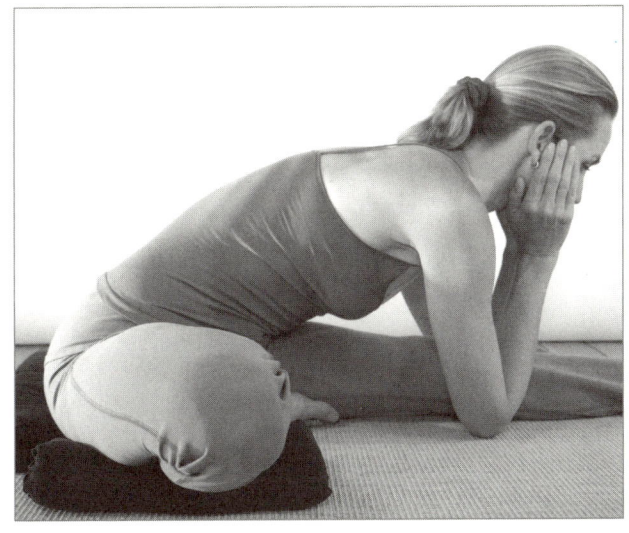

사진 7.15 반 잠자리 자세 변형 1

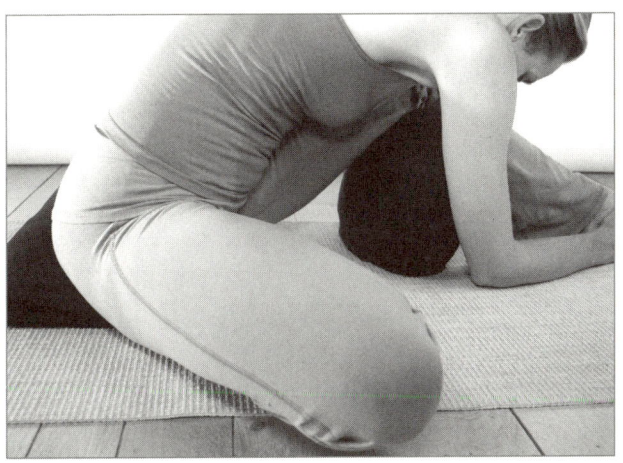

사진 7.16 반 잠자리 자세 변형 2

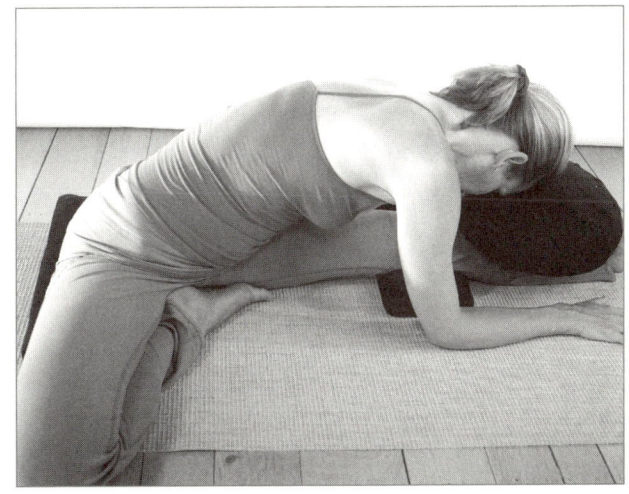

사진 7.17 반 잠자리 자세 변형 3

누워서 벽에 다리 올리기 자세 비파리타 카라니, Viparita Karani

몸의 오른쪽과 오른쪽 엉덩이를 벽에 대고 다리를 앞으로 쭉 뻗은 자세로 앉는다. 그 상태로 자리에 누워서 몸을 회전시켜 두 다리를 벽에 올린다. 그러면 누웠을 때 엉덩이가 벽에 딱 닿는다 사진 7.18 참고. 천골을 바닥에 닿게 하고 머리를 뒤로 젖혀서 턱과 이마의 높이가 거의 같게 한다. 턱이 이마보다 높은 것 같으면 담요를 접어서 머리 밑에 댄다. 다리가 쉽게 구부러지고 발이 벽에서 미끄러질 것 같으면 무릎 바로 위쪽의 허벅지를 끈으로 묶는다.

자세를 3~5분간 유지한다. 이 자세는 아래로 흐르기 마련인 기를 거꾸로 흐르게 해서 하반신 경락의 순환을 도와준다. 3~5분 후 무릎을 굽히고 발로 벽을 차서, 혹은 몸을 옆으로 돌려서 손으로 바닥을 짚고 일어선다.

완전 전굴 자세

이 자세는 등 뒤쪽과 다리 뒤쪽으로 지나가는 방광 경락을 자극한다 사진 7.19 참고.

모든 전굴 자세와 마찬가지로, 허벅지 뒤쪽이나 허리 아래쪽 근육이 너무 당기면 좌골 밑에 쿠션을 받친다. 쿠션 위에 좌골을 올려놓고 앉아서 엉덩이에서부터 몸을 앞으로 굽혀서 척추가 앞으로 구부러지게 한다 반 잠자리 자세에서 소개한 전굴 자세에서의 적절한 척추의 굴곡에 대한 주의 사항을 참고하자. 무릎과 머리를 받치는 방법은 이 자세에도 적용할 수 있다. 좌골신경통이 있거나, 이 자세를 할 때 엉덩이가 뒤로 빠진다면 허벅지 뒤쪽이 너무 당기거나 허리 아래쪽 근육이 당기는 것이 원인일 때가 많다. 이 자세를 하고 나서 척추에 통증이 있다면, 양쪽 무릎을 살짝 구부리고 발을 바닥에 내려놓는다. 이때, 담요 접은 것이나 쿠션 같은 것을 무릎 아래에 받쳐도 된다 사진 7.20 참고.

무릎을 구부리면 몸을 앞으로 구부리는 것이 훨씬 쉬울 것이다. 다리나 엉덩이도 덜 불편할 것이다. 과거에 허

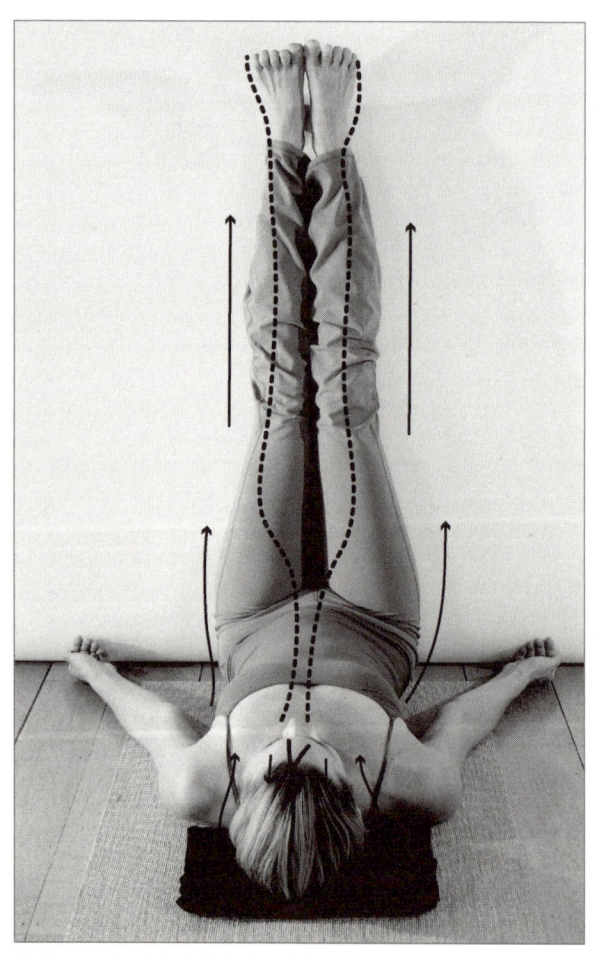

사진 7.18 누워서 벽에 다리 올리기 자세와 방광 경락

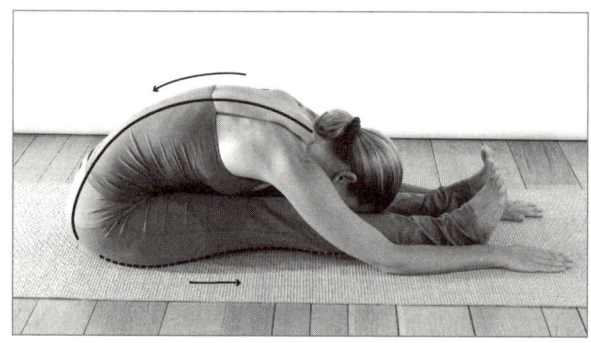

사진 7.19 완전 전굴 자세와 방광 경락

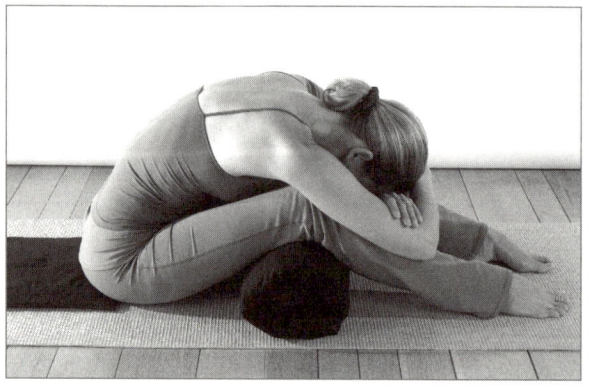

사진 7.20 완전 전굴 자세 변형 1

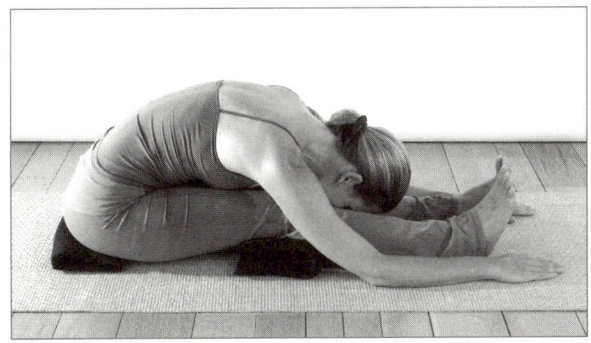

사진 7.21 완전 전굴 자세 변형 2

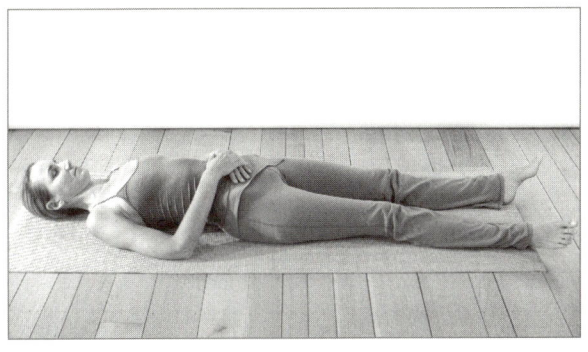

사진 7.23 송장 자세

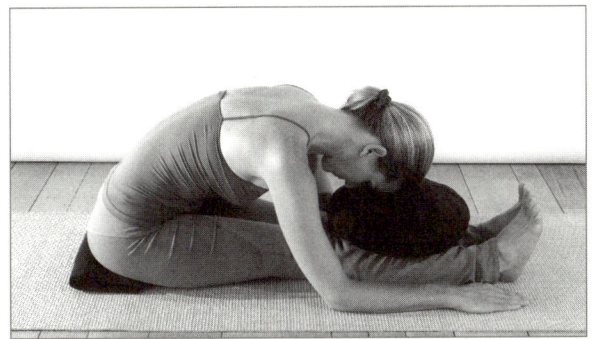

사진 7.22 완전 전굴 자세 변형 3

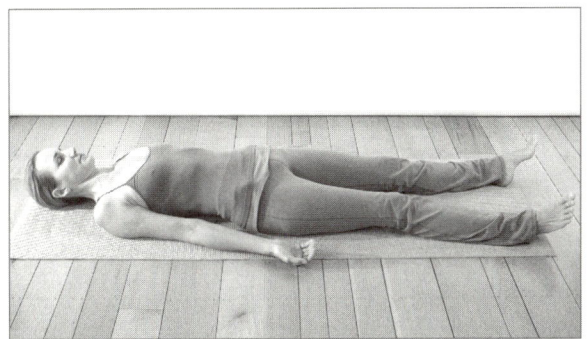

사진 7.24 송장 자세 변형 1

벅지 뒤쪽 근육에 쥐가 난 적이 있다면, 무릎 밑에 뭔가를 받치고 무릎을 살짝 구부리는 것이 좋다 사진 7.21 참고.

목을 지지해 줄 필요가 있다면, 다리 위에 쿠션을 놓고 그 위에 머리를 올려놓는다 사진 7.22 참고.

이 자세를 할 때 엉덩이뼈가 앞으로 구부려지지 않으면 이 자세는 생략해도 된다. 그 대신 누워서 벽에 다리 올리기 자세를 한다.

자세를 3~5분 정도 유지한다. 그러고 나서 숨을 들이쉬면서 척추 마디를 하나씩 접는 느낌으로 척추를 천천히 들어 올려 똑바로 앉는다. 그리고 손으로 바닥을 짚고 몸을 뒤로 기댄 채 잠시 쉬며 기가 엉덩이와 다리로 통하는 것을 잘 느껴 본다.

반 잠자리 자세에서 말했던 것처럼, 다리를 펴고 앞으로 몸을 굽히는 자세는 신장과 교차하는 방광 경락을 자극하여 방광을 진정시켜 주면서 동시에 원기를 회복시켜 준다. 편안하게 기운을 회복한 상태로 바닥에 눕는다.

송장 자세 사바아사나, Savasana

바닥에 등을 대고 누워서 견갑골(어깨뼈)과 귀가 서로 멀어지게 하고 양손을 배 위에 올려놓는다 사진 7.23 참고. 또는 팔을 몸 옆에 편하게 놓고 손바닥이 위로 가도록 한다 사진 7.24 참고.

고개를 좌우로 천천히 움직이며 머리 뒤쪽의 무게에 균형을 맞춘다. 다리를 엉덩이보다 넓게 벌려서 엉덩이와 다리, 발이 완전히 긴장을 풀 수 있도록 한다. 무거운 짐을 들고 다니다가 바닥에 막 내려놓았다고 상상하고 그 기분을 느껴 보자. 몸을 움직이지 말고 아무 생각도 하지 말자. 몸속에서 맥박이 뛰는 것을 느끼며 긴장을 풀고 쉰다. 맥박의 진동에 감각을 미세하게 맞추면 에너지의 감각이 발달된다. 지금까지의 자세들을 통해 프라나의 흐름이 원기를 되찾았기 때문에 송장 자세를 하고 있으면 정신이 자연스럽게 고요하고 평온해진다. 몸과 정신이 완전히 편안해지는 것을 온전히 느낀다. 고요히 깨어 있되 아무 생각도 하지 않으면 자연스럽게 깨어 있는 상태를 경험할 수 있을 것이다.

신장과 방광을 강화하는 인요가 롱 프로그램

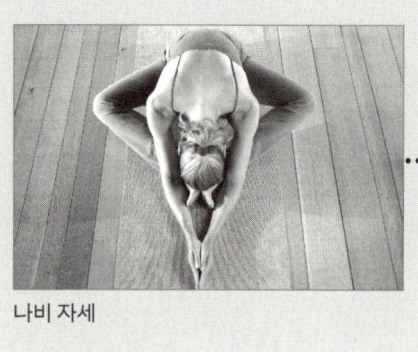
나비 자세

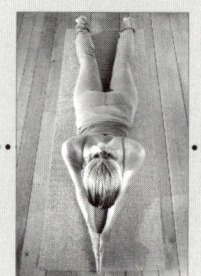
안장 자세

스핑크스 자세

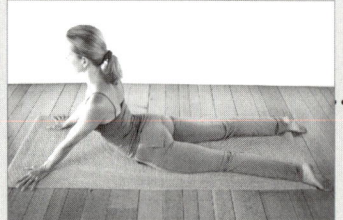
물개 자세

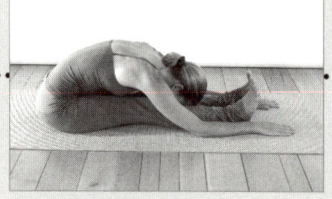
완전 전굴 자세

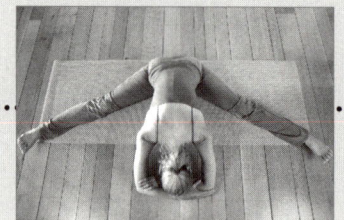
잠자리 자세

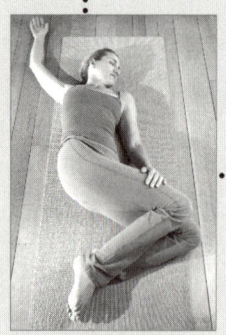
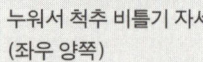
누워서 척추 비틀기 자세
(좌우 양쪽)

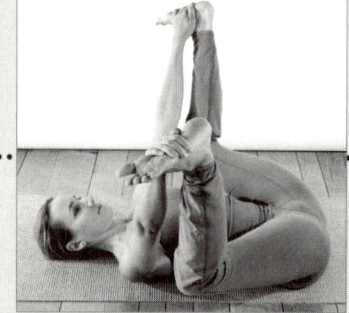
행복한 아기 자세

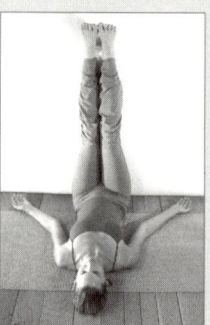
누워서 벽에 다리
올리기 자세

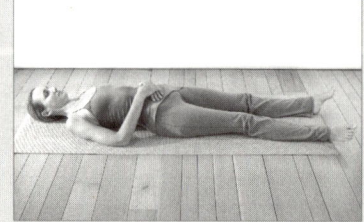
송장 자세

나비 자세사진 7.25, 안장 자세사진 7.26, 스핑크스 자세사진 7.27, 물개 자세사진 7.28, 완전 전굴 자세사진 7.29는 쇼트 프로그램에서 소개한 설명을 참고한다.

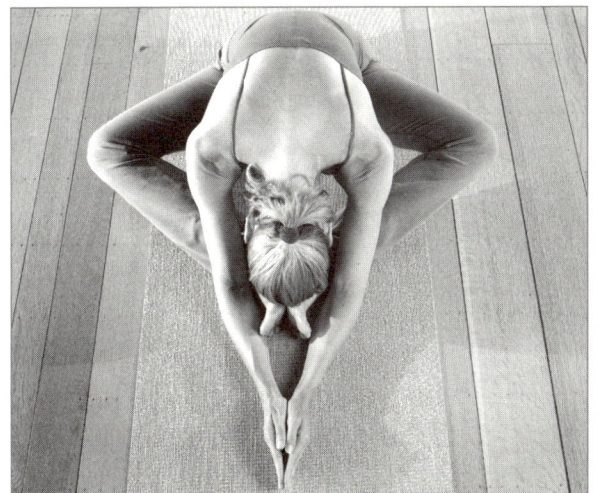

사진 7.25 나비 자세

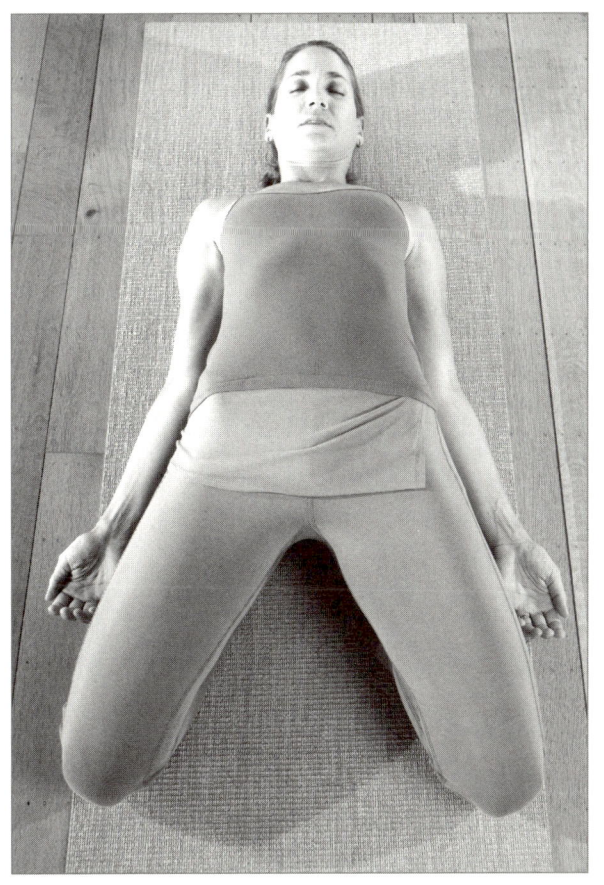

사진 7.26 안장 자세

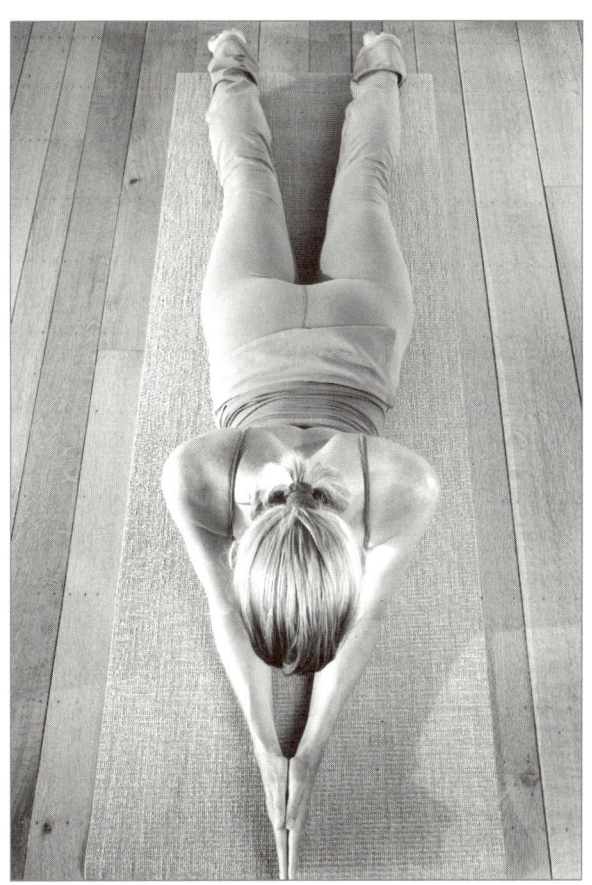

사진 7.27 스핑크스 자세

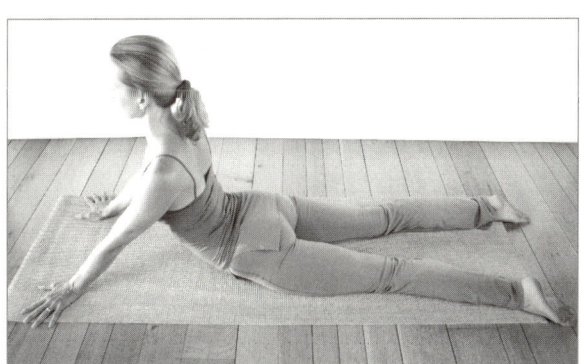

사진 7.28 물개 자세

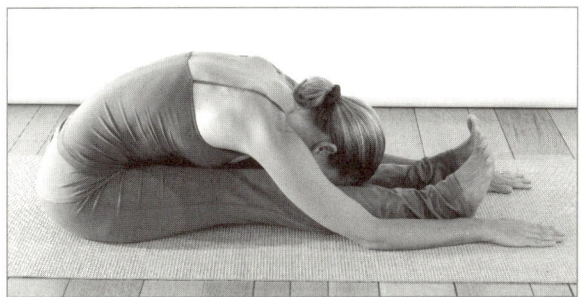

사진 7.29 완전 전굴 자세

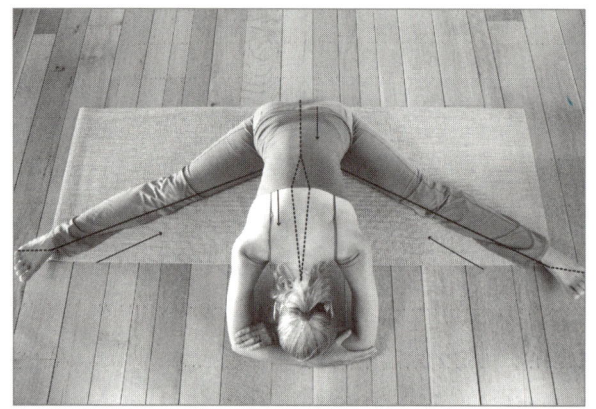

사진 7.30 잠자리 자세와 신장 경락

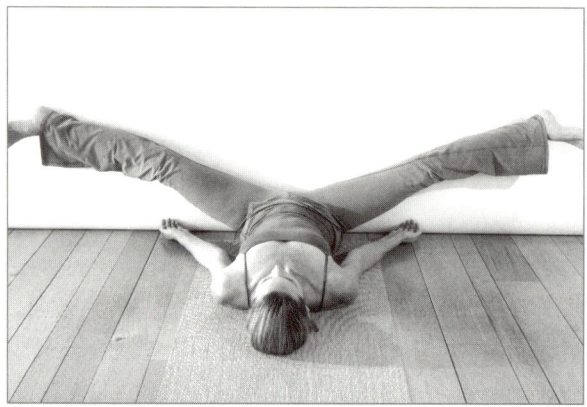

사진 7.32 잠자리 자세 변형 2

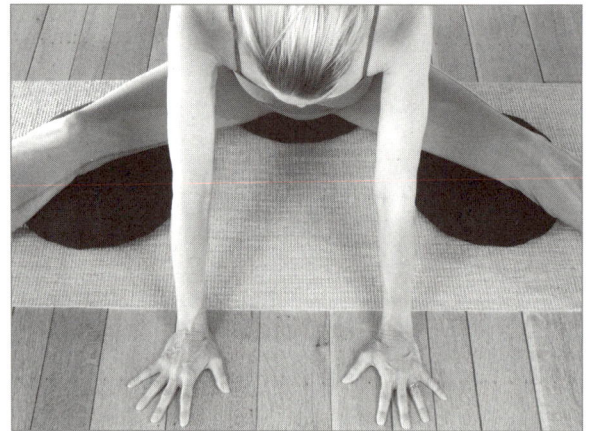

사진 7.31 잠자리 자세 변형 1

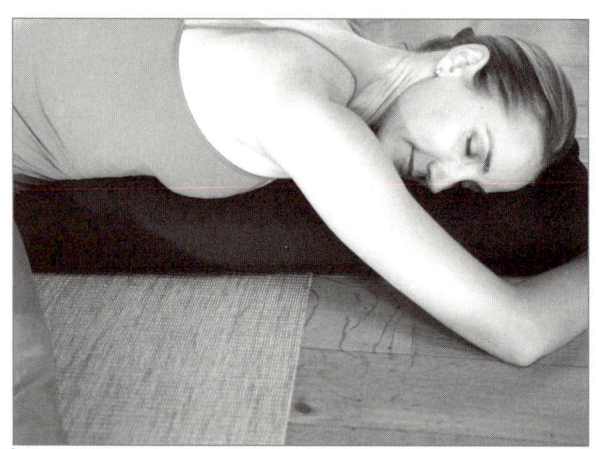

사진 7.33 잠자리 자세 변형 3

잠자리 자세

잠자리 자세는 다리 안쪽으로 지나가는 신장 경락과 등과 다리 뒤쪽으로 지나가는 방광 경락을 자극한다 사진 7.30 참고.

자리에 앉아서 다리를 양쪽으로 최대한 넓게 벌린다. 다리가 넓게 벌려지지 않으면 무릎 밑에 쿠션 같은 것을 받치고 살짝 구부려서 허벅지 뒤쪽 근육이 덜 당기게 해 주면 좋다. 그렇게 하면 몸을 앞으로 구부리는 것이 더 쉬워진다. 무릎을 폈을 때보다 굽혔을 때 엉덩이에서부터 몸을 앞으로 구부리는 것이 더 쉽기 때문이다 사진 7.31 참고. 허벅지 뒤쪽 근육이 너무 당기거나, 허리가 아프거나, 좌골 신경통 때문에 전굴 자세를 하기 힘들다면, 바닥에 누워서 다리를 벽에 올린 상태로 이 자세를 해도 된다 사진 7.32 참고.

숨을 내쉬면서 엉덩이에 실린 체중을 앞으로 옮기고 중력에 의지해 몸을 아래로 숙인다. 무릎이 불안정하다면 대퇴사두근에 힘을 준다. 양손을 앞쪽 바닥에 놓거나, 팔꿈치를 바닥에 대거나, 쿠션에 몸을 기대도 된다 사진 7.33 참고.

자세를 3~5분간 유지한다. 그러고 난 후 숨을 들이쉬면서 양손으로 바닥을 짚으며 몸통 쪽으로 가져오고, 그 다음에 척추를 바로 세운다. 다리를 한데 모으고 손으로 바닥을 짚고 몸을 뒤로 기대어 잠시 쉰다.

몸의 옆쪽에 더 자극을 주고 싶다면 이 자세를 측면 잠자리 자세로 대신해도 된다.

측면 잠자리 자세

다리를 양쪽으로 넓게 벌리고 앉는다. 좌골을 바닥에 대고 몸을 왼쪽으로 구부려서 왼쪽 팔꿈치를 다리 안쪽 바닥이나 쿠션 위에 내려놓고 왼손으로 머리를 받친다. 오른손은 몸 옆에 그냥 두거나, 오른팔을 머리 위에 내려놓거나, 오른손으로 왼발을 잡아도 된다 사진 7.34 참고.

이 자세를 3~5분간 유지한 다음 왼팔 팔꿈치를 들고 몸통을 돌려 얼굴을 왼쪽 다리 위에 놓고 양팔은 다리 좌우에 내려놓고 쉰다 사진 7.35 참고.

그 자세를 3~5분간 유지한다. 그런 다음 숨을 들이쉬면서 몸을 일으킨다. 몇 번 호흡하면서 몸을 가운데로 가져온 다음 반대쪽에서 같은 자세를 반복한다.

누워서 척추 비틀기 자세 자다라 파리바타나아사나, Jathara Parivatanasana

이 자세는 척추 양쪽을 지나가는 신장 경락과 방광 경락, 그리고 다리 안쪽과 몸통으로 지나가는 신장 경락을 자극한다 사진 7.36 참고.

바닥에 누워서 무릎을 세우고 두 발로 바닥을 디딘다. 숨을 내쉬면서 양 무릎을 왼쪽으로 눕히되, 오른쪽 등과 어깨는 바닥에서 떨어지지 않게 한다. 무릎이 바닥에 닿지 않으면 받침대나 담요 접은 것 등을 밑에 댄다 사진 7.37 참고. 허리 아래쪽이 아프거나 다친 적이 있는 사람도 무릎 밑을 뭔가로 받치면 좋다.

허리 아래쪽으로 기를 좀 더 모으고 싶다면, 왼쪽 손으로 무릎을 몸통 쪽으로 끌어당긴다 사진 7.38 참고. 엉덩이와 천골과 장골 부위로 기를 더 모으고 싶다면 무릎을 엉덩이와 같은 높이 혹은 엉덩이보다 조금 아래에 놓는다 사진 7.36 참고.

오른팔을 들어 머리 옆 바닥에 놓는다 팔이 바닥에 잘 닿지 않는다면 팔 밑을 뭔가로 받친다. 이렇게 하면 기가 막히기 쉬운 부위 중 하나인 어깨 쪽으로 에너지가 전달되는 데 도움이 된다. 어깨 부위의 조직 안에는 폐와 심장, 그리고 소장과 대장의 경락이 지나간다. 오른쪽 어깨로 기가 모이는 것을 더 분명하게 느끼고 싶다면 왼쪽으로 고개를 돌린다. 기가 모이는 것을 등 위쪽으로 느끼고 싶다면 머리 옆에 놓은 팔을 올려다본다.

자세를 왼쪽, 오른쪽 번갈아 가며 할 때 고개의 방향을 다르게 할 수도 있다. 아니면 한 번 자세를 하는 동안 처음의 반은 왼쪽을 보고 나머지 반은 오른쪽을 봐도 된다. 자세는 3~5분간 유지한다.

그러고 나면 우선 오른팔을 아래로 내려 몸통 옆에 놓고 숨을 내쉰다. 그다음 숨을 들이쉬면서 복근과 두 손을 이용하여 무릎을 바로 세운다. 두 발을 바닥에 대고 무릎을 맞댄 상태로 쉰다 사진 7.39 참고. 그 상태로 호흡을 몇 번 한 다음 반대쪽으로 자세를 반복한다. 두 무릎을 오른쪽으로 눕히고 왼팔을 위로 들어 올려 머리 옆에 놓는다.

몸을 더 깊게 비틀고 싶다면 무릎을 눕히기 전에 한쪽

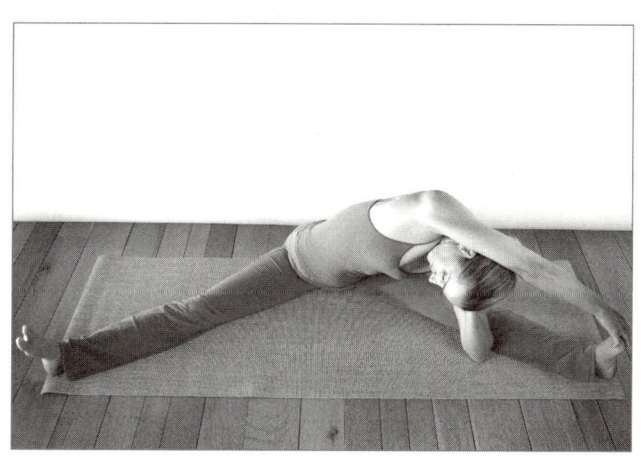

사진 7.34 측면 잠자리 자세 파트 1

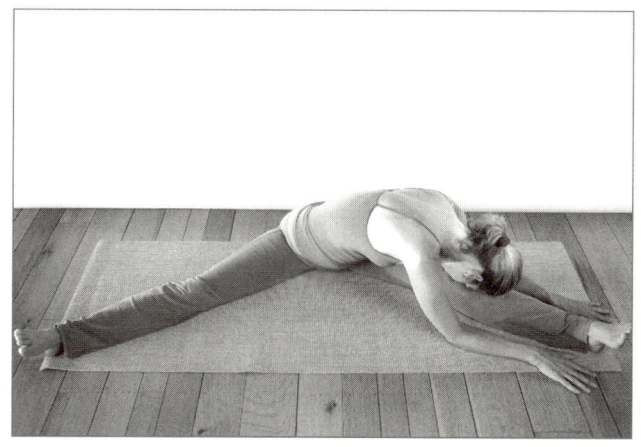

사진 7.35 측면 잠자리 자세 파트 2

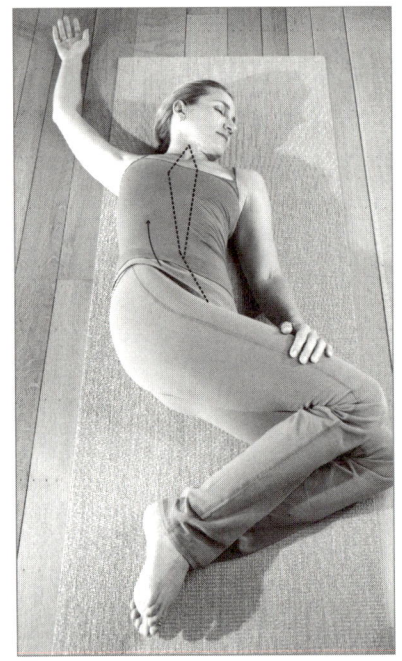

사진 7.36 누워서 척추 비틀기 자세와 신장 경락

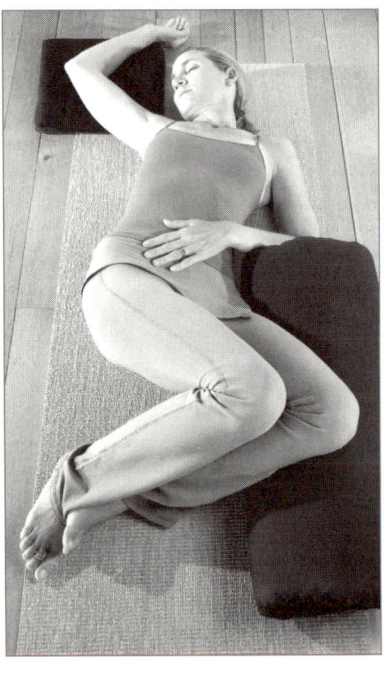

사진 7.37 누워서 척추 비틀기 자세 변형 1

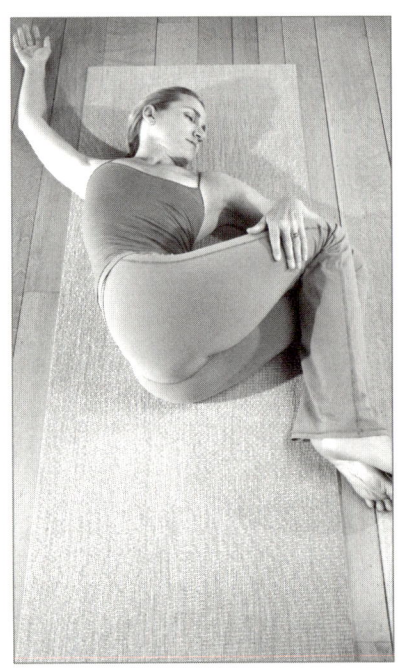

사진 7.38 누워서 척추 비틀기 자세 변형 2

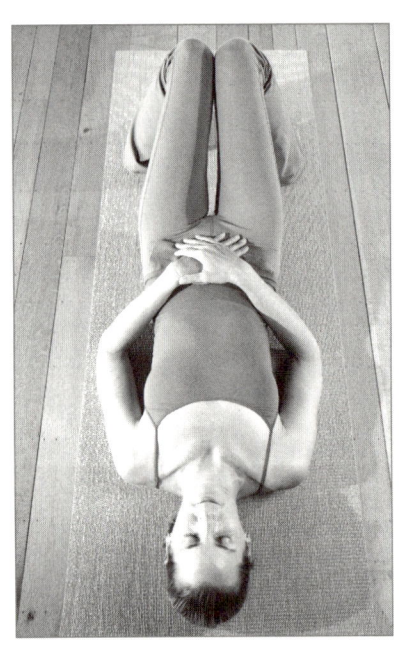

사진 7.39 중립 자세로 누워서 쉬기

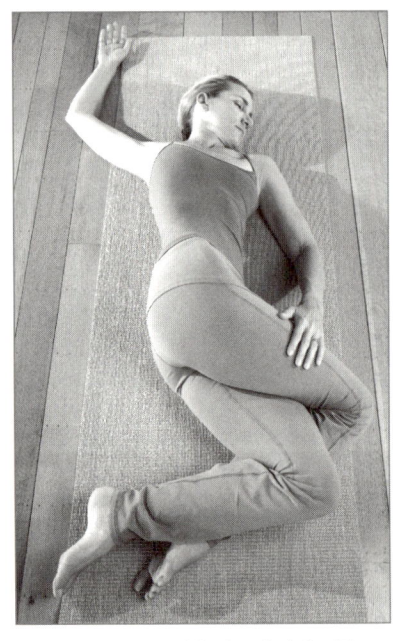

사진 7.40 누워서 척추 비틀기 자세 변형 3

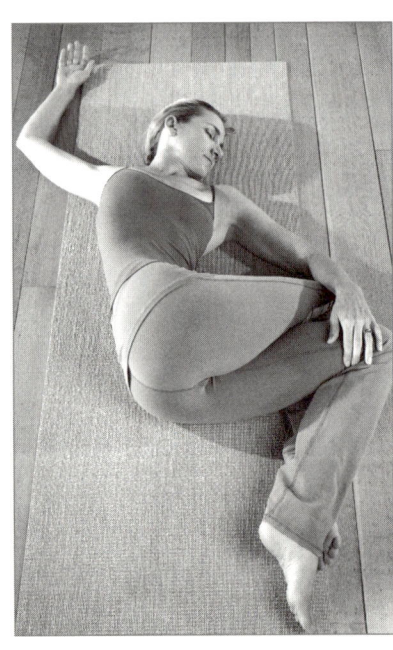

사진 7.41 누워서 척추 비틀기 자세 변형 4

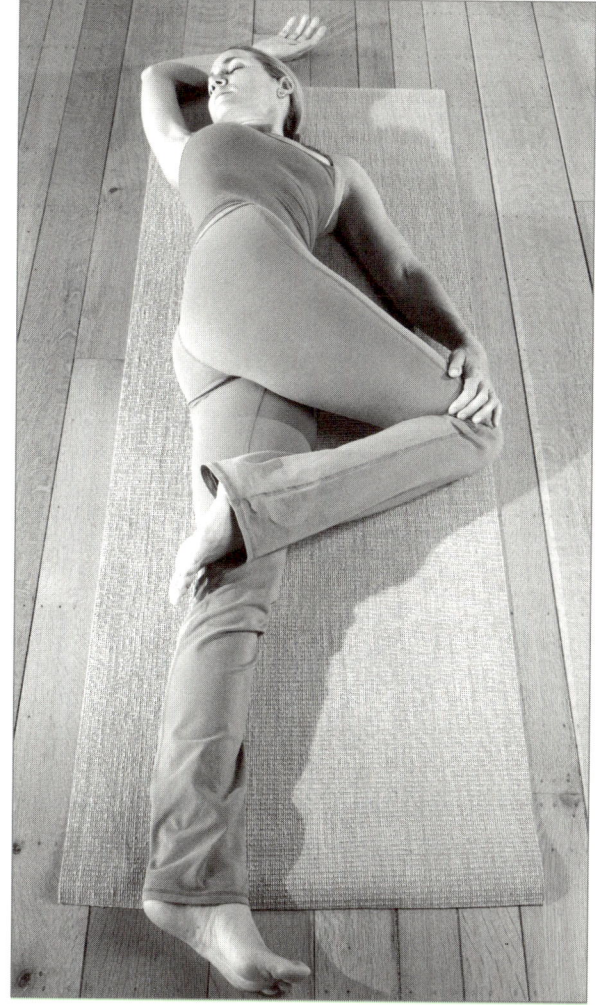

사진 7.42 누워서 척추 비틀기 자세 변형 5

무릎을 의자에 앉아서 다리를 꼴 때처럼 반대쪽 무릎 위로 겹친다. 이 변형 자세에서는 다리의 위치를 엉덩이보다 낮게 해서 엉덩이가 더 당기게 할 수도 있고 사진 7.40 참고, 무릎을 갈비뼈 쪽으로 당겨서 허리 아래쪽을 더 자극할 수도 있다 사진 7.41 참고.

한편, 몸을 왼쪽으로 비틀면서 왼쪽 다리 아래에 있는 다리는 똑바로 펴고 오른쪽 다리 위에 있는 다리 만 접을 수도 있다 사진 7.42 참고. 몸을 비틀면서 오른발을 왼쪽 다리 뒤에 걸고, 체중이 왼쪽 엉덩이로 실릴 때 몸을 오른쪽으로 접어서 체중이 왼쪽 엉덩이 바깥쪽에 대부분 실리도록 한다. 무릎이 몸통에서 멀어질수록 엉덩이와 천골 부위에 자극이 더 심하게 느껴질 것이다. 그리고 무릎이 갈비뼈와 가까워질수록 기가 등 위쪽으로 전해질 것이다.

몸을 비틀어 주는 이 자세는 모든 내부 장기를 부드럽게 마사지해 준다. 몸 옆쪽을 따라 지나가는 방광 경락과 쓸개 경락 역시 강화된다.

행복한 아기 자세 아난다 발라아사나, Ananda Balasana

이 자세는 다리 안쪽을 따라 지나가는 신장 경락을 간 경락과 비장 경락도 자극한다 사진 7.43 참고.

바닥에 등을 대고 누워서 다리를 벌린 다음 무릎을 가슴 쪽으로 구부리고 양손으로 발을 잡는다. 이때 손이 허벅지 안쪽을 지나 발을 잡도록 한다. 손으로 발바닥의 아치 부분을 잡고 발을 바깥쪽으로 잡아당겨 발이 무릎 위쪽에 오도록 한다. 그러면 천장에 발을 대고 스콧squat 자세를 하는 것 같은 모습이 된다. 턱은 이마보다 높거나 낮지 않고 같은 높이에 놓이도록 하고 머리가 들리면 머리 밑을 쿠션으로 받친다, 어깨는 바닥에 붙이고, 천골은 바닥에 내려놓는다. 발을 잡고 있기가 쉽지 않다면, 끈으로 두 발을 감고 끈의 양쪽 끝을 손으로 잡는다. 사타구니나 다리가 너무 심하게 당긴다면 발을 엉덩이 쪽으로 내린다 사진 7.44 참고.

이 자세는 벽에 발을 대고 할 수도 있다. 몸의 오른쪽과 오른쪽 엉덩이를 벽에 대고 앉는다. 뒤로 누운 다음 몸을 돌려서 두 발을 벽에 댄다. 이렇게 하면 다리를 들고 누웠을 때 엉덩이가 벽에 딱 닿는다. 무릎을 굽히고, 마치 스콧 자세를 하는 것처럼 발을 최대한 넓게 벽에 붙인다 사진 7.45 참고. 자세를 끝내고 일어설 때는 발로 벽을 밟으며 움직여서 무릎을 똑바로 편다. 그 상태로 몇 초간 있다가 무릎을 구부리고 몸을 옆으로 돌려서 손으로 바닥을 짚고 일어나 앉는다.

이 자세를 3~5분간 유지한다. 그리고 난 후 숨을 내쉬면서 발을 벽에서 떼고 무릎을 가슴 쪽으로 당기며 깍지 낀 두 손으로 다리를 안고 몇 번 호흡한다 사진 7.46 참고.

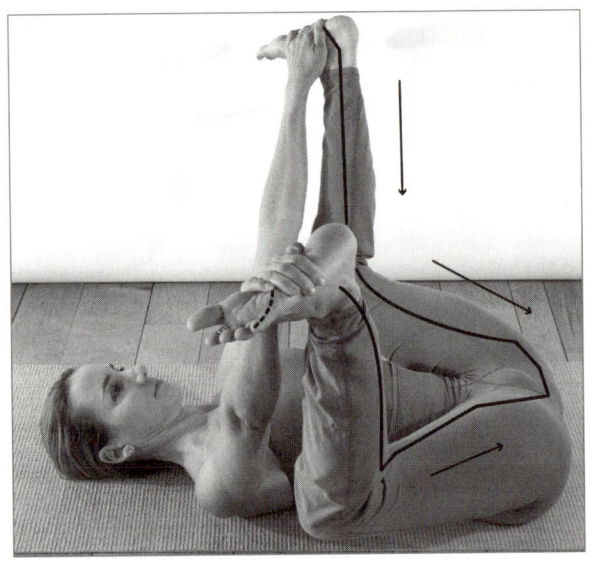

사진 7.43 행복한 아기 자세와 신장 경락

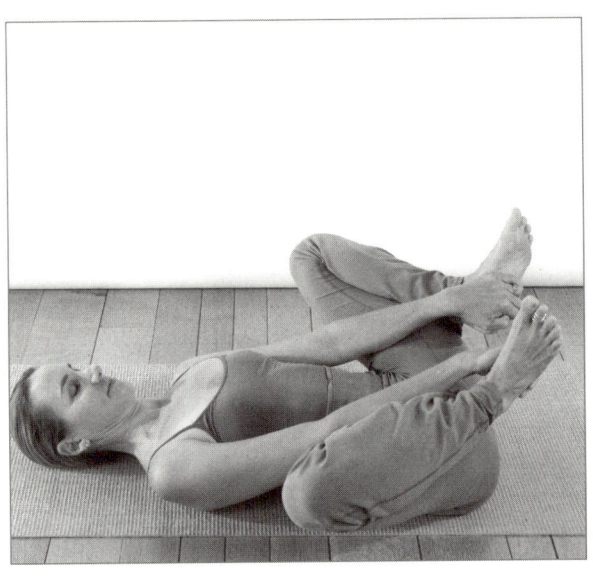

사진 7.44 행복한 아기 자세 변형 1

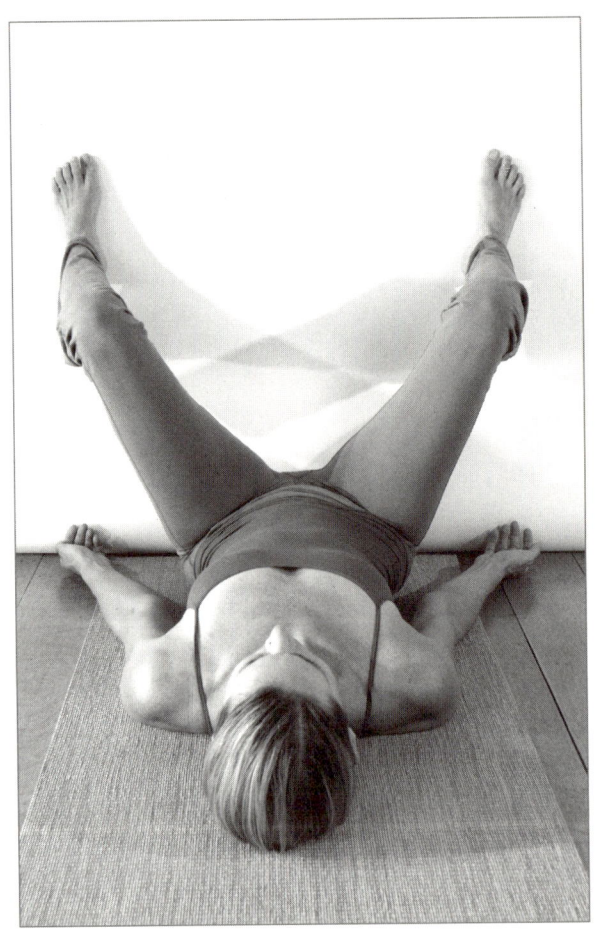

사진 7.45 행복한 아기 자세 변형 2

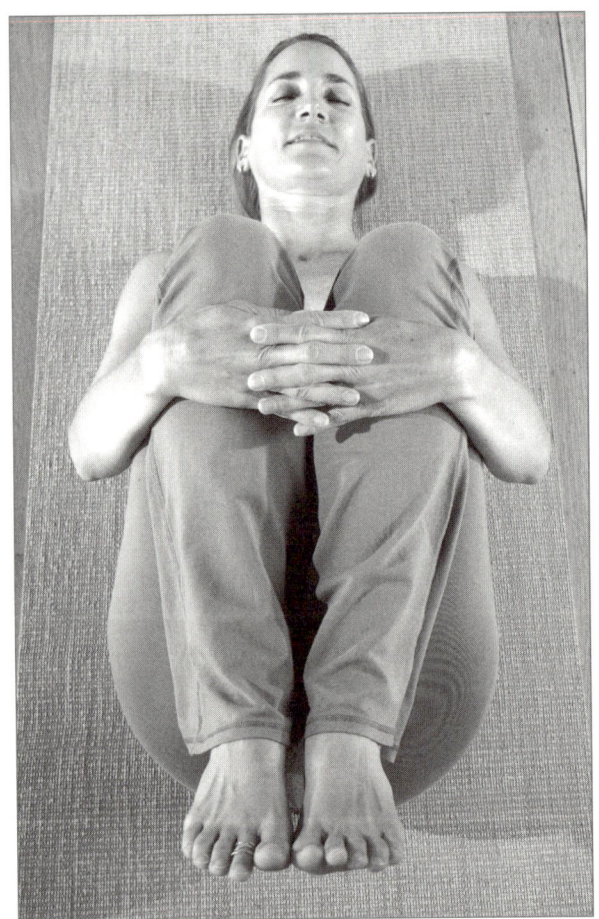

사진 7.46 누워서 무릎을 가슴 쪽으로 당기기 자세

누워서 벽에 다리 올리기 자세

다리 뒤쪽으로 지나가는 방광 경락을 자극한다 사진 7.47 참고. 이 자세에 대한 설명은 60쪽을 참고한다.

송장 자세

송장 자세 사진 7.48 참고에 대한 자세한 설명은 61쪽을 참고한다.

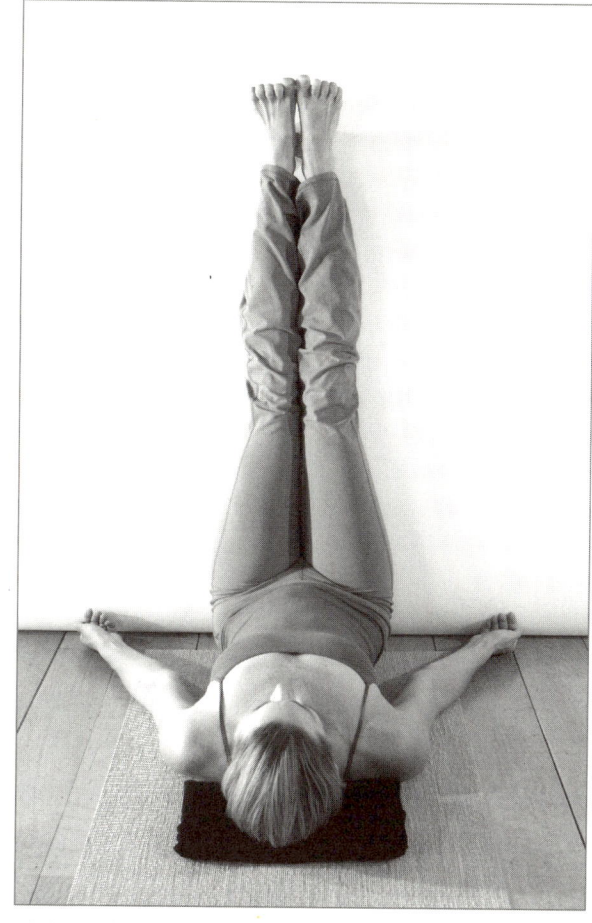

사진 7.47 누워서 벽에 다리 올리기 자세

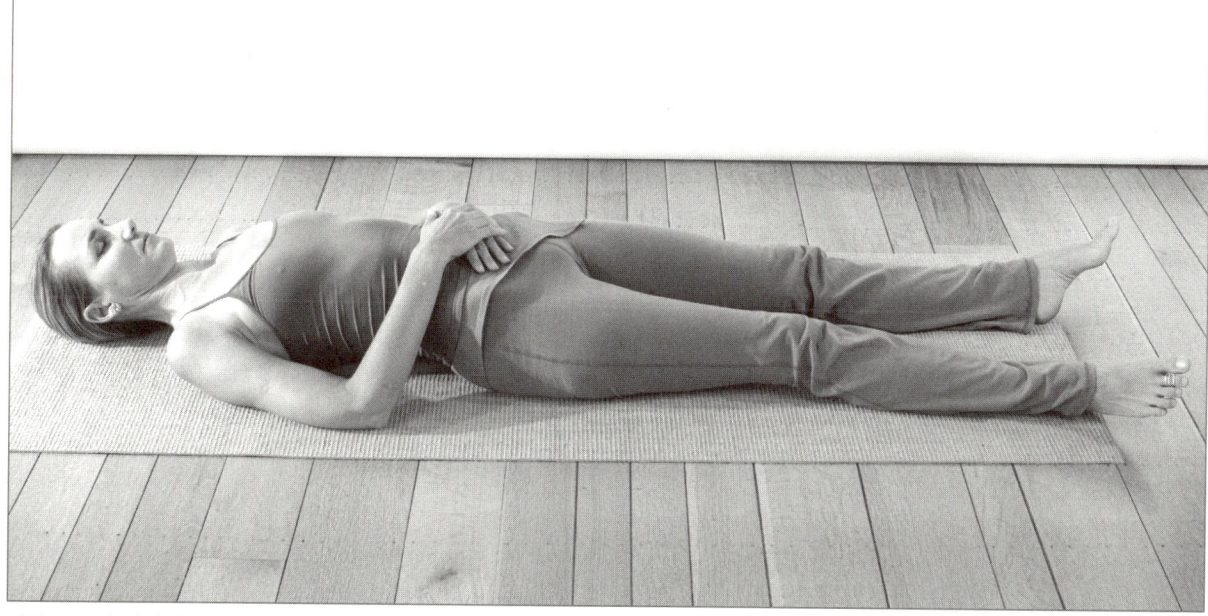

사진 7.48 송장 자세

8
간과 쓸개

고대인들은 장기 중 간을 특히 중요하게 생각했다. 그들은 간에 생명이 깃들어 있다고 생각했다. 그래서 live와 비슷한 liver라는 이름을 얻었고, 고대 영어로는 lifer였다. 독일어로 간은 die Leber인데, 이는 '살다'를 뜻하는 동사 leben에서 유래한 것이다.

신체적 특성
● 간

간은 몸에서 가장 큰 분비선^{分泌腺}으로, 무게가 1.5킬로그램 정도 된다. 오른쪽 횡격막 바로 아래에 있으며 아래쪽 갈비뼈가 간을 보호해 준다. 간은 비타민 A, D, K, B12, 미네랄의 주요 저장소이고, 포도당으로 변환되어 에너지를 공급하는 글리코겐의 주요 저장소이기도 하다. 췌장에서 생성되는 호르몬인 인슐린이 혈액 속 포도당의 양을 조절한다. 혈액 속 포도당 수치가 너무 높으면 고혈당^{당뇨병}이라고 한다. 반대로 포도당 수치가 너무 낮으면 저혈당이라고 한다. 간은 우리가 쉬고 있을 때 혈액을 저장했다가 움직일 때 혈액을 내보낸다. 간 조직이 손상되면 활동 중인 간세포는 지방세포와 반흔 조직으로 대체된다. 이것을 간경변증^{간경화}이라고 한다. 간경변증은 만성 염증으로, 간 부전을 일으킨다^{알코올 의존증이 원인인 경우가 많고, 소아의 경우 알 수 없는 병인으로 인해 생긴다}. 간염은 보통 세 가지 바이러스^{A, B, C} 중 하나로 인해 생기는 질병으로, 간의 상태를 계속 악화시키고 평생 감염을 일으킬 수 있다.

간은 우리 몸의 주된 화학 공장이다. 분해되어 에너지로 사용될 수 없는 모든 물질은 간에서 해독된다. 간은 끊임없이 담즙을 만들어 낸다. 담즙은 쓸개에 저장되며, 음식물을 소화하는 중요한 성분이다. 담즙은 농축된 물질로, 몇 가지 중요한 성분으로 이루어져 있는데, 그중 하나가 지방의 흡수를 돕는 담즙산염이다. 우리 몸 안에 적당량의 담즙이 없으면 음식물에서 섭취한 지방은 소화되지 않은 채 남아 있게 될 것이다. 췌장에서 나온 효소는 수용성 물질만 분해하고, 기름기가 많은 음식과 동물성 식품은 분해되려면 담즙산염이 필요하기 때문이다. 간의 기 불균형은 마비, 관절염, 경련, 근력 약화나 근육 경직, 균형을 잃은 느낌, 피로, 현기증, 시력 약화, 난시, 백내장, 실명 등과 관련이 있다. 이것만 봐도 간 기능이 얼마나 중요한지 알 수 있다.

● 쓸개

쓸개(담낭)는 간에서 생성된 담즙이 흘러 들어가는 작은 주머니다. 간을 군의 장군에 비유한다면 쓸개는 심신 전체를 위해 끊임없이 결정을 내리는 공무원에 비유할 수 있다. 쓸개의 기능은 소화 과정을 돕기 위해 담즙을 저장하고 분비하는 것이다.

에너지적 특성

신장의 경우와 마찬가지로, 간의 에너지와 관련한 기능은 해부학적 기능을 훨씬 능가한다. 도교 신자들은 간의 기가 인간의 전반적 건강에 무척 중요하다고 생각해서 '장군'이라는 별명을 붙였다. 군의 지도자는 전략적 계획을 세우는 데 능해서 우리 몸 안의 에너지가 조화롭게 흐르도록 해준다. 간의 기는 우리 몸 안 모든 곳에 있는 기의 움직임을 조정하고 통제하며, 편안한 성정과 내적 분위기를 조성한다.

신장의 기가 내적 에너지의 활기를 책임지는 반면에 간의 기는 에너지의 전반적인 흐름을 관장한다. 또한 간의 기는 근육, 힘줄, 손톱, 발톱, 손, 발의 건강에도 영향을 미친다. 신장은 물과 관련이 있다. 반면에 간은 나무와 관련이 깊고, 땅에 뿌리를 내리고 있는 나무처럼 안정적이면서도 유연할 필요가 있다. 간의 기는 시력과 관련이 있고 눈에 상응한다. 더 자세한 내용은 34쪽의 표를 참고하기 바란다.

정서적 특성

간의 기는 편안한 내적 환경을 책임지므로, 감정의 균형도 책임진다. 간의 기가 균형을 잃으면 정서적으로 불안정해지고, 화를 잘 내고, 충동적이고, 개인적인 경계를 지나치게 방어하려 들고, 사회적 행동에 서툰 경향이 생긴다. 짜증을 잘 내는 것에서부터 방어적인 태도, 불화를 일으키는 행동, 크게 화를 내는 것에 이르기까지 저항의 모든 측면은 간 기의 기능 장애와 관련이 있다. 신경이 곤두서 있거나, 사소한 일에도 싸우려 들거나, 무기력한 기분이 들거나, 화를 내거나 자신을 방어하지 못할 것 같은 기분이 드는 것은 간의 기에 주의를 기울이라는 신호다. 이런 내적 갈등은 간 기의 장애와 관련이 있다. 만성적으로 화가 나 있으면 간의 기에 스트레스를 준다. 반대로, 간의 기가 기능을 잘하지 못하면 쉽게 화를 내게 된다.

예를 들어, 여성은 생리 중에 평소보다 더 짜증이 날 수 있다. 이것은 단지 호르몬 변화와 변연계의 과잉 반응 때문이 아니다. 몸에 쌓여 있던 독소를 내보내면서 간이 평소보다 일을 많이 하게 되고 결국 간의 기에 영향을 주기 때문이다. 결과적으로, 생리 중인 여성은 엉덩이 바깥쪽과 다리 안쪽으로 지나가는 간 경락과 쓸개 경락이 불편하게 느껴질 수 있다. 인요가 자세를 하는 동안에는 분명한 이유 없이 평소보다 짜증이 더 나거나 기분이 안 좋을 수 있다. 이것이 자연스러운 변화라는 것을 이해하면 내적 긴장에 대한 저항감을 줄이고 불편한 기분을 좀 더 잘 이겨 낼 수 있을 것이다.

간의 기가 균형을 잃을 때는 짜증에 사로잡혀 있지 말고 자신이 느끼는 감정을 부드럽게 응시하도록 노력해 본다. 거친 행동을 자제하고 자신을 좀 더 주의 깊게 바라보면 스스로를 돌볼 수 있는 길을 열게 되고, 그러면 자신의 몸에 계속해서 주의를 기울일 수 있게 된다. 이것은 연민으로 향하는 움직임인데, 연민은 간의 기의 조화와 관련이 있는 감정이다. 예를 들어, 어떤 성과를 기대하거나 비교하지 않고 불쾌한 기분을 다정하게 바라볼 수 있다. 그런 시기에는 간에 좋은 인요가 자세를 하면서 '자애와 자비 명상 수련'을 하는 것도 도움이 된다(좀 더 자세한 내용은 192쪽을 참고하기 바란다).

정신적 특성

간의 기는 우리 마음이 자연스럽게 조화를 이루는 능력과 관련이 있다. 간의 기가 건강하면 계획을 효과적으로 세우고 이행하고, 결단력 있는 통제 감각을 발휘할 수 있다. 간의 기의 건강 정도는 상황 판단 능력, 신체적·정서적·사회적 행동 능력을 보면 알 수 있다. 간의 기가 건강한 사람의 주요한 특징은 유연성과 변화하고 적응하는 능력이다. 간의 기 체계에 문제가 생기면 제대로 생각하고 계획을 세우기 어려워진다. 기의 부조화는 편두통과도 관련이 있다.

간과 쓸개의 기는 어떤 대상을 식별하고 판별하는 능력도 관장한다. 쓸개는 삶의 길을 따라가는 능력, 외부의 영향에 의해 일탈하거나 흐트러지는 것을 피하는 능력과 관련이 있다. 또한 충격을 받거나 계획에 방해를 받았을 때 균형을 되찾는 능력과도 관련이 있다. 간과 쓸개의 기가 과도할 때는 성급하게 결정을 내리는 경향이 있고, 부족할 때는 망설이고 겁을 내게 된다.

9
간과 쓸개의 건강을 위한 인요가

간 경락은 엄지발가락 끝에서 시작되어 신장 경락 바로 위로 다리 안쪽을 따라 지나간다. 그리고 사타구니를 따라 몸통으로 올라가고 간과 쓸개를 지나 폐로 들어간 다음 목구멍을 통해 입술 주위와 눈을 지나 머리로 올라간다.

쓸개 경락은 눈 바깥쪽에서 시작되어 몸의 측면을 따라 엉덩이 바깥쪽으로 내려간다. 안쪽으로 뻗은 가지는 목을 지나 목구멍을 통과해 가슴을 지나 간과 쓸개로 들어간다. 그리고 무릎 바깥쪽을 따라 내려가 네 번째 발가락에서 끝이 난다.

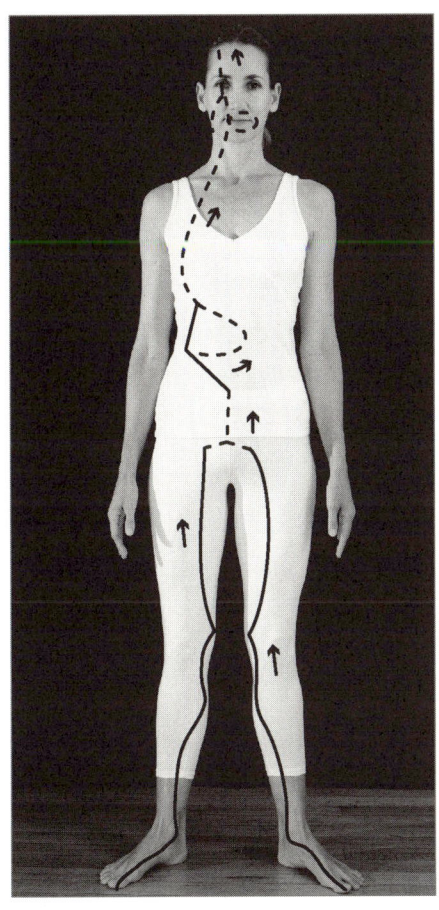

간 경락

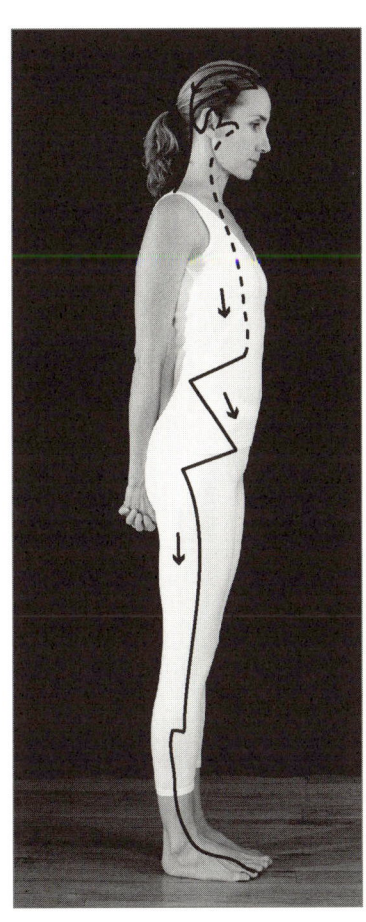

쓸개 경락

9 간과 쓸개의 건강을 위한 인요가 75

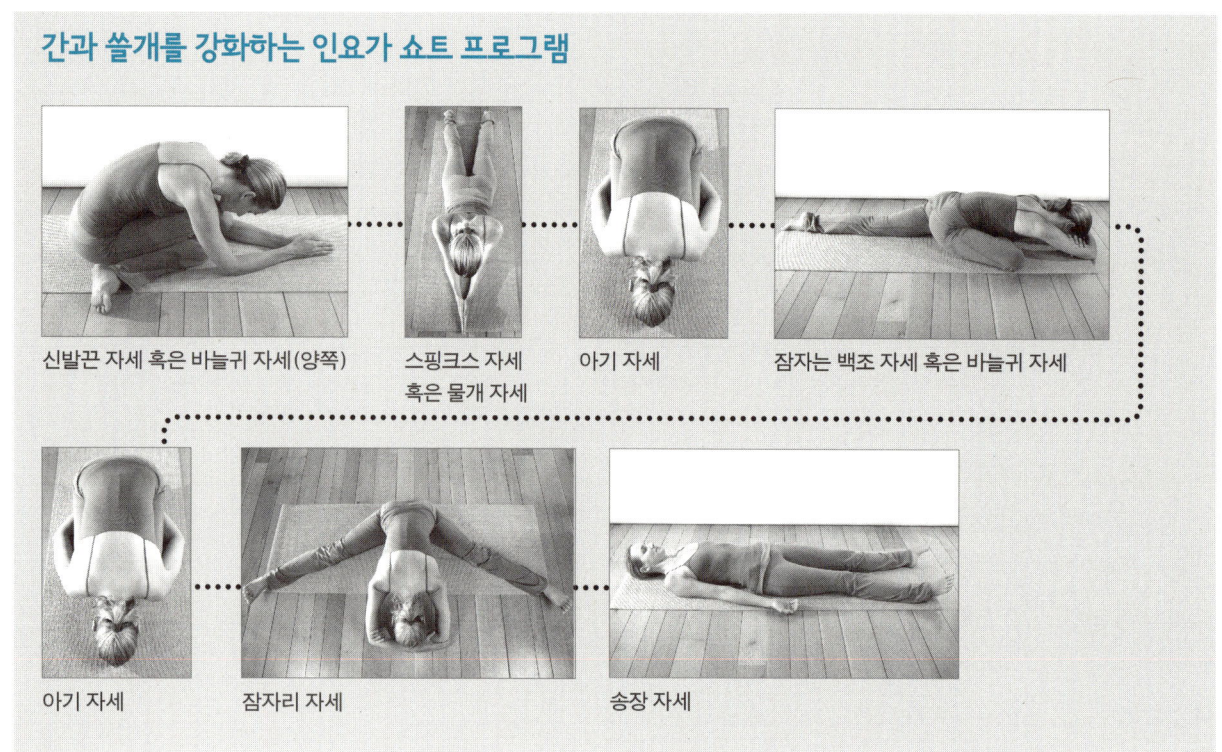

간과 쓸개를 강화하는 인요가 쇼트 프로그램

신발끈 자세 혹은 바늘귀 자세(양쪽) · 스핑크스 자세 혹은 물개 자세 · 아기 자세 · 잠자는 백조 자세 혹은 바늘귀 자세

아기 자세 · 잠자리 자세 · 송장 자세

신발끈 자세

이 자세는 허벅지 안쪽을 압박하여 사타구니로 지나가는 간 경락을 자극하고 엉덩이 바깥쪽과 다리를 따라 내려가는 쓸개 경락을 자극한다. 우선, 똑바로 앉아서 왼쪽 다리를 접고 그 위에 오른쪽 다리를 접어서 겹쳐 놓는다. 두 발은 엉덩이 옆에 놓고 상체를 숙여 양손을 몸 옆에 놓는다 사진 9.1 참고.

이 자세가 어렵다면 좌골 밑을 쿠션으로 받친다. 왼쪽 무릎과 오른쪽 무릎 사이가 뜬다면 무릎 사이에도 담요 접은 것을 넣어서 받친다 사진 9.2 참고.

허리 아래쪽이 민감하거나 무릎이 약하다면 이 자세에서 몸을 앞으로 굽히지 말고 양손으로 몸 앞쪽이나 뒤쪽의 바닥을 짚고 똑바로 앉아 있어도 된다. 아니면 무릎에 너무 무리가 가지 않도록 밑에 놓인 다리를 앞으로 쭉 뻗어도 된다. 이것은 반 신발끈 자세라고 부른다 사진 9.3 참고.

반 신발끈 자세를 해도 무릎 위쪽에 무리가 갈 것 같으면, 바늘귀 자세를 해도 된다. 바늘귀 자세는 무릎에 중력이 가해지지 않는 자세로, 바로 다음에 소개할 것이다.

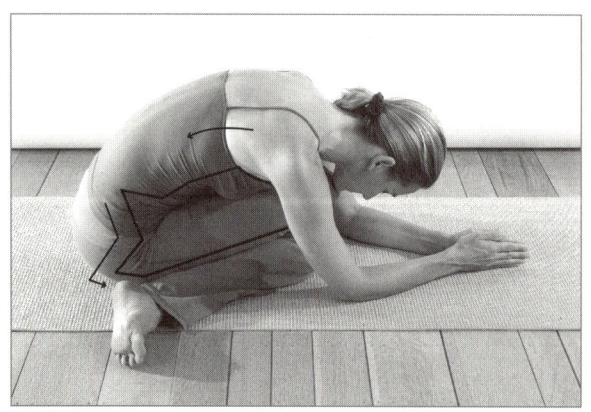

사진 9.1 신발끈 자세와 쓸개 경락

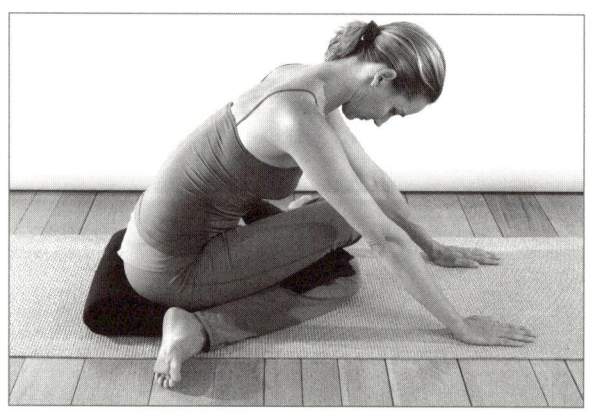

사진 9.2 신발끈 자세 변형 1

앞으로 상체를 접었다면, 몸에 느껴지는 감각을 세심하게 느껴 본다. 무릎보다는 엉덩이 아래쪽, 엉덩이 바깥쪽, 사타구니 안쪽, 허리 아래쪽에 긴장이 느껴져야 한다. 양손을 앞쪽 멀리 내려놓고 등을 둥글게 앞으로 굽힌다. 손으로 바닥을 짚는 힘으로 무릎이 아닌 엉덩이에 자극이 가도록 만든다. 몸이 앞으로 완전히 굽혀지면 팔꿈치를 바닥에 내려놓고 체중이 무릎이 아닌 엉덩이에 실리도록 한다.

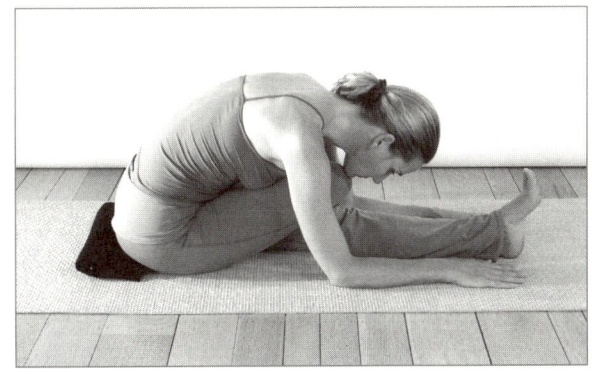
사진 9.3 반 신발끈 자세

사타구니가 너무 당겨서 그만큼 몸을 굽힐 수 없다면, 무리하지 말고 회를 거듭하면서 서서히 몸을 앞으로 더 굽혀 본다. 인내심을 갖고 몸이 보이는 반응을 잘 살피면서 어느 정도까지 하는 것이 적절한지 결정한다.

자세를 3~5분간 유지한 후 숨을 들이쉬면서 양손이나 복근을 이용해서 척추의 마디를 하나하나 느끼면서 상체를 천천히 일으킨다. 그다음 두 다리를 앞으로 뻗고 양손으로 바닥을 짚고 몸을 뒤로 기댄다. 잠시 쉬면서 몇 번 호흡한다. 방향을 바꿔서 오른쪽 다리를 밑에 놓고 왼쪽 다리를 그 위에 포갠 자세로 반복한다.

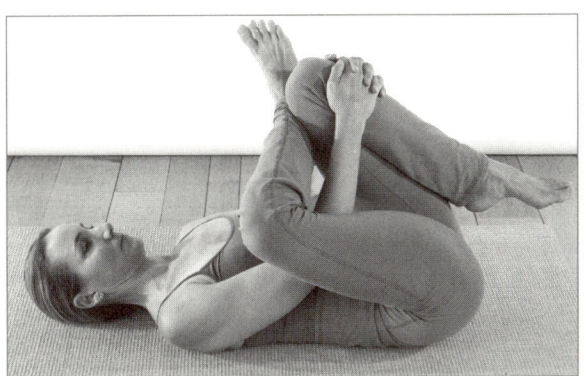
사진 9.4 바늘귀 자세

바늘귀 자세

바닥에 등을 대고 누워 무릎을 세우고 발로 바닥을 짚는다. 오른쪽 발목을 왼쪽 무릎 위에 올려놓는다. 오른손을 양 다리 사이로 넣어 두 손으로 왼쪽 무릎을 잡아당기고 손가락을 깍지 낀다 사진 9.4 참고. 그러면 왼쪽 팔은 왼쪽 다리 바깥쪽을 감싸고 오른쪽 팔은 두 다리 사이에 들어간 자세가 된다. 무릎을 몸 쪽으로 당기면서 천골은 바닥으로 낮추고 어깨와 머리도 바닥에 댄다. 이처럼 왼쪽 무릎을 두 손으로 감싸는 자세가 어렵다면, 끈을 이용해도 된다. 그리고 머리 밑을 작은 담요로 받쳐서 턱과 이마의 높이가 같도록 한다. 왼쪽 발목에 힘을 빼고 눈을 감은 다음 자세를 3~5분간 유지한다.

이 자세가 어렵다면, 왼쪽 발을 벽에 댄 상태에서 오른쪽 발목을 왼쪽 무릎 위쪽에 놓고 두 손은 바닥에 내려놓아도 된다 사진 9.5 참고. 왼쪽 무릎을 구부리고, 천골이 바닥에서 뜨지 않게 하면서 벽에 디딘 왼발을 최대한 아래로

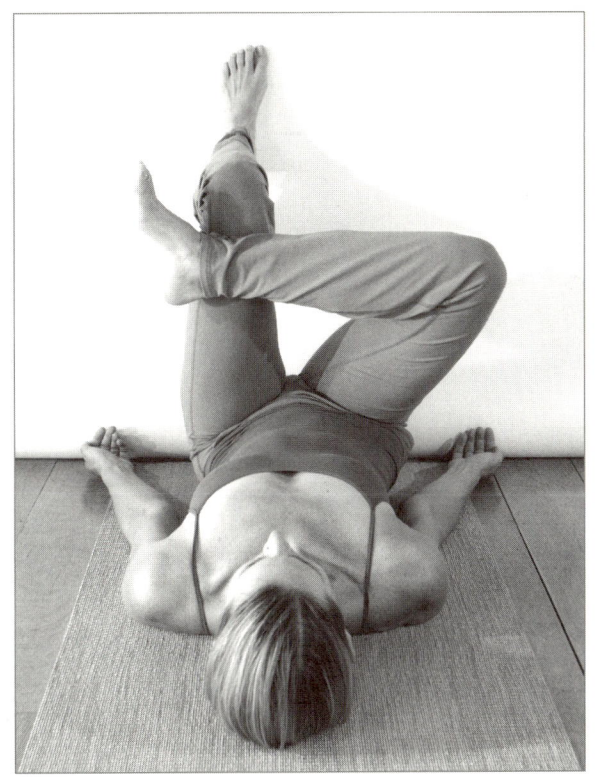
사진 9.5 바늘귀 자세 변형

내린다. 두 손은 바닥에 내려놓거나 배 위에 올려놓는다. 3~5분간 유지한 후 오른발로 벽을 딛고 다리 방향을 바꾼다. 양쪽 자세를 각각 3~5분씩 한 후, 무릎을 구부리고 한쪽으로 몸을 돌려 손으로 바닥을 짚고 일어난다.

스핑크스 자세

55쪽에서 설명한 대로 스핑크스 자세를 한다 사진 9.6 참고.

물개 자세

56쪽에서 설명한 대로 물개 자세를 한다 사진 9.7 참고.

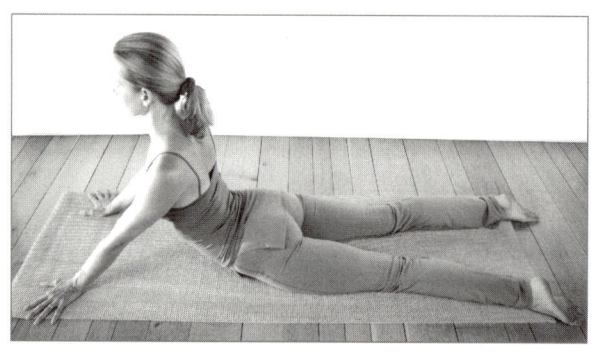

사진 9.7 물개 자세

아기 자세

56쪽에서 설명한 대로 아기 자세를 한다 사진 9.8 참고.

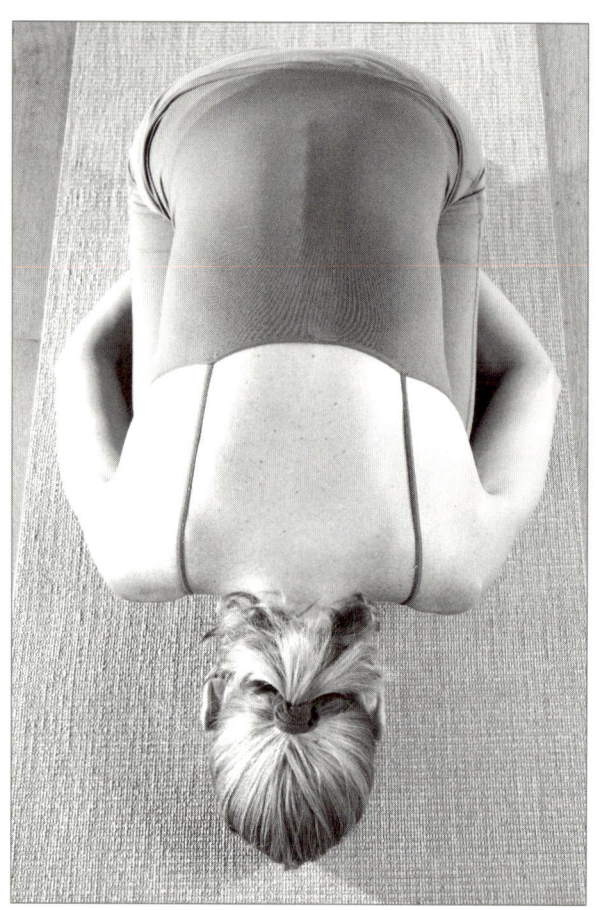

사진 9.8 아기 자세

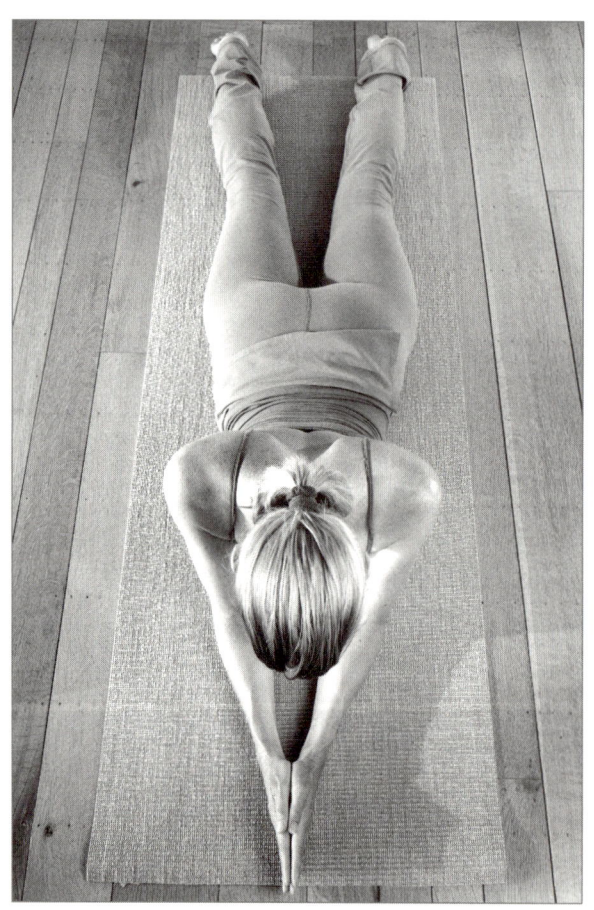

사진 9.6 스핑크스 자세

잠자는 백조 자세

다리를 바깥쪽으로 회전시키는 이 자세는 몸 측면을 따라 엉덩이 바깥쪽으로 내려가는 쓸개 경락을 자극하고, 사타구니를 눌러 줘 간 경락을 강화해 준다 사진 9.9 참고.

아기 자세에서 숨을 들이쉬면서 오른쪽 무릎을 앞으로 내밀고 정강이와 무릎을 오른쪽 엉덩이의 앞 오른쪽 바닥에 내려놓는다. 오른쪽 허벅지가 바닥에 닿지 않거나 무릎에 통증이 있으면 오른쪽 엉덩이 밑에 담요나 쿠션을 받친다 사진 9.10 참고.

왼쪽 다리는 뒤로 뻗고 뒤를 돌아보아 왼쪽 다리가 왼쪽 엉덩이부터 일직선상에 있는지 확인한다. 왼쪽 엉덩이 앞쪽은 바닥을 향해 있어야 한다. 이 자세를 하는 동안 무릎에 무리가 가지 않도록 두 손으로 바닥을 짚어 두 손에 체중을 실어도 된다 사진 9.11 참고.

손목부터 팔꿈치까지의 부위로 바닥을 받치고 있다면, 팔꿈치로 바닥을 짚으면서 체중을 엉덩이에 싣는다. 이 자세를 할 때는 엉덩이는 무겁게, 무릎은 가볍게 해야 한다. 무릎에 무게를 싣고 엉덩이를 가볍게 하면 안 된다.

오른쪽 무릎에 무리가 갈 것 같으면, 이 자세 대신 바늘 귀 자세를 한다 77쪽 참고. 자세는 3~5분간 유지한다. 그러고 나서 숨을 들이쉬며 두 손으로 바닥을 받치고 몸을 일으킨다. 숨을 내쉬면서 오른발을 허벅지 뒤쪽으로 당긴다. 아기 자세로 쉰다. 그러고 나서 반대 방향으로 자세를 반복한다.

잠자리 자세

이 자세는 다리 안쪽으로 지나가는 간 경락을 자극해 준다 사진 9.12 참고. 64쪽의 설명에 따라 잠자리 자세를 한다.

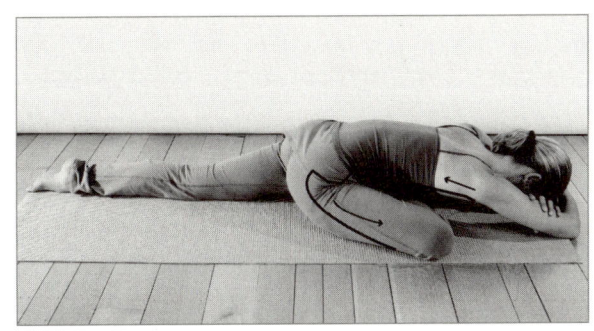

사진 9.9 잠자는 백조 자세와 쓸개 경락

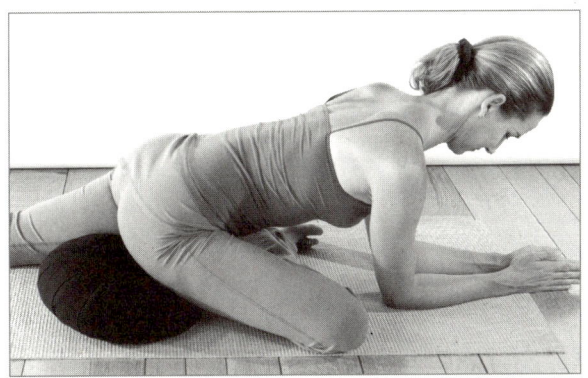

사진 9.10 잠자는 백조 자세 변형 1

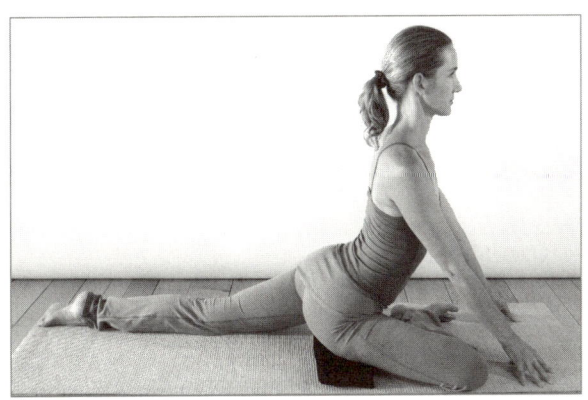

사진 9.11 잠자는 백조 자세 변형 2

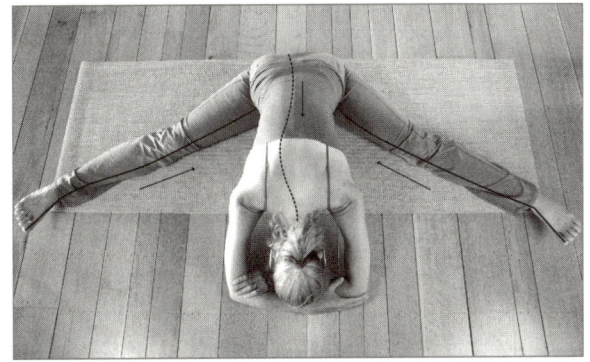

사진 9.12 잠자리 자세와 간 경락

송장 자세

등을 대고 편히 눕는다. 손바닥이 위를 향하게 한 상태로 몸 양옆에 편하게 내려놓거나사진 9.13 참고, 배 위에 가볍게 올려놓는다. 발은 바깥쪽으로 살짝 벌려도 되고 안쪽으로 오므려도 된다. 체중을 바닥에 내려놓고 정신은 심장 쪽에 집중한다.

지금까지 몸의 여러 조직을 잡아당기고 눌렀으니, 이제는 우리 몸이 지닌 자연 치유 능력이 발휘되게 하자. 쉬는 동안 우리 내부에서 심신의 유기적인 반응이 일어나면서 신체 오염 물질과 정신을 산란하게 하는 것들을 제거해 주고, 활기를 되찾을 에너지를 주고, 자연스럽게 깨어 있게 해줄 것이다. 원기를 회복시켜 주는 요가 자세들을 다 하고 난 지금, 긴장을 풀고 5~10분 정도 편안하게 쉰다.

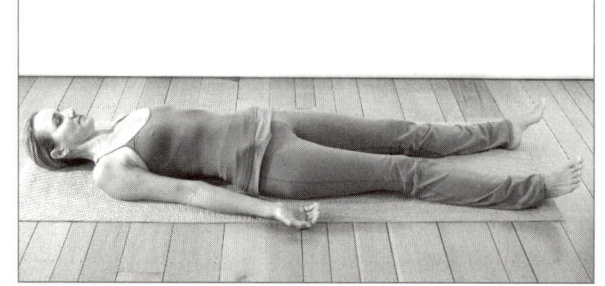

사진 9.13 송장 자세

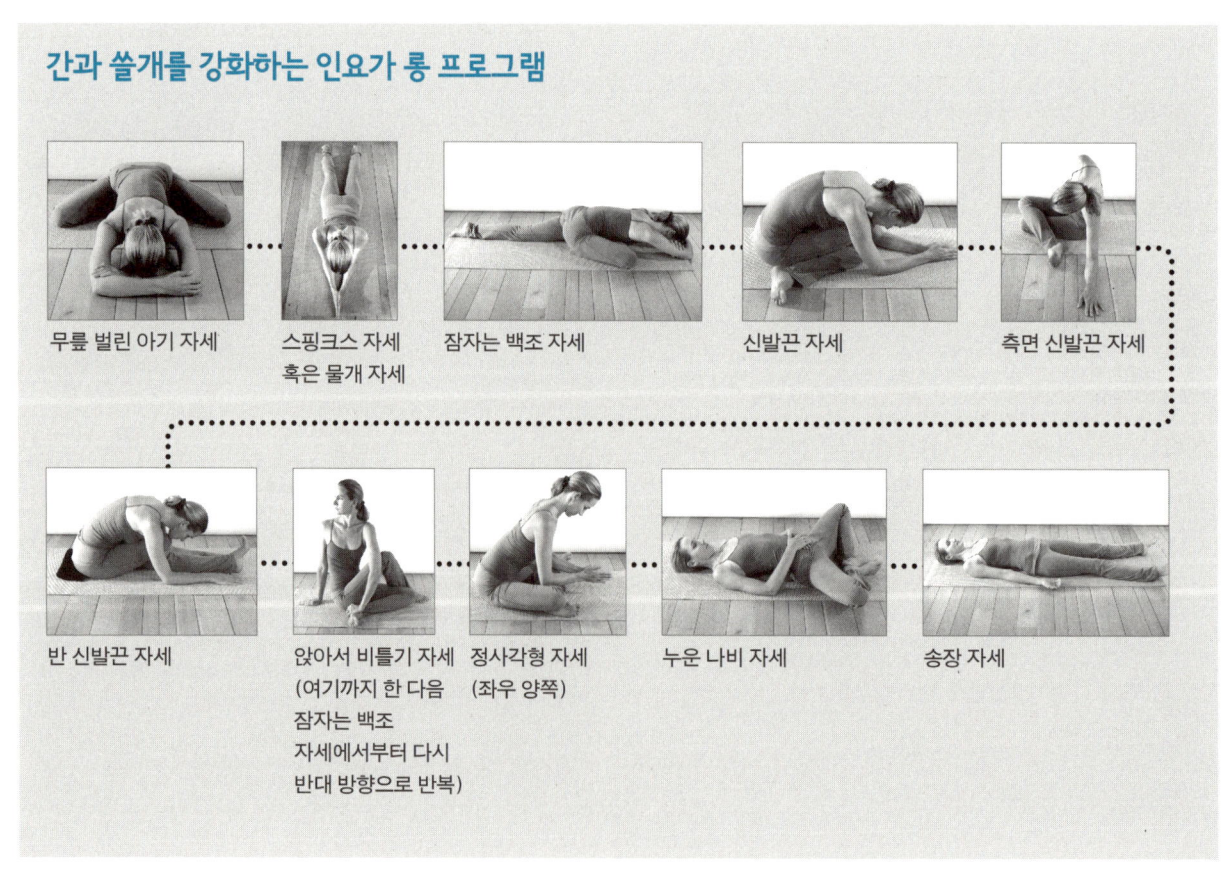

이 프로그램은 엉덩이를 바깥쪽으로 회전하는 것에 집중해 쓸개 경락과 간 경락을 자극한다. 몸의 한쪽으로 기가 잘 흐르게 해주는 자세들을 하고 나서 반대쪽도 반복한다. 이처럼 엉덩이를 바깥쪽으로 열어 주는 자세들은 많은 사람들이 힘들게 느끼기 때문에, 도입부에 신장 강화 자세 물개 자세를 배치하고 중간쯤에 다시 신장 강화 자세 반 신발끈 자세를 배치해 기운을 회복하는 데 도움을 주도록 했다.

무릎 벌린 아기 자세

이 자세에서는 허벅지 안쪽과 사타구니의 조직을 당겨줌으로써 간 경락을 자극한다 사진 9.14 참고.

아기 자세에서 무릎을 가능한 한 넓게 벌리고 엉덩이는 발바닥의 오목한 부분에 내려놓는다. 팔이나 가슴으로 바닥을 받치고 이마를 팔 위에 내려놓거나 고개를 옆으로 돌린 상태로 몸을 앞으로 숙인다. 사타구니를 다친 적이 있다면 무릎을 심하게 벌리지 않도록 조심한다.

자세를 3~5분 정도 유지한다. 그러고 나서 양손을 앞으로 뻗고 숨을 들이쉬면서 엉덩이를 바닥에서 든다. 그 다음에 한쪽 무릎을 들어서 몸의 중심 쪽으로 가져오고, 나머지 한쪽 무릎도 들어서 몸의 중심 쪽으로 가져온다. 이 자세를 오랫동안 하고 난 뒤에는 두 다리를 너무 가까이 모으지 않는 것이 좋다. 아기 자세로 쉰다.

스핑크스 자세

55쪽에서 설명한 대로 스핑크스 자세 사진 9.15 참고를 한다. 아니면 후굴 자세를 깊이 할 수 있다면 56쪽에서 설명한 대로 물개 자세 사진 9.16 참고를 한다.

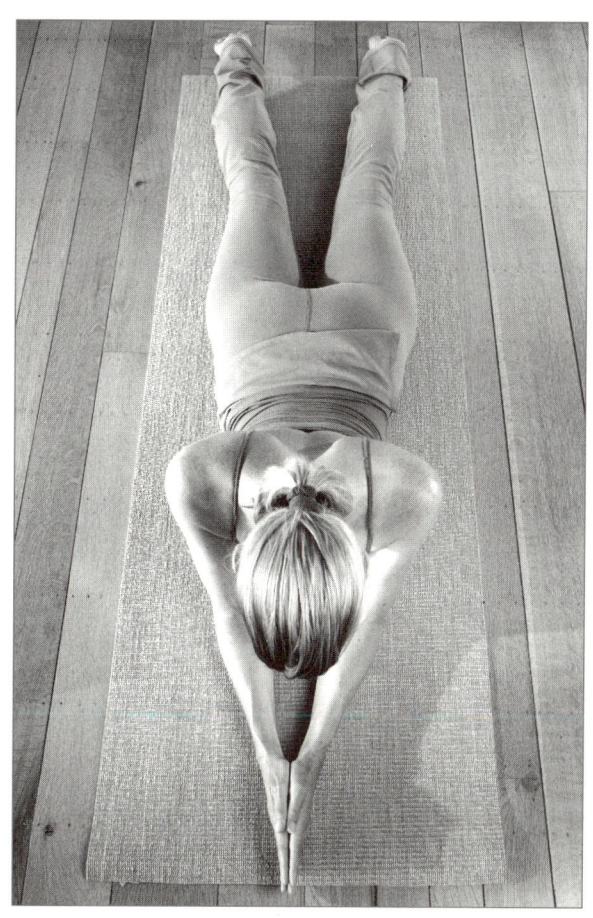

사진 9.15 스핑크스 자세

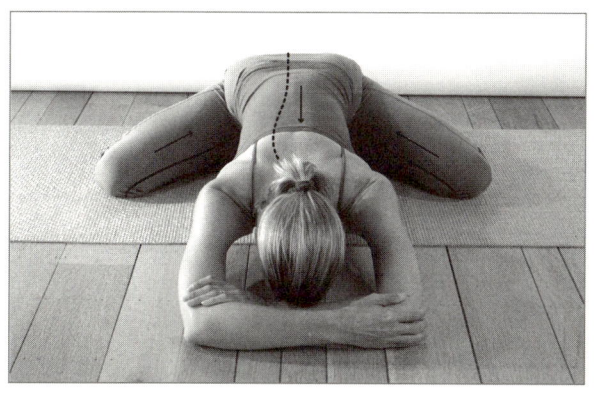

사진 9.14 무릎 벌린 아기 자세와 간 경락

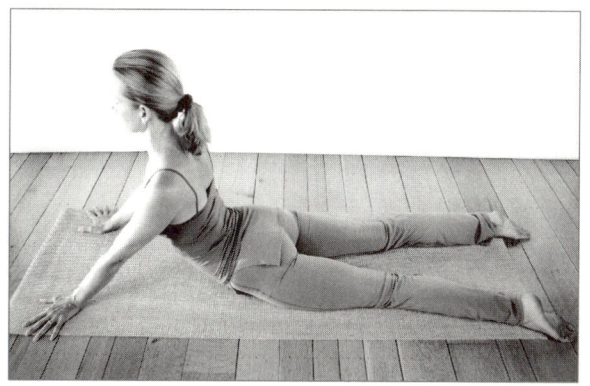

사진 9.16 물개 자세

잠자는 백조 자세

79쪽의 설명 대로 잠자는 백조 자세^{사진 9.17 참고}를 한다.

신발끈 자세

두 손으로 바닥을 짚고 몸을 일으킨 다음 뒤에 있던 다리를 앞으로 가져와 오른쪽 허벅지를 왼쪽 허벅지 위에 올려 신발끈 자세를 한다^{사진 9.18 참고}. 76쪽에서 설명한 대로 자세를 하고 3~5분 정도 유지한다.

측면 신발끈 자세

앉아서 오른쪽 다리를 왼쪽 다리 위에 올리고 양쪽 무릎을 포갠다. 체중을 오른쪽 좌골에 싣는다. 왼손을 몸 왼쪽 바닥으로 멀리 뻗어서 왼쪽 엉덩이와 같은 선상에 내려놓는다. 오른쪽 좌골이 바닥에서 뜨지 않고 손을 멀리 뻗을 수 있다면 팔을 바닥에 내려놓고 머리의 힘을 빼고 왼쪽으로 떨군다^{사진 9.19 참고}.

2~3분 정도 자세를 유지한 후 몸을 바로 세워 반 신발끈 자세를 한다.

반 신발끈 자세

이 자세는 오른쪽 엉덩이 바깥쪽을 따라 지나가는 쓸개 경락과 앞으로 뻗은 왼쪽 다리로 지나가는 방광 경락을 자극시켜 준다^{사진 9.20 참고}.

신발끈 자세에서 왼쪽 다리를 앞으로 뻗는다. 자세가 어렵다면 좌골 밑에 담요 접은 것을 받쳐서 상체가 엉덩이에서부터 앞으로 기울어지도록 한다. 왼쪽 무릎이 불편하다면, 왼쪽 허벅지의 사두근을 이용해도 된다. 다리 뒤쪽 근육이 너무 당기면 담요 접은 것을 왼쪽 무릎 밑에 받쳐 무리가 덜 가게 한다. 엉덩이가 너무 당기거나 허리 아래쪽이 유연하지 않아서 앞으로 뻗은 다리 쪽으로 상체를 굽힐 수가 없다면, 이 자세 대신 앞에서 소개한 바늘귀 자세를 하는 것이 낫다^{77쪽 참고}.

자세를 잡은 후 3~5번 호흡한다. 그러고 나서 숨을 들이쉬면서 상체를 일으킨다.

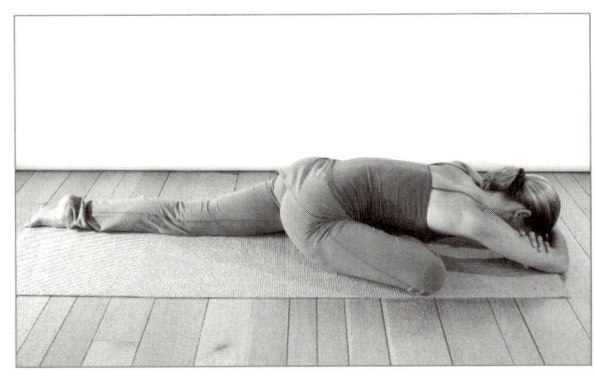

사진 9.17 잠자는 백조 자세

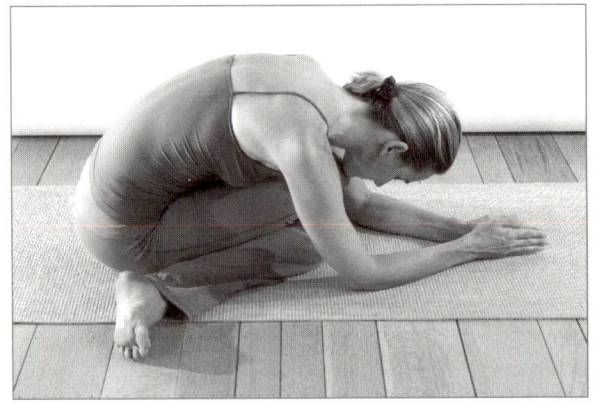

사진 9.18 신발끈 자세

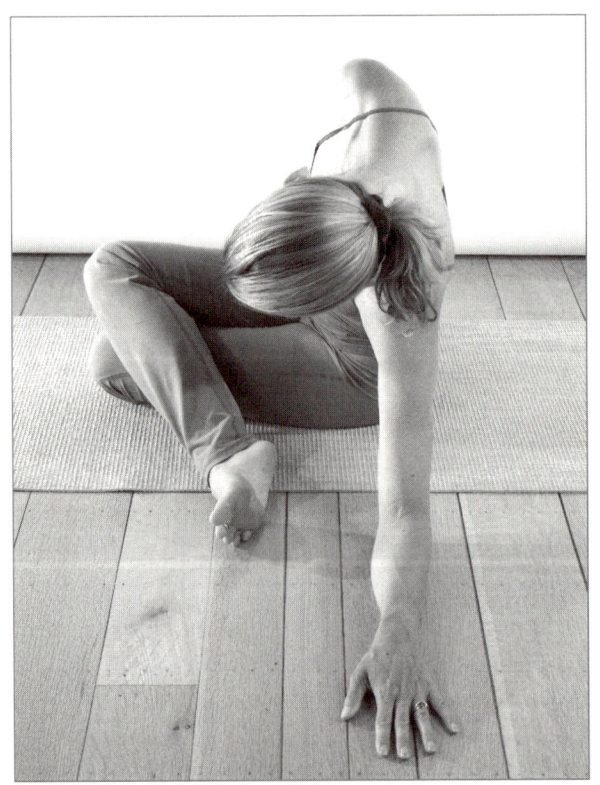

사진 9.19 측면 신발끈 자세

앉아서 비틀기 자세

이 자세는 엉덩이 옆으로 지나가는 쓸개 경락과 사타구니로 지나가는 간 경락을 자극해 준다 사진 9.21 참고.

반 신발끈 자세에서 왼쪽 무릎을 구부려서 왼발을 오른쪽 엉덩이 옆에 놓는다. 오른발은 왼쪽 무릎 바깥쪽 바닥을 디딘다 오른쪽 무릎은 세운다. 그리고 왼손이나 왼쪽 팔꿈치로 오른쪽 무릎을 감싸고 왼손으로 왼발을 잡는다. 오른손은 몸 뒤쪽 바닥을 짚어도 되고 왼쪽 허벅지 안쪽에 놓아도 된다. 이 자세가 왼쪽 무릎에 무리를 줄 것 같으면 왼쪽 다리를 앞으로 뻗는다 사진 9.22 참고. 왼손의 자세는 다양하게 해도 된다. 왼손으로 오른쪽 허벅지를 감싸도 되고 사진 9.23 참고, 왼손을 오른쪽 무릎 밑으로 넣어서 오른손과 왼손을 깍지 껴도 된다 사진 9.24 참고.

자세를 잡고 가슴을 들어 올리고 천천히 호흡을 한다. 호흡에 따라 횡격막이 소화 기관들을 마사지해 준다고 생각하며 천천히, 의식적으로 호흡한다.

자세를 3~5분 유지한다. 그러고 나서 숨을 내쉬면서 왼쪽 팔을 풀고 오른쪽 발을 왼쪽 발 옆에 갖다 놓는다. 그리고 아기 자세로 휴식을 취한다.

아기 자세를 하고 나서, 방향을 바꾸어 잠자는 백조 자세에서 시작해서 프로그램을 반복한다 잠자는 백조 자세, 신발끈 자세, 측면 신발끈 자세, 반 신발끈 자세, 앉아서 비틀기 자세를 하고 마지막으로 아기 자세를 한다.

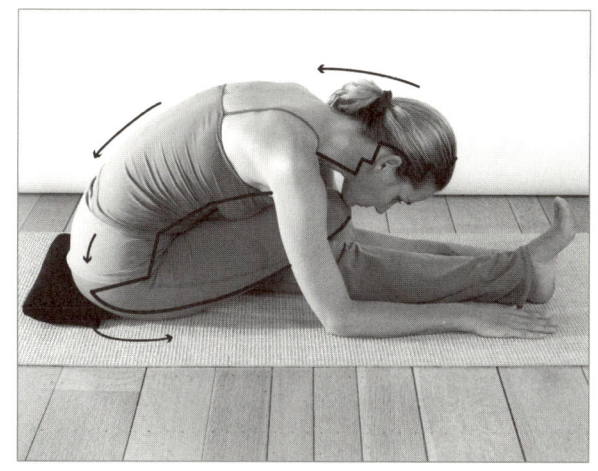

사진 9.20 반 신발끈 자세와 쓸개 경락

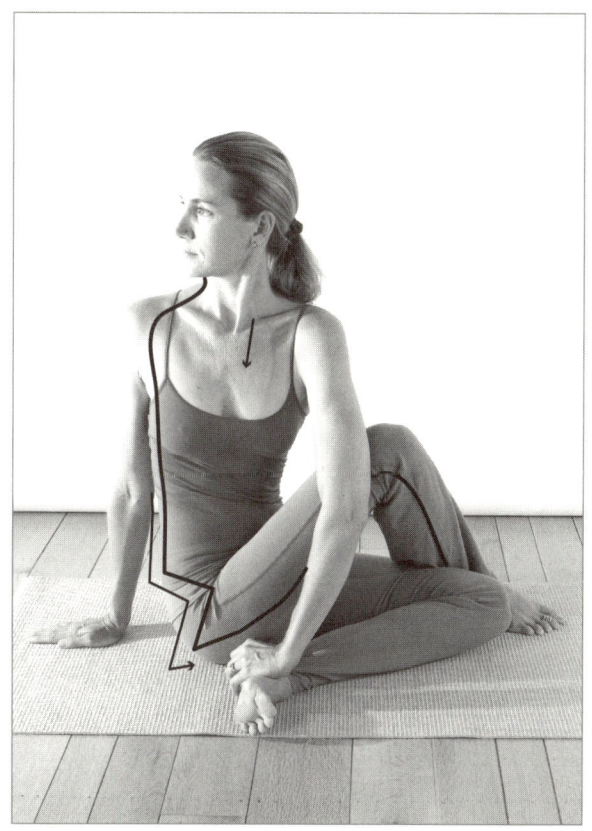

사진 9.21 앉아서 비틀기 자세와 쓸개 경락

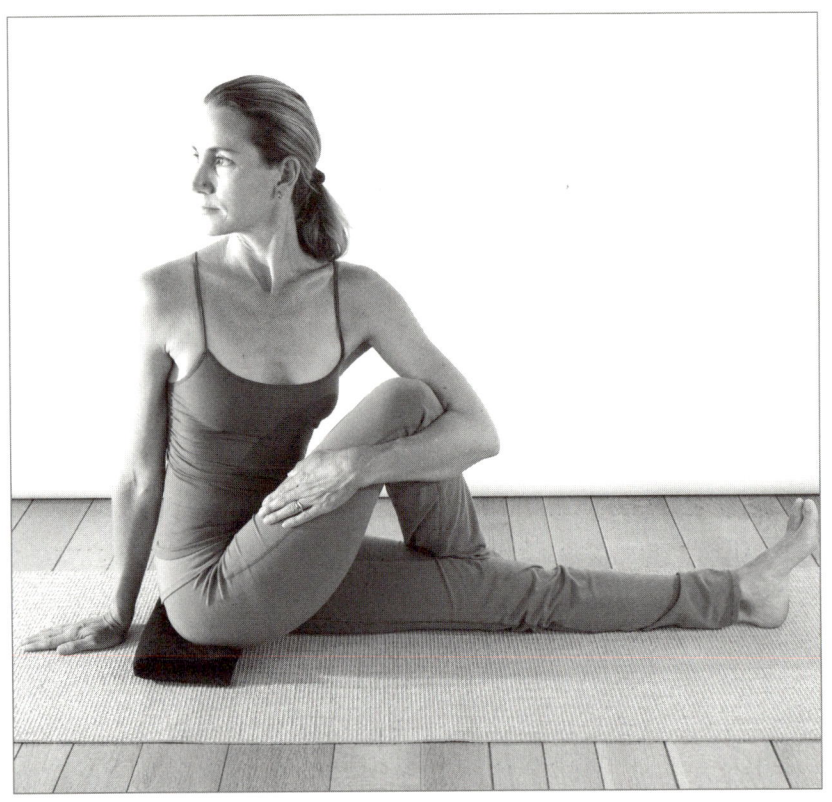

사진 9.22 앉아서 비틀기 자세 변형 1

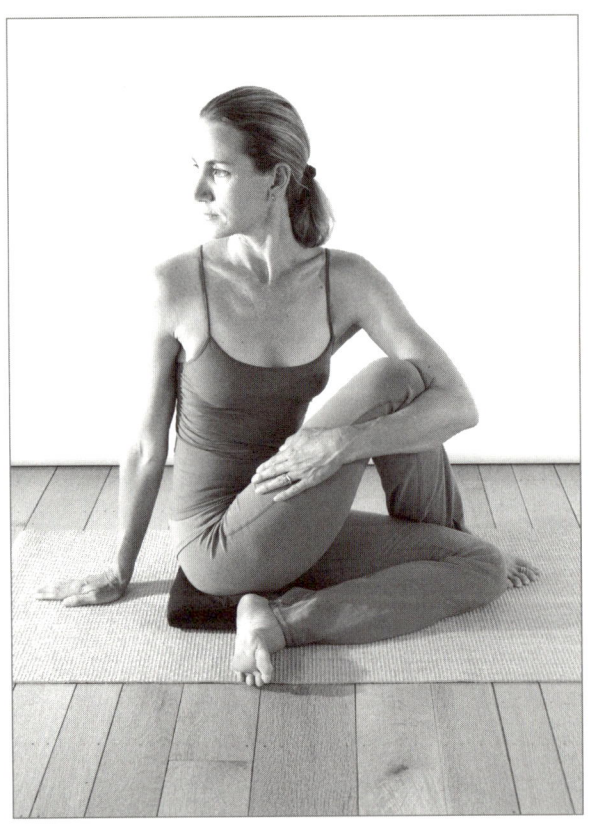

사진 9.23 앉아서 비틀기 자세 변형 2

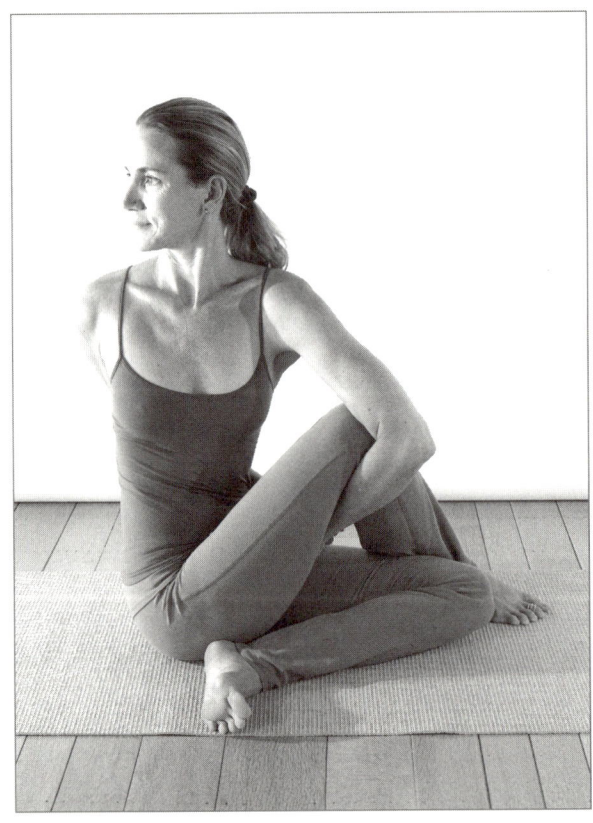

사진 9.24 앉아서 비틀기 자세 변형 3

정사각형 자세

이 자세는 엉덩이 바깥쪽으로 지나가는 쓸개 경락을 자극하고 사타구니 안쪽으로 지나가는 간 경락의 흐름을 자극한다 사진 9.25 참고.

책상다리를 하고 앉아 오른쪽 발을 왼쪽 무릎 위에 올리고, 왼쪽 발은 오른쪽 무릎 밑에 놓는다. 그렇게 하면 양쪽 정강이가 겹쳐진다. 좌골 밑에 쿠션을 받쳐서 골반이 앞으로 잘 기울어지게 해도 된다. 두 다리 사이에 삼각형 공간이 생겨야 한다. 오른쪽 무릎을 왼쪽 발 위에 놓을 수 없으면 오른쪽 허벅지와 좌골 밑에 담요를 받친다 사진 9.26 참고.

이 자세를 할 때 왼쪽 무릎이 심하게 눌리는 느낌이 들면, 책상다리에서 오른발을 왼쪽 무릎 앞의 바닥에 놓는다 사진 9.27 참고. 이렇게 앉아서 몸을 앞으로 구부리는 전굴 자세를 할 때 허리 아래쪽에 심하게 무리가 가지 않으면 체중을 엉덩이에 싣고 팔을 정강이에 올려놓거나 정강이 앞쪽 바닥에 내려놓는다 사진 9.28 참고.

자세를 3~5분간 유지한다. 그러고 나서 숨을 들이쉬면서 척추를 바로 세우고 손으로 바닥을 짚어 몸을 뒤로 지지한 다음 두 다리를 앞으로 뻗고 손으로 바닥을 짚은 상태로 몸을 기댄 채 쉰다. 그다음에 방향을 바꾸어 자세를 반복한다.

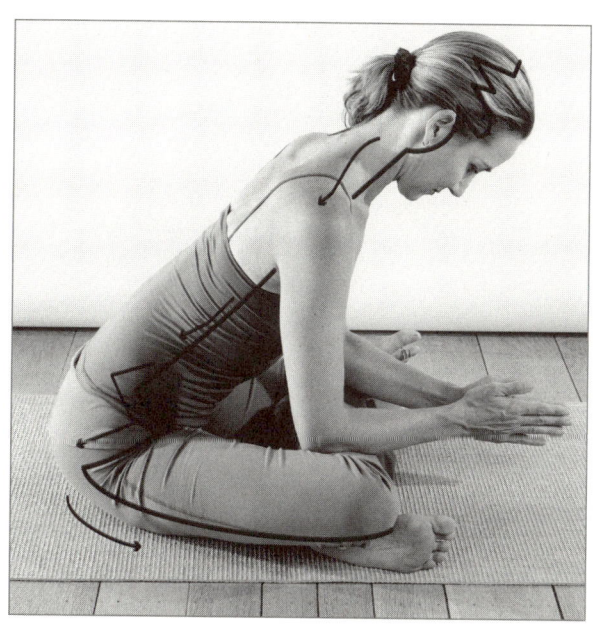

사진 9.25 정사각형 자세와 쓸개 경락

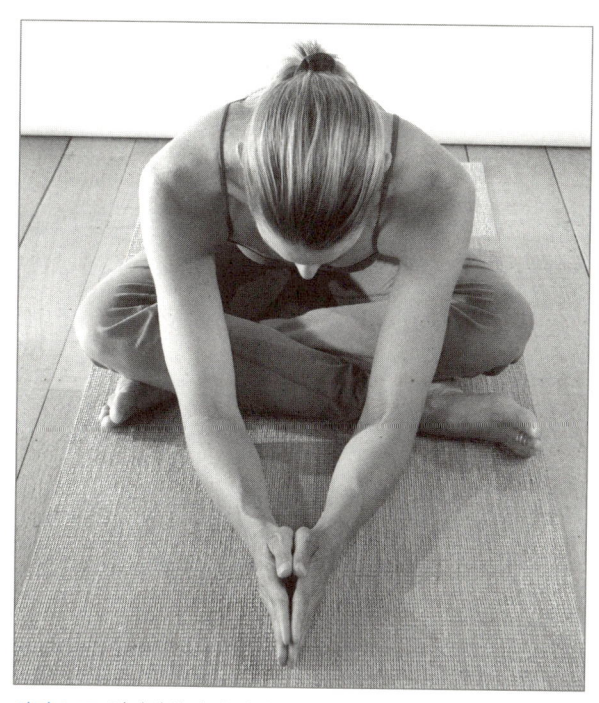

사진 9.27 정사각형 자세 변형 2

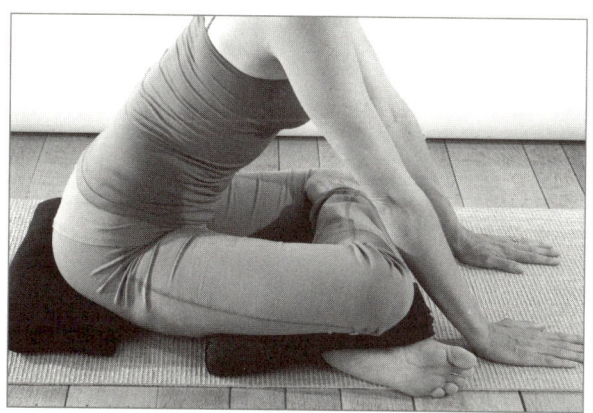

사진 9.26 정사각형 자세 변형 1

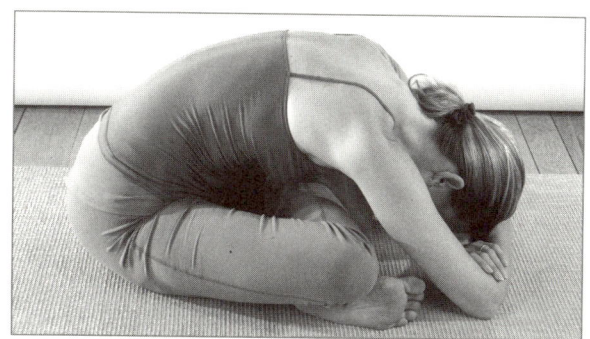

사진 9.28 정사각형 자세 변형 3

누운 나비 자세

53쪽의 설명대로 누운 나비 자세를 한다^{사진 9.29 참고}.

송장 자세

61쪽의 설명대로 송장 자세를 한다^{사진 9.30 참고}.

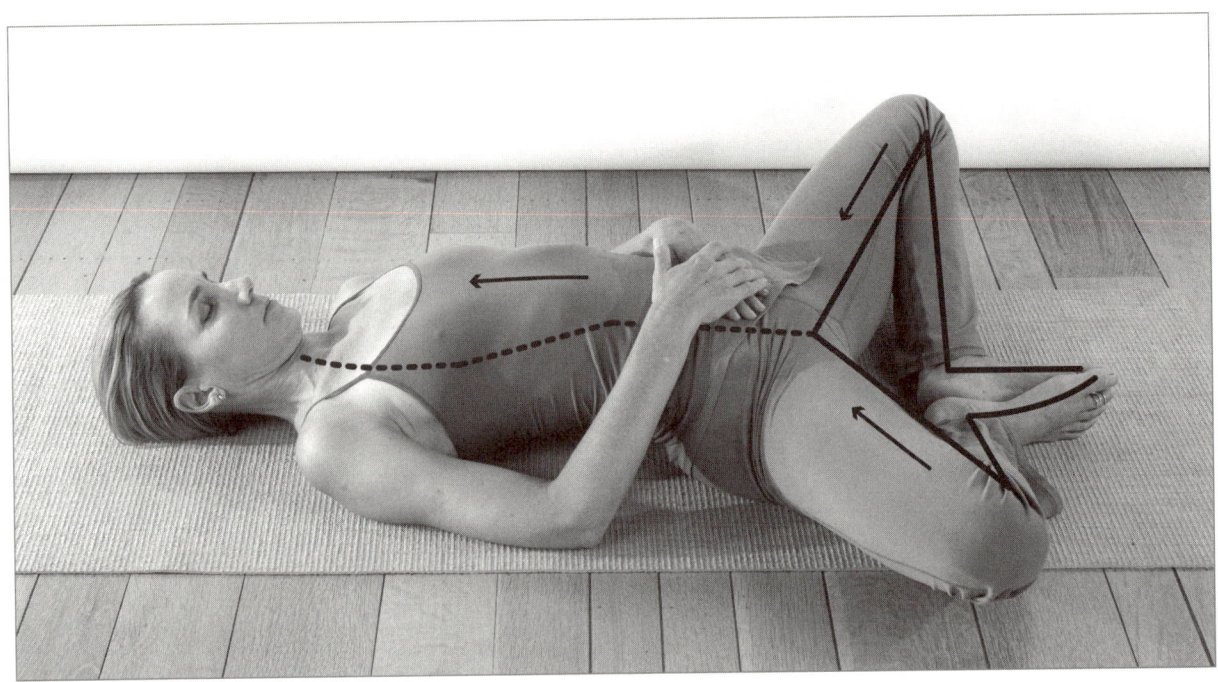

사진 9.29 누운 나비 자세와 간 경락

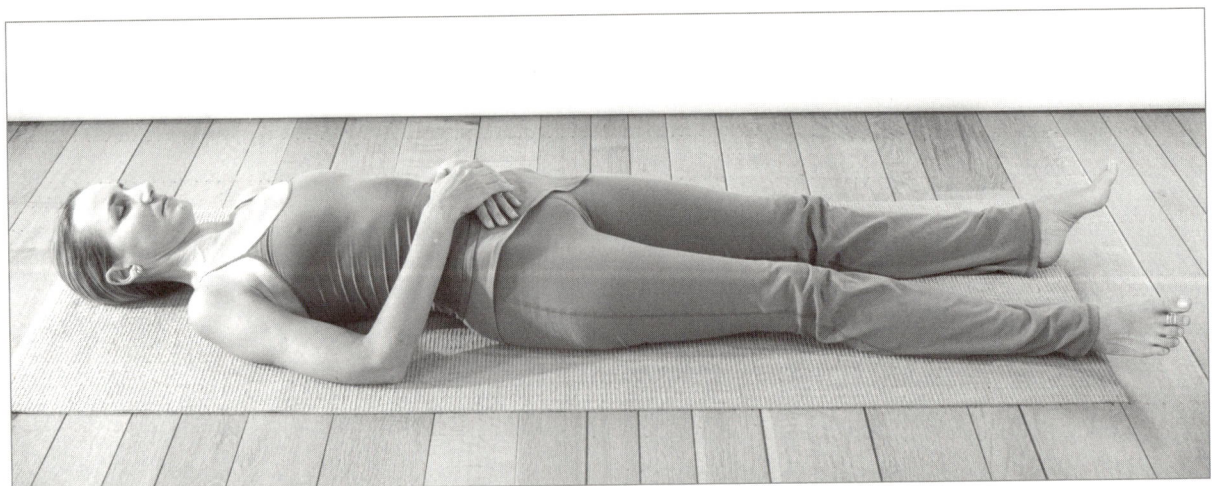

사진 9.30 송장 자세

10
비장과 위

비장脾臟과 위는 식생활에 가장 크게 영향을 받는 장기이다. 지금까지 짝을 지어 소개한 다른 장기들과 마찬가지로, 비장과 위는 신체적 기능은 다르지만 에너지적·정신적·정서적 특성은 비슷하다. 쓸개와 마찬가지로 우리는 비장이 없어도 살 수 있지만, 비장과 쓸개의 에너지는 설령 그 장기가 제거된다 해도 경락을 따라 몸속을 흐르면서 계속해서 우리 심신에 영향을 미친다.

신체적 특성

● **비장**

비장은 소화를 담당하는 주요 장기이며, 혈액을 저장하는 곳이고 크기는 심장과 거의 같다. 비장은 위급 상황에서 우리 몸에 혈액을 공급한다. 횡격막 아래 위장 뒤 왼쪽에 자리 잡고 있다. 비장은 오래된 적혈구를 파괴하고 재활용하는 림프구를 만들어 낸다. 비장은 또한 백혈구가 외부에서 침입한 균을 걸러내는 곳이기도 하다.

● **위**

위는 횡격막 왼쪽, 식도와 소장 사이에 자리 잡고 있다. 위는 소화를 관장하는 주요 장기로, 음식을 받아들여서 흡수와 분배 과정을 시작한다. 사용할 수 있는 영양분은 비장으로 보내고 불순물이 섞인 것은 소장으로 보내서 다시 한 번 여과되게 한다. 보통 음식물은 위에 3~4시간 머무른다. 위는 우리 몸에서 가장 중요한 역할 중 하나를 한다. 신체적·정신적·심적 성장을 위한 우리 몸의 에너지가 바로 위를 통해 공급되기 때문이다. 체질에 맞는 오염되지 않은 음식과 물을 섭취하는 것은 우리 몸이 건강하게 기능하기 위해 대단히 중요하다. 위의 기를 어지럽히는 주된 요인은 우리가 먹는 음식이기 때문이다.

에너지적 특성

비장은 다른 장기들의 생명의 원천으로 여겨진다. 섭취한 음식에서 영양분을 추출해 피와 기로 전환시키기 때문이다. 이렇게 음식물을 통해 얻은 기는 수증기처럼 위로 올라 기와 혈이 함께 통합되는 폐로 보내진다. 비장의 기가 균형을 잃으면, 온몸의 조화가 깨질 수 있다. 그러면 기가 손상되거나 피가 탁해진다.

비장의 기가 균형을 이루면 우리 몸의 순환도 조화롭게 이루어진다. 튼튼하고, 감각이 살아 있고, 충만한 느낌이 든다. 반대로 비장의 기가 균형을 잃으면 몸과 마음이 충분한 에너지를 받아들이지 못해 무기력하고 약하고 둔해진다. 또한 수면, 호흡, 사고 등의 리듬이 깨진다. 궤양, 신경성 식욕 부진, 비만, 불임, 현실과 괴리된 기분 등은 모두 비장의 기가 고갈되었다는 신호다. 비장과 위의 기는 촉감, 침의 분비와 관련이 있고, 입에 상응한다.

정서적 특성

비장의 기는 자연의 5원소 중 흙과 연관이 있고 내면의 편안한 느낌과 관련이 있다. 몸·정신·영혼의 모든 차원에서 영양분을 흡수하는 능력과 관련이 있다. 비장의 기는 자신과 외부 세계를 이어 주는 고리다. 상황을 판단하고 적절한 대응 방법을 생각해 내는 능력과 관련이 있다. 비장의 기는 주변 세계와의 관계, 만족감에서 생기는 관계 맺는 능력, 어디에 있든 편안하게 있는 능력과 관련이 있다.

비장의 기가 균형을 잃으면 불안, 초조, 걱정을 느끼고, 수심에 잠기며, 동정을 받고 싶어 하며, 중심을 잃게 된다. 이런 감정이 만성화되면 쉽게 짜증이 날 수 있고, 비장의 기가 배출되는 출구인 입 안에 발진이 생길 수 있다.

정신적 특성

비장의 기는 명료한 사고, 연결 능력, 이해 능력, 통찰력과 관련이 있다. 다양한 인식과 생각을 통합하여 어떤 일을 수행할 때 일관성을 갖고 추진하게 해준다. 비장의 기가 조화와 균형을 잃으면 독단적이고 강박적인 사고나 망상, 융통성 없는 완강한 태도 등을 보이게 된다.

11
비장과 위의 건강을 위한 인요가

비장의 경락은 엄지발가락 안쪽 측면에서 시작되어 다리 안쪽을 따라 간 경락 바로 옆으로 지나간다. 사타구니를 따라 몸통으로 올라가 위와 비장을 통과하여 횡격막, 흉부, 심장을 지나 혀뿌리에서 끝난다.

위 경락은 코 옆에서 시작되어 아래로 내려가 횡격막을 통과하고 위와 비장으로 들어간 다음 다리 위쪽을 따라 내려가 두 번째 발가락에서 끝난다.

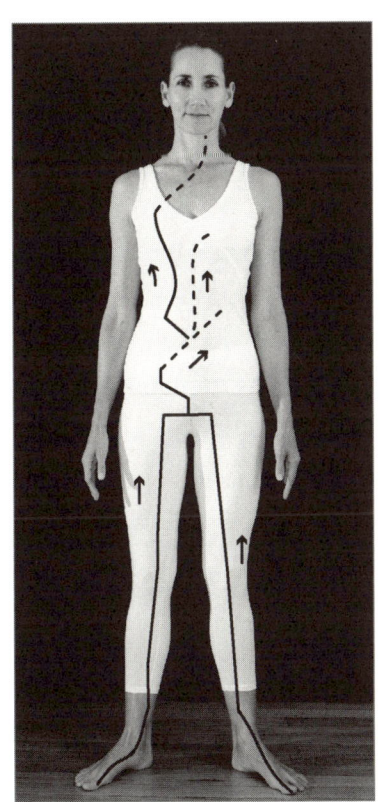

비장 경락

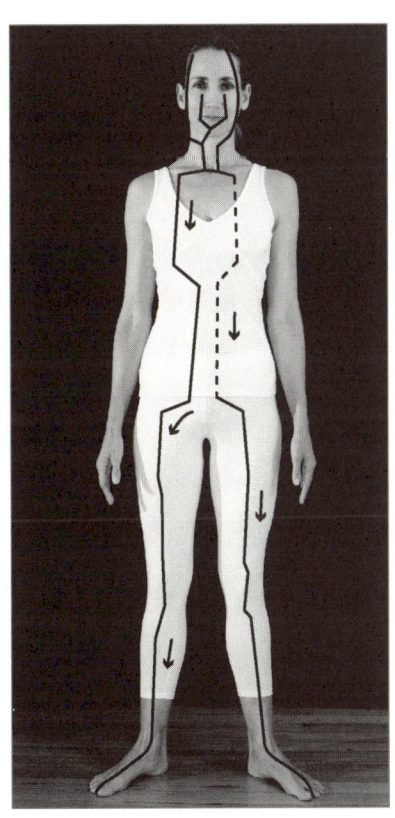

위 경락

비장과 위를 강화하는 인요가 쇼트 프로그램

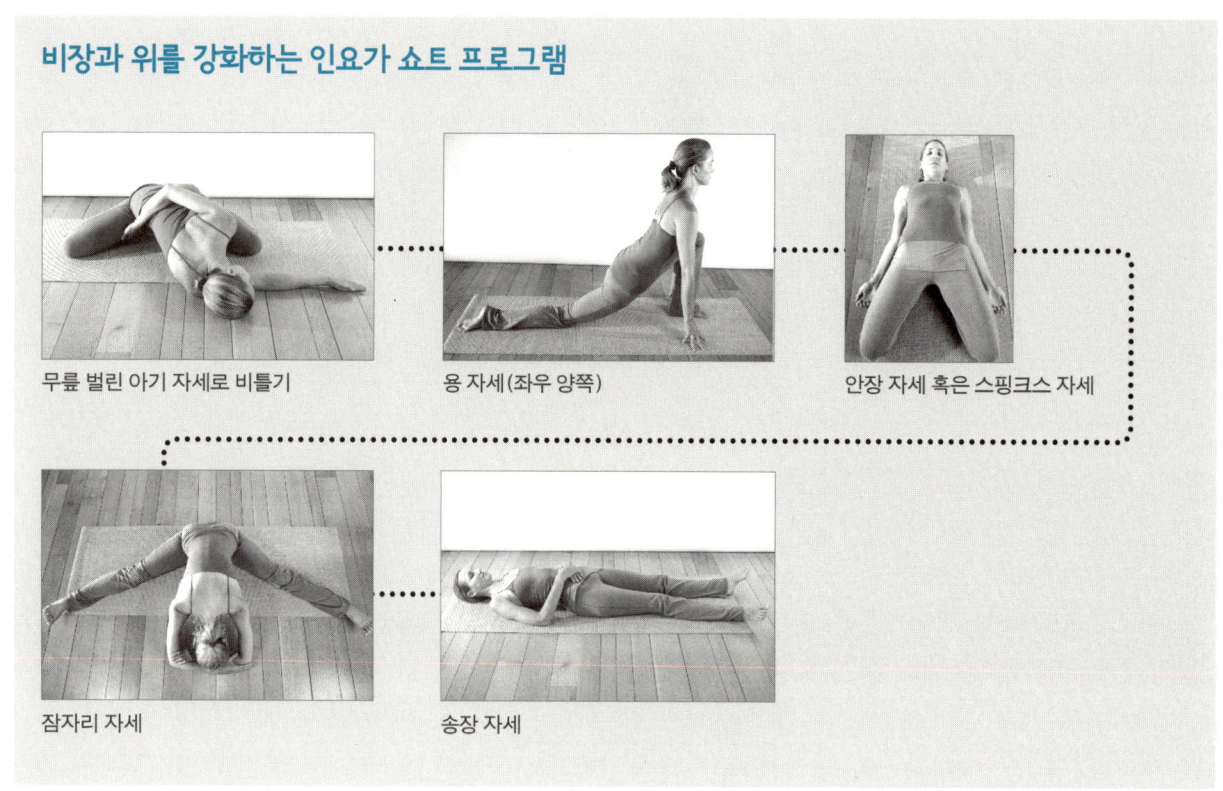

무릎 벌린 아기 자세로 비틀기 → 용 자세(좌우 양쪽) → 안장 자세 혹은 스핑크스 자세 → 잠자리 자세 → 송장 자세

무릎 벌린 아기 자세로 비틀기

이 자세는 다리 안쪽을 지나가는 비장 경락에 영향을 준다. 그리고 비트는 자세는 복부 앞으로 지나가는 위 경락을 자극해 준다 사진 11.1 참고.

아기 자세에서 시작해 무릎을 가능한 한 넓게 벌린다. 엉덩이는 발 가까이에 둔다. 왼쪽으로 몸을 비틀고 오른쪽 어깨를 왼쪽 무릎 쪽으로 가져간다. 오른쪽 어깨를 바닥에 내려놓고 팔을 쭉 뻗는다. 왼손은 등 뒤로 돌려서 허리 아래쪽에 놓아도 되고 오른쪽 허벅지 안쪽에 놓아도 된다. 머리는 바닥에 내려놓거나 오른팔에 올려놓는다.

이 자세를 3~5분간 유지한다. 그러고 나서 숨을 내쉬면서 왼손을 풀고 몸을 일으키면서 체중을 반대쪽으로 이동시킨다. 왼팔을 오른팔이 있던 자리에 놓고 왼쪽 어깨를 바닥에 내려놓고 오른팔을 뒤로 돌린다. 그 자세를 3~5분간 유지한다. 그러고 나서 숨을 내쉬면서 오른손을 풀어서 바닥을 짚는다. 숨을 들이쉬면서 몸을 일으키고, 두 손에 체중을 싣고 바닥을 짚은 후 벌렸던 무릎을 한데 모은 다음 아기 자세로 쉰다.

이 자세를 오랫동안 한 다음에는 두 다리를 너무 가깝게 붙이지 않는 것이 좋다. 한쪽 무릎을 들고 몸 중심으로 가져온 다음 나머지 무릎도 몸의 중심으로 가져온다. 아기 자세로 몇 번 더 호흡하며 쉰다.

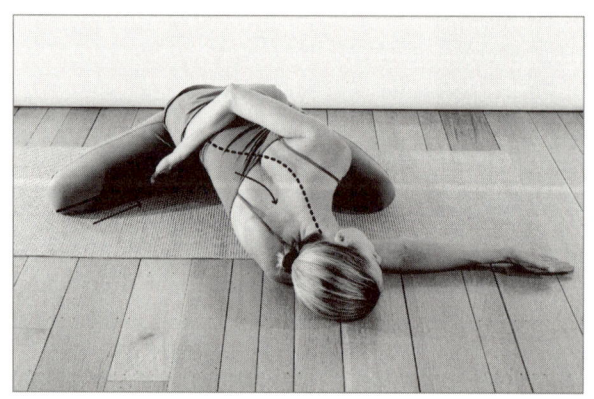

사진 11.1 무릎 벌린 아기 자세로 비틀기와 비장 경락

용 자세

아기 자세에서 몸을 일으켜 두 손으로 바닥을 짚고 왼쪽 다리를 앞으로 내밀어 런지 자세를 한다. 엉덩이는 왼발 쪽으로 당겨 와서 오른쪽 다리 안쪽에 적당한 긴장이 느껴지게 한다. 양손 손바닥이나 손가락 끝으로 바닥을 짚어도 되고 사진 11.2 참고, 왼발 왼쪽이나 오른쪽에 블록을 놓고 거기에 손을 짚어도 된다. 오른쪽 다리는 몸 뒤로 멀리 뻗는다.

손이나 팔꿈치를 앞으로 내민 다리 안쪽에 놓아도 되는데 사진 11.3 참고, 이 자세는 임신부에게 특히 좋다.

자세를 3~5분간 유지한다. 자세를 풀고 나올 때는 체중을 오른쪽 무릎에 싣고 숨을 내쉬면서 왼쪽 다리를 뒤로 보내 왼쪽 무릎을 오른쪽 무릎과 나란히 내려놓는다. 다리 방향을 바꾼 다음 동일한 자세로 3~5분 유지한다. 그러고 나서 아기 자세로 쉰다.

안장 자세

53쪽에서 설명한 대로 안장 자세 사진 11.4 참고를 한다. 주된 목표는 위 경락이 지나가는 허벅지 위쪽을 자극하는 것이므로, 안장 자세에서 발을 엉덩이 밑에 놓기보다는 엉덩이 옆에 놓아 보도록 한다. 무릎이 안 좋아서 부담스럽다면 55쪽에 소개한 스핑크스 자세 사진 7.8 참고를 한다.

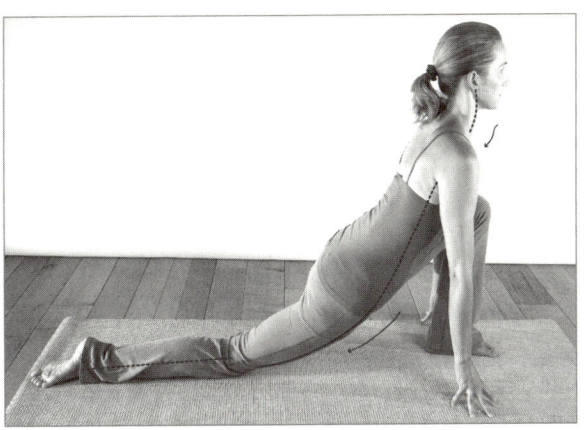

사진 11.2 용 자세와 위 경락

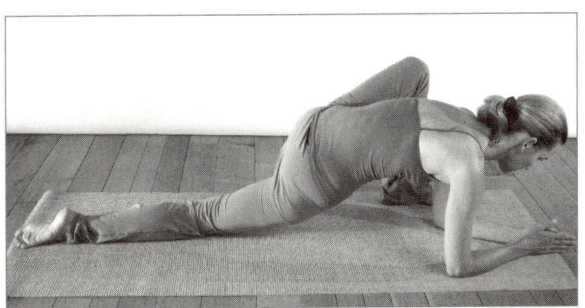

사진 11.3 용 자세 변형

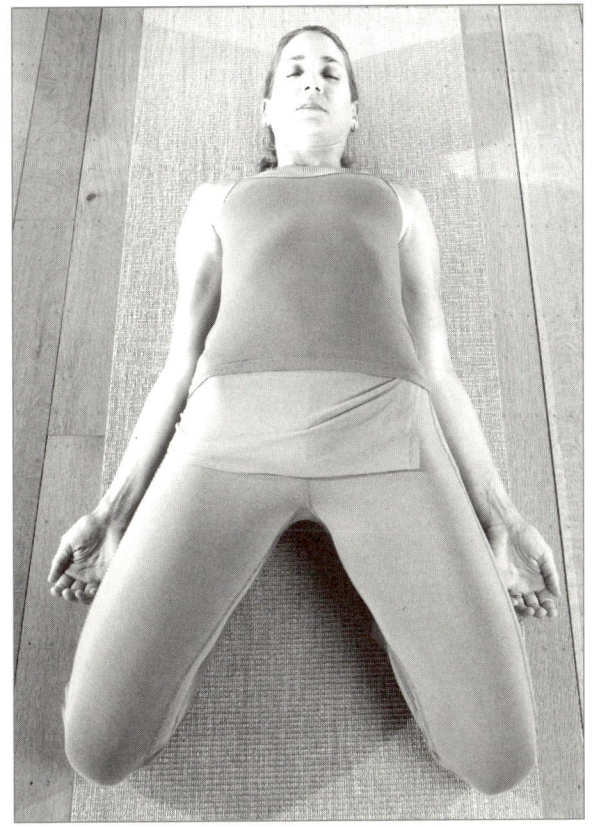

사진 11.4 안장 자세

잠자리 자세

잠자리 자세는 허벅지 안쪽을 지나가는 비장 경락을 자극한다. 64쪽에서 설명한 대로 잠자리 자세를 한다 사진 11.5 참고.

송장 자세

61쪽에서 설명한 대로 송장 자세 사진 11.6 참고를 한다.

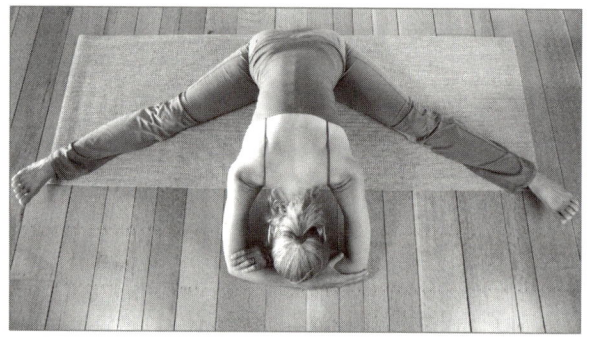

사진 11.5 잠자리 자세

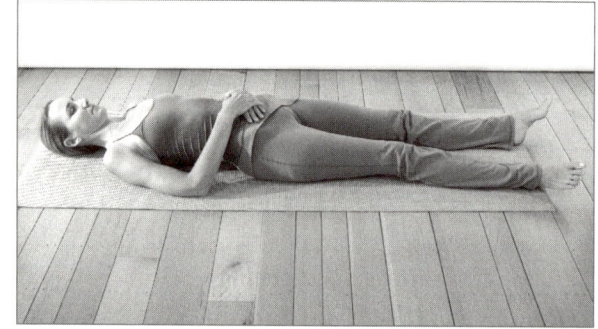

사진 11.6 송장 자세

비장과 위를 강화하는 인요가 롱 프로그램

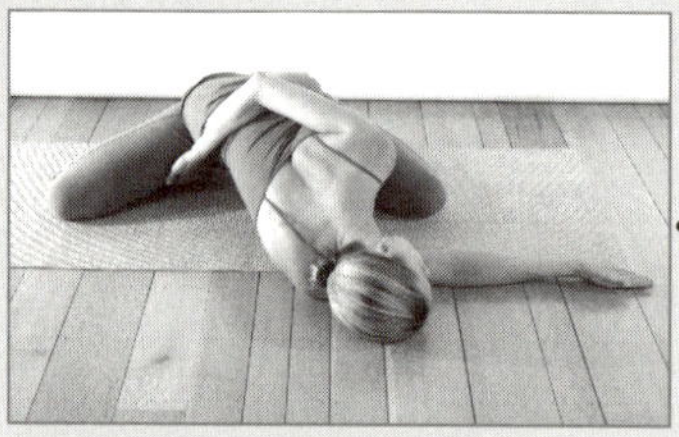

- 무릎 벌린 아기 자세로 비틀기
- 반 안장 자세 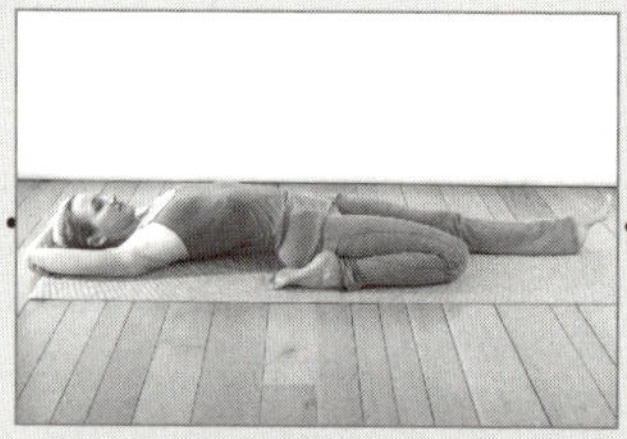
- 용 자세 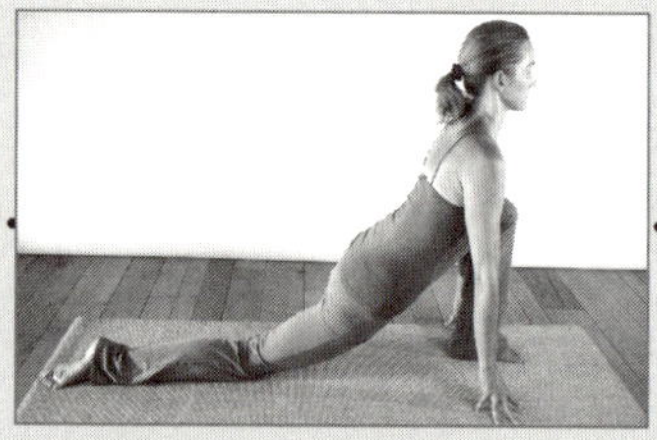
- 잠자는 백조 자세(왼쪽 무릎을 먼저 앞으로 내민다) 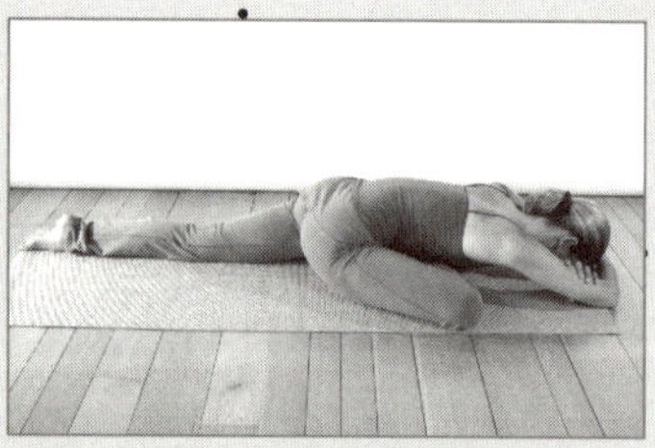
- 아기 자세 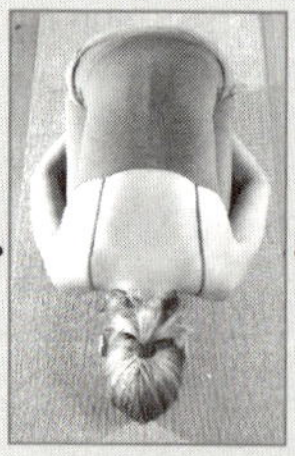
- 다리 방향을 바꾸어 반 안장 자세에서부터 프로그램 반복
- 안장 자세 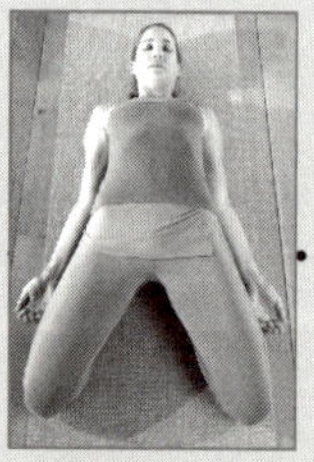
- 잠자리 자세로 비틀기 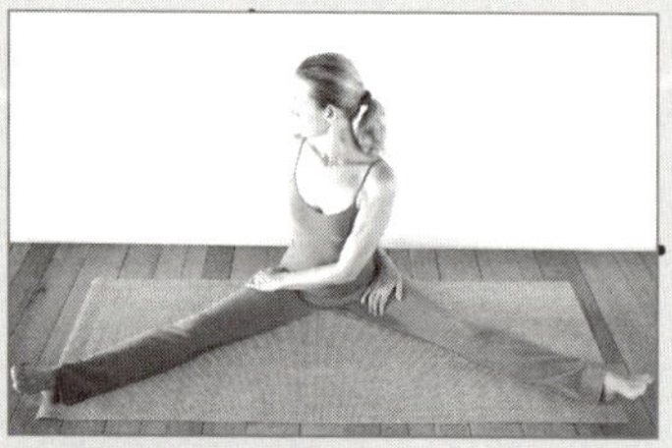
- 잠자리 자세 혹은 나비 자세 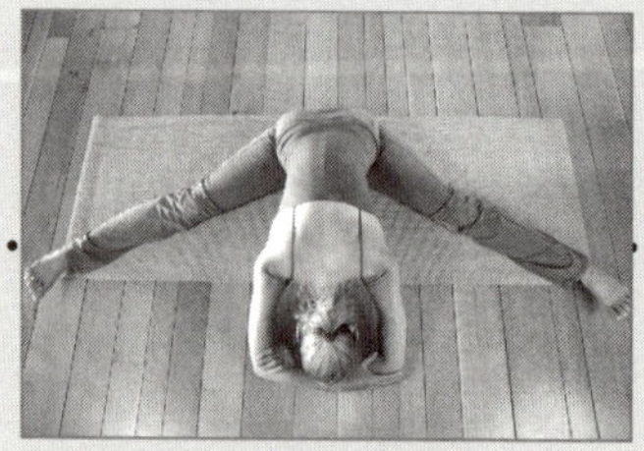
- 송장 자세

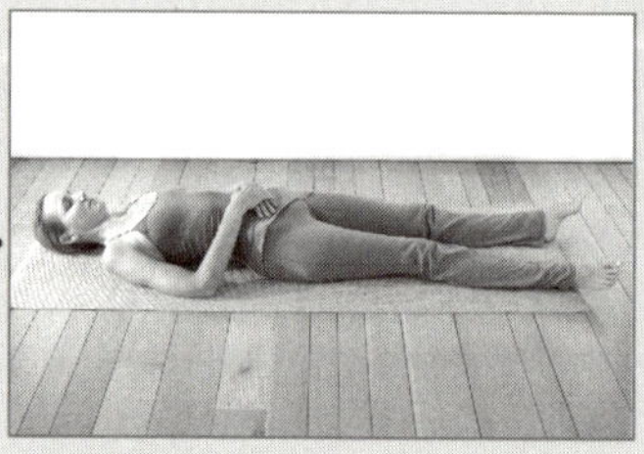

무릎 벌린 아기 자세로 비틀기

90쪽에서 설명한 대로 무릎 벌린 아기 자세로 비튼다 ^{사진 11.7 참고}.

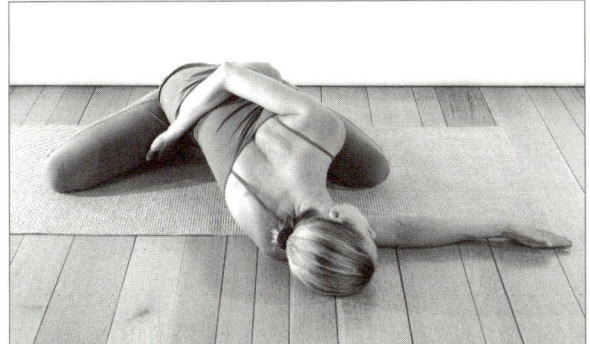

사진 11.7 무릎 벌린 아기 자세로 비틀기

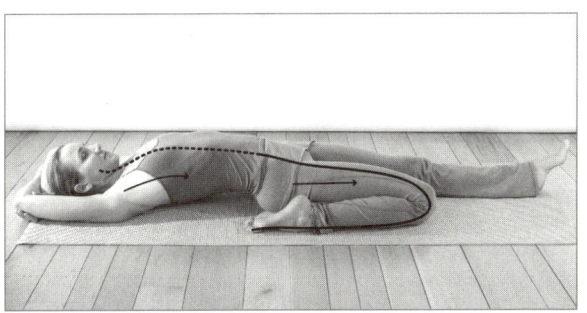

사진 11.8 반 안장 자세와 위 경락

반 안장 자세

이 자세는 허벅지 위쪽으로 지나가는 위 경락을 자극한다 ^{사진 11.8 참고}.

아기 자세에서 몸을 오른쪽으로 기울이면서 일으켜 왼쪽 다리는 앞으로 쭉 펴고 오른쪽 다리는 접어서 오른발을 엉덩이 옆에 붙인다. 손이나 팔꿈치를 접고 눕거나 팔을 쭉 펴고 눕는다. 오른쪽 무릎을 좀 덜 구부리고 싶다면 엉덩이 밑과 무릎 뒤에 담요 같은 것을 받친다 ^{사진 11.9 참고}. 등이나 머리 밑에 뭔가를 받쳐도 된다 ^{사진 11.9 참고}.

이 자세를 3~5분간 유지한다. 그러고 나서 숨을 들이쉬면서 팔꿈치와 손으로 바닥을 짚고 복근을 이용하여 일어난다. 이어서 왼발을 앞으로 내밀고 용 자세를 한다.

용 자세를 하기 전에 반 안장 자세에 몇 가지 변형 자세를 추가할 수 있다. 반 안장 자세에서 일어나 오른쪽 다리를 접은 채 두 무릎 사이를 넓게 벌리고 왼쪽 다리 위로 몸을 숙인다 ^{사진 11.10 참고}. 3~5분간 자세를 유지한다. 숨을 들이쉬면서 상체를 들어 올리고 다리는 벌린 상태에서 몸통을 두 다리 사이로 가져와 앞으로 숙이고 3~5분간 유지한다 ^{사진 11.11 참고}. 마지막으로, 오른쪽 다리는 뒤로 접고 두 무릎을 넓게 벌린 채 오른쪽으로 상체를 비튼다. 왼손을 오른쪽 다리 바깥쪽에 올리고 오른손은 왼쪽 다리 안쪽에 놓거나 몸 뒤쪽 바닥에 놓는다 ^{사진 11.12 참고}.

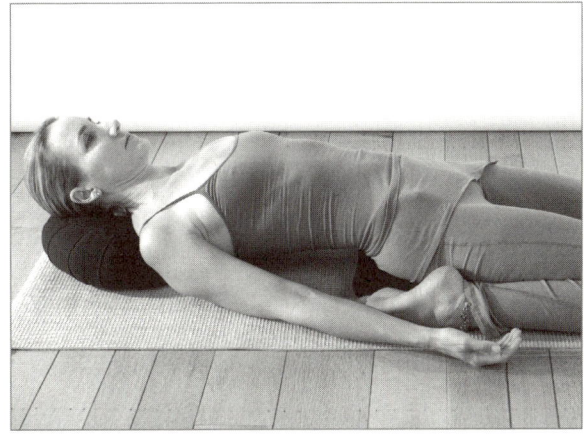

사진 11.9 반 안장 자세 변형 1

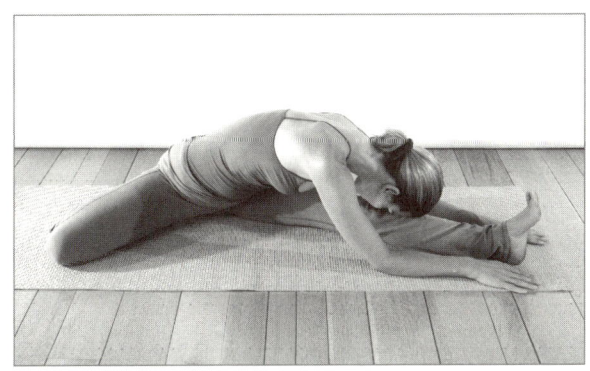

사진 11.10 반 안장 자세 변형 2

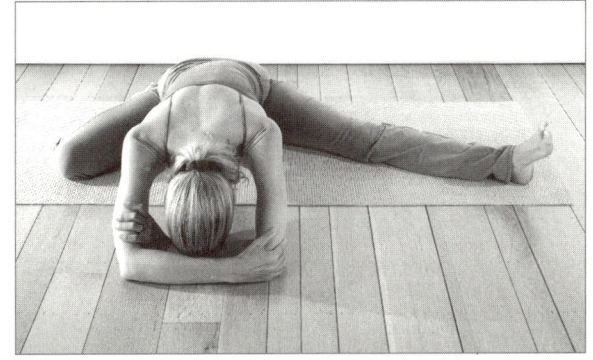

사진 11.11 반 안장 자세 변형 3

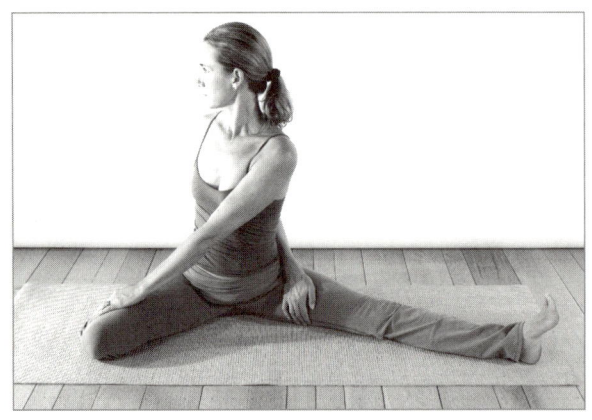

사진 11.12 반 안장 자세 변형 4

용 자세

반 안장 자세에서 몸을 들어 올리고 왼쪽 무릎을 굽혀서 용 자세 사진 11.13 참고를 한다. 왼쪽 발을 앞으로 내밀어 런지 자세로 체중을 앞쪽으로 싣고 오른쪽 다리를 뒤로 뻗는다. 이렇게 하면 반 안장 자세에서 구부렸던 오른쪽 무릎에 긴장이 풀린다.

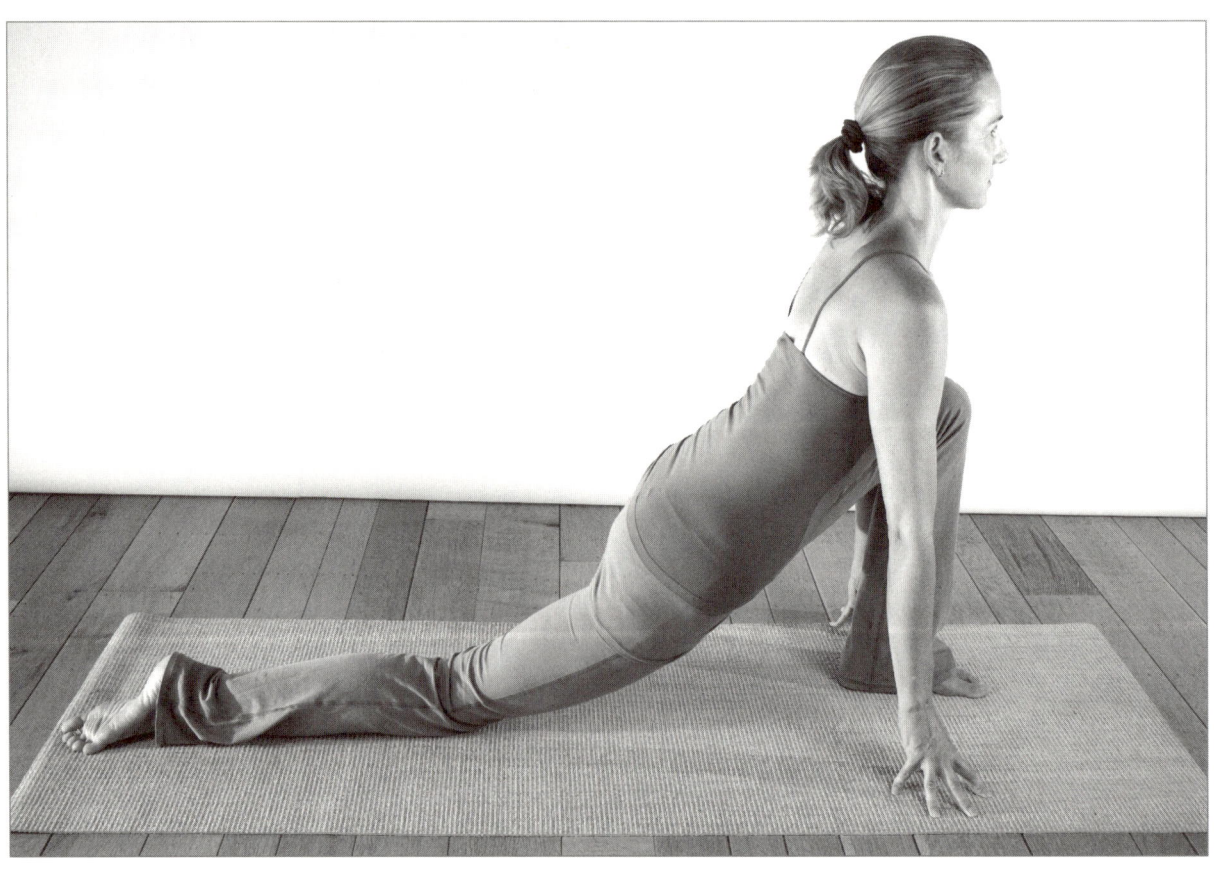

사진 11.13 용 자세

잠자는 백조 자세

이 자세는 앞으로 굽힌 다리의 사타구니와 뒤로 뻗은 다리의 허벅지 안쪽으로 흐르는 비장 경락을 자극한다 사진 11.14 참고.

용 자세에서 왼발을 오른쪽으로 몇 발자국 옮긴 다음 정강이와 무릎을 바닥에 대고 잠자는 백조 자세를 한다 아래 사진 11.14에서는 오른쪽 다리를 접고 왼쪽 다리를 뒤로 뻗고 있지만, 왼쪽 다리를 접고 오른쪽 다리를 뻗는 자세를 먼저 해야 한다. 왼쪽 무릎을 왼쪽으로 더 보내서 왼발이 몸의 중심과 같은 선에 놓이도록 한다. 잠자는 백조 자세에 대한 자세한 설명은 79쪽을 참고한다. 이 자세를 3~5분간 유지한다.

그러고 나서 숨을 들이쉬면서 엉덩이를 들고 왼쪽 다리를 접어 아기 자세를 취한다.

잠시 쉬었다가 다리 방향을 바꿔 지금까지 한 자세들을 다시 한 번 반복한다. 이번에는 반 안장 자세에서는 왼발을 뒤로 접고, 용 자세와 잠자는 백조 자세에서는 오른발을 앞으로 내민다. 다 하고 나면 아기 자세로 몇 번 호흡한다.

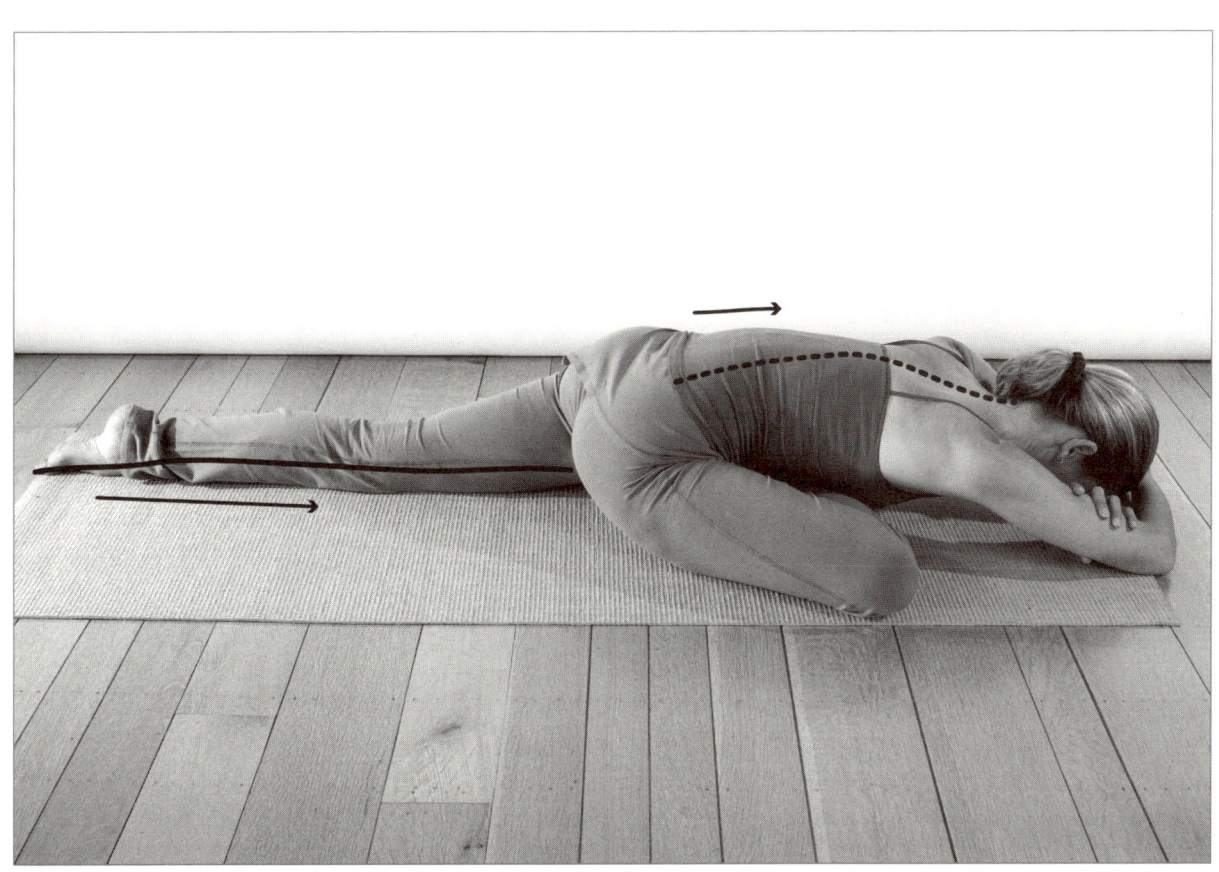

사진 11.14 잠자는 백조 자세와 비장 경락

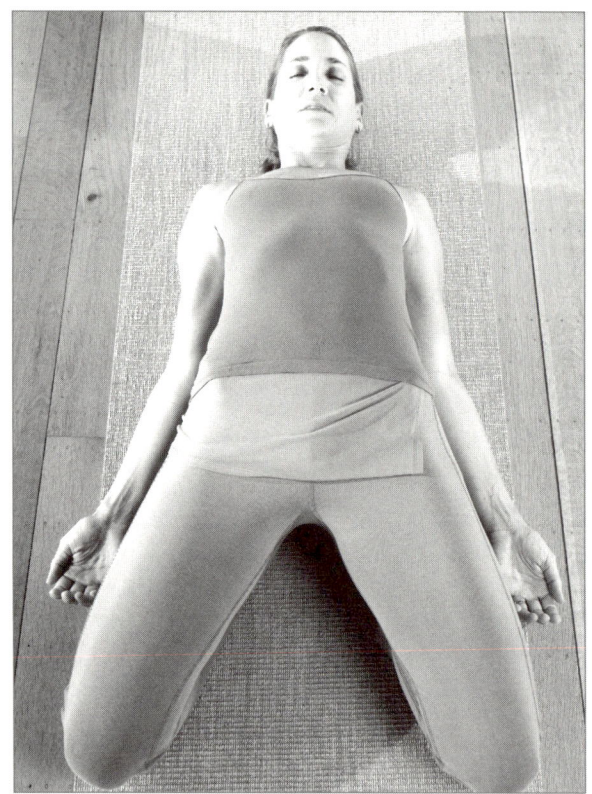

사진 11.15 안장 자세

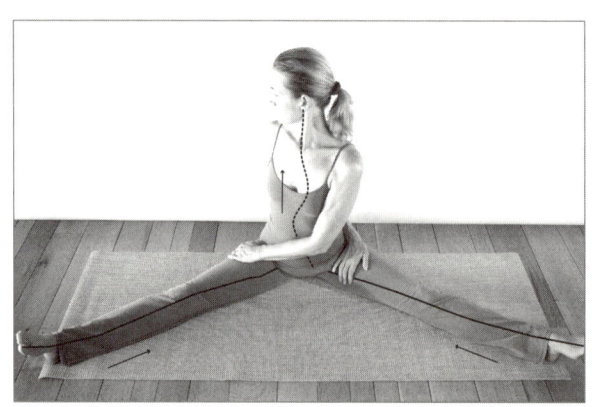

사진 11.16 잠자리 자세로 비틀기와 비장 경락

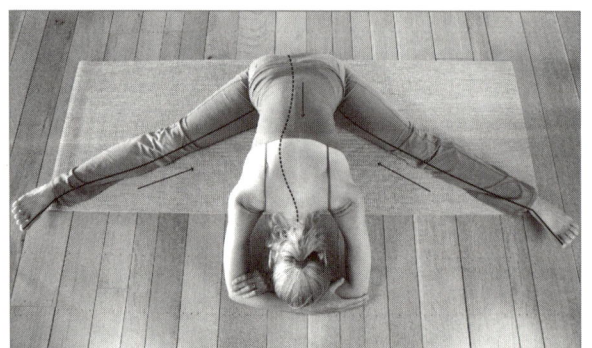

사진 11.17 잠자리 자세와 비장 경락

안장 자세

53쪽에서 설명한 대로 안장 자세^{사진 11.15 참고}를 한다.

잠자리 자세로 비틀기

이 자세는 다리 안쪽을 지나가는 비장 경락과 복부로 지나가는 비장 경락 및 위 경락을 자극한다^{사진 11.16 참고}.

우선 자리에 앉아서 두 다리를 앞으로 뻗은 다음 양쪽으로 넓게 벌린다. 다리가 넓게 벌어지지 않는다면 무릎을 구부리고 발로 바닥을 디딘 상태로 몸을 앞으로 구부리는 게 좋다. 오른손을 뒤로 돌려 왼쪽 허벅지에 올려놓고 왼손은 오른쪽 다리 바깥쪽에 댄다. 오른손이 그만큼 돌아가지 않는다면 몸 뒤쪽 바닥에 놓아도 된다. 척추를 똑바로 세우고 몸을 오른쪽으로 비튼다. 머리를 오른쪽이나 왼쪽 중 한쪽으로 돌린다. 혹은 오른쪽으로 돌렸다가 왼쪽으로 돌리거나, 왼쪽으로 돌렸다가 오른쪽으로 돌린다.

이 자세를 3~5분간 유지한다. 그러고 나서 숨을 내쉬면서 손을 풀고 비틀었던 몸을 중앙으로 가져온다. 반대쪽으로도 자세를 반복한다.

잠자리 자세

64쪽에서 설명한 대로 잠자리 자세^{사진 11.17 참고}를 하거나 52쪽에서 설명한 대로 나비 자세^{사진 11.18 참고}를 한다.

송장 자세

61쪽에서 설명한 대로 송장 자세^{사진 11.19 참고}를 한다.

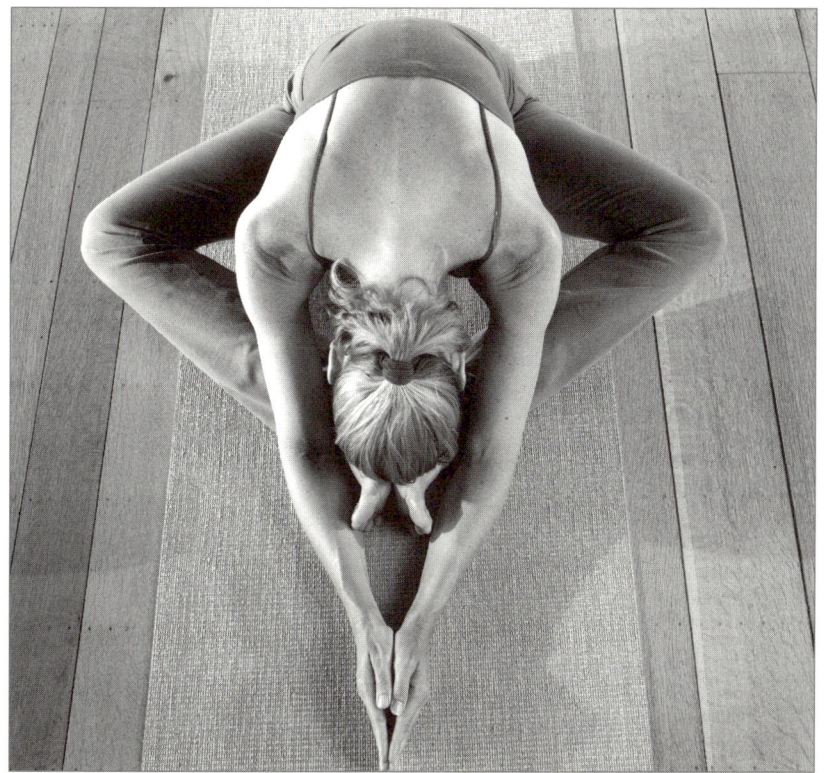
사진 11.18 나비 자세

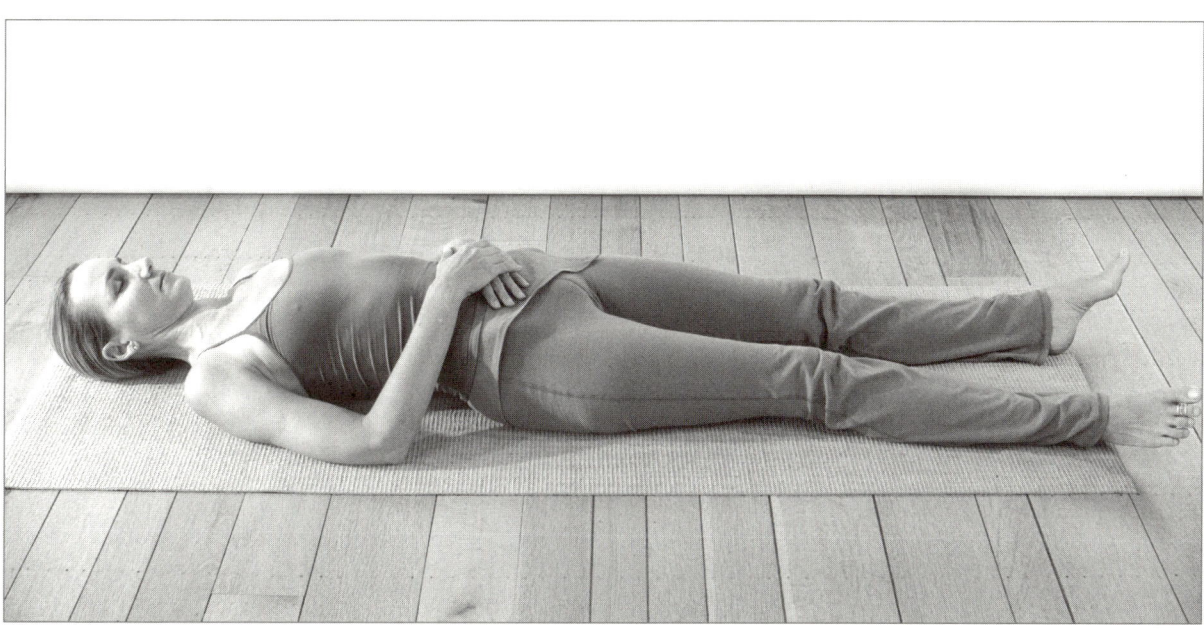
사진 11.19 송장 자세

12
폐와 대장

폐는 몸 전체에 생명을 공급하는 역할을 한다. 우리 몸의 모든 기능은 폐 덕분에 유지된다. 폐는 대장과 직접 연결되어 있지 않지만, 폐와 대장은 에너지적 특성이 유사하여 둘 다 영양분을 흡수하고 노폐물을 배출하는 역할을 한다.

신체적 특성
- **폐**

폐는 쇄골에서부터 횡격막까지 이어지는 거대하고 복잡한 스펀지 구조를 지닌 장기로, 흉강 거의 전체를 차지한다. 오른쪽 폐는 세 개의 엽으로 나뉘지만, 왼쪽 폐는 2개의 엽으로만 이루어져 있다. 왼쪽에 심장이 있기 때문이다. 폐는 생명에 필수적인 역할을 한다. 우리는 하루에 2만 3천 번 정도 숨을 들이쉬는데, 숨은 폐를 통과하여 신선한 산소를 혈액에 공급하고, 혈액은 산소를 몸속의 모든 세포로 전달한다. 그리고 숨을 내쉴 때는 폐를 통해서 혈액 속의 이산화탄소 음식물의 대사에서 생성되는 폐가스가 몸 밖으로 나간다. 폐는 받아들이고, 여과하고, 흡수하고, 활용하고, 버리는 일종의 거대한 네드워크다.

- **대장**

대장의 길이는 결장과 직장을 포함하여 1.5미터 정도 된다. 우리 몸은 대장을 통해 노폐물을 저장하고 제거한다. 대장은 몸속 쓰레기를 수거하고, 수분을 흡수하고, 고체 노폐물을 배설하는 일을 담당한다. 노폐물이 쌓이면 몸의 시스템은 과부하 상태가 되어 설사를 하거나 변비가 생길 수 있고, 여드름이 나거나 두통이 올 수도 있다.

에너지적 특성

폐는 우리 몸에서 특히 섬세한 장기 중 하나다. 외부의 기를 몸 안으로 받아들여 내부의 기와 통합하는 첫 번째 장기이기 때문이다. 폐는 우리 몸에 에너지를 다시 채워 주는 주요 장기이며, 다른 장기들의 기능과 신진 대사에 도움을 준다. 폐는 호흡을 통해 순수한 기를 받아들여서 신장으로 내려보낸다.

감기에 자주 걸리고 몸이 개운하지 않을 때가 많다면 우리를 보호해 주는 폐의 기가 약한 것이다. 코와 목구멍 역시 폐와 밀접한 관계가 있다. 코와 목구멍은 호흡이 이루어지는 주요 통로이기 때문이다. 폐의 기가 부족하면 몸속의 모든 부분에 기가 부족하거나 어딘가에 기가 고여 있을 수 있다. 그러면 신체의 여러 차원에서 흡수가 이루어지지 못해 알레르기, 천식, 기관지염, 호흡 장애, 숨 가쁨, 기침, 쌕쌕거림, 발진이나 두드러기 등의 증세가 생길 수 있다. 또한 류머티즘, 척추의 퇴화, 목과 식도의 경련 등도 일어날 수 있다. 이런 문제들은 몸 전체의 시스템이 소통하게 하는 네트워크의 붕괴와 관련이 있다. 피부는 '제3의 폐'로 여겨지고, 여드름, 발진, 두드러기 등의 문제가 생길 수 있다. 피부는 비장의 기와도 관련이 있다.

자연의 5원소 중 폐와 관련 있는 것은 금속이다. 금속이 우리 몸의 소통 시스템을 구성하기 때문이다. 광물이 흙에 양분을 제공하는 것처럼, 그리고 금속이 이 세상의 구조물들을 강화해 주는 것처럼, 폐의 기는 몸의 모든 세포에 양분을 공급하고 강화해 준다. 금속이 전기를 전달하는 것처럼 호흡은 기를 전달한다. 폐의 기는 후각과 연결되어 있고, 코에 상응한다.

정서적 특성

폐와 대장의 기는 용기, 경외심, 순간을 소중하게 경험하고 그 경험을 지속하는 능력과 관련이 있다. 폐의 기가 균형을 잃거나 고갈되면 상실감이나 슬픔에 빠지기 쉽다. 신체의 장기들과 관련 있는 감정들은 생명에 대한 자연스러운 반응이라고 볼 수 있다. 그러나 감정을 통제하지 못하거나 오랫동안 감정에서 벗어나지 못하면 건강을 해치게 된다. 폐의 기가 약해지면 슬픔을 오랫동안 느끼게 되기도 하고, 감정적으로 막히거나 슬픔을 표현하지 못하게 되기도 한다.

정신적 특성

건강한 폐와 대장의 기는 끈기 있게 어려움에 맞서는 능력, 인내심, 자신감과 관련이 있다. 폐의 기가 부족하면 사고가 혼란스러워지고, 탁해지고, 일관성이 없어진다.

13
심장과 소장

심장의 기는 우리 몸속의 모든 세포로 퍼지고, 창의성, 상호 작용, 소통 능력 등으로 드러난다. 폐와 대장의 관계와 마찬가지로, 심장과 소장은 서로 멀리 떨어져 있고 물리적 기능은 매우 다르지만 에너지적으로 동일한 특성을 지닌다.

신체적 특성

● 심장

심장은 흉강 속에 있는 두 폐 사이에 위치한 큰 근육인데, 골격근이나 내장근과는 차이가 있다. 심장의 근육은 심근이라고 하는데, 골격근처럼 수축하는 힘을 갖고 있지만 다른 장기들과 마찬가지로 우리 뜻대로 움직일 수는 없다. 심장의 크기는 주먹만 하다. 심장의 역할은 우리 몸에 산소를 머금은 피를 공급하는 것이다.

● 소장

소장은 복강 중앙에 똬리를 틀고 있다. 소화의 많은 부분이 소장에서 일어난다. 소장은 위가 완전히 분해하지 못한 음식물을 받아서 분류와 흡수를 진행한다. 심신의 모든 차원에서 중요한 것과 버려도 되는 것을 분류하는 곳이 바로 소장이다. 불火 성분의 불균형으로 인해 소장에 과도한 열이 있을 때 치질, 복통, 설사, 변비 등이 생긴다.

에너지적 특성

심장의 기와 소장의 기의 가장 중요한 기능은 혈액을 통제하는 것이다. 기는 혈액과 쌍을 이루는데, 기가 양이고 혈액은 음이다. 중국 전통 의학에서 혈액의 개념은 서양의 개념과 무척 다르다. 중국 전통 의학에서는 혈액을 기의 음적 측면으로 여긴다. 음적 측면은 적극적으로 무언가를 하기보다는 받아들이는 역할을 한다. 기는 움직이지만 혈액은 이미 만들어진 것을 수용하고 편하게 느끼게 해준다. 기는 반응하는 능력을 주고, 혈액은 가만히 있어도 편안할 수 있는 능력을 준다.

심장은 우리 몸의 최고 관리자로, 신체와 정신의 모든 작용을 감독한다. 에너지를 지휘하고, 생명의 원칙과 불가분의 관계다. 심장의 리듬이 우리에게 생명을 주기 때문이다. 심장과 소장의 기가 균형을 이루면 생기와 활력이 넘친다. 반대로 균형을 잃으면 순환이 나빠지고, 동맥 경화, 수족 냉증, 전신 열감, 속 쓰림, 소화 불량, 정맥류, 치질, 심장병 등을 겪을 수 있다. 심장과 소장은 불 성분과 관련이 있고, 우리 삶의 모든 측면에 큰 영향을 미친다. 심장의 기는 미각과 관련이 있고, 심장은 혀에 상응한다.

정서적 특성

심장의 기는 정서 전체를 돌보는 군주로 여겨진다.

> 기원전 200년경에 중국에서 발간된 의학 서적 《영추靈樞》 8장에 따르면, 간이 심장과 함께 감정을 만드는 역할을 하는 경우가 많다. '영靈과 함께 여기저기 돌아다니는 것을 혼魂이라고 한다.'라고 적혀 있는데, 혼은 간에, 영은 심장에 저장되므로 이 두 장기가 함께 작용하여 감정 상태를 만들어 낸다.
> – 장용핑 의학박사, 노스웨스턴 보건대학교 교수

심장의 기가 건강할 때 마음이 따뜻해지고, 내면의 기쁨, 평화, 조화를 느낄 수 있고, 건강한 관계를 구축할 수 있다. 심장의 기는 생명 유지의 정수이자 활력과 관련이 있다. 심장의 기가 균형을 잃어 부족할 때는 극심한 슬픔과 절망감, 우울감, 외로운 기분을 느끼고 기쁨은 느끼지 못한다. 정도가 심할 때는 편협성, 잔인성, 증오 등을 느낄 수 있다. 소장의 기가 균형을 잃으면 분류나 분별 능력이 떨어지고, 불분명한 정보와 감정이 체내의 시스템을 지배하고 악화시킨다. 심장과 소장의 기가 조화를 이루면 내재된 행복을 느낄 수 있다. 그리고 좋은 경험이든 나쁜 경험이든 삶의 면면을 온전하고 내밀하게 경험하게 된다.

정신적 특성

건강한 심장의 기는 해박한 지성과 삶의 상호 의존성에 대한 이해와 관련이 있다. 심장과 소장의 기가 건강하면 삶의 의미를 깨닫고, 많은 변화 속에서도 융통성과 목적의식을 잃지 않을 수 있다. 반대로 심장과 소장의 기가 균형을 잃으면 우울감이나 상황과 사람들에 대한 증오로 인해 외부와 단절된다.

14
폐·심장·대장·소장의 건강을 위한 인요가

폐 경락은 몸의 중심부에서 시작해 대장으로 내려갔다가 위쪽으로 방향을 바꿔 횡격막과 양쪽 폐를 지나 쇄골 앞쪽을 가로지르고, 팔 앞쪽으로 내려가 엄지손가락 끝에서 끝난다. 대장 경락은 검지 끝에서 시작해 팔 뒤쪽을 타고 어깨까지 올라가고, 거기서 두

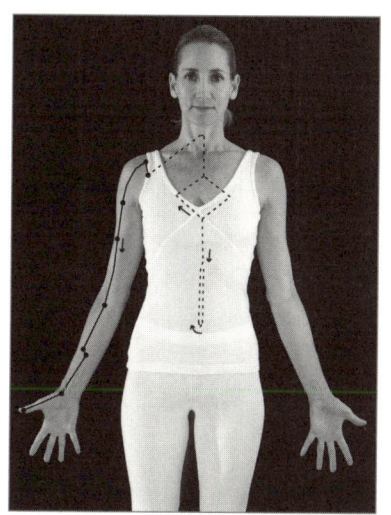
폐 경락

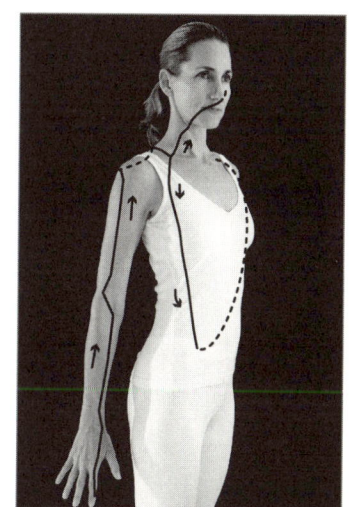
대장 경락

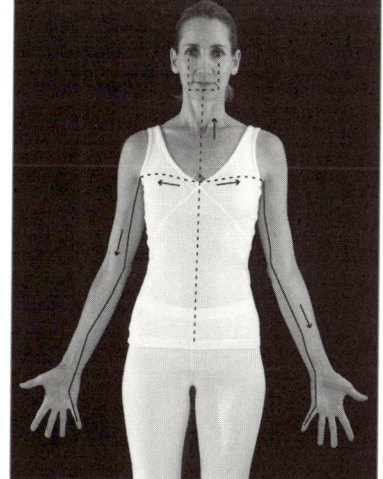
심장 경락

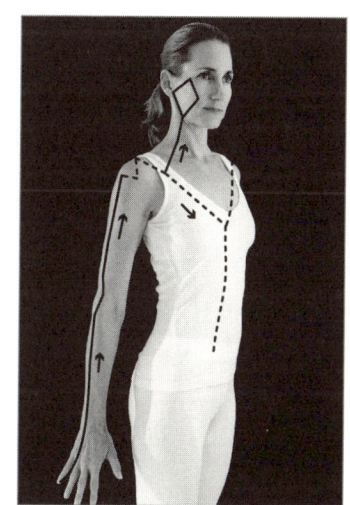
소장 경락

갈래로 나뉘어 한 갈래는 목을 따라 입을 지나 코 옆으로 가고, 한 갈래는 아래로 내려가 폐, 횡격막, 대장으로 내려간다.

심장 경락은 심장에서 시작하여 세 갈래로 나뉜다. 한 갈래는 아래로 내려가 횡격막을 지나 소장으로 내려가고, 또 한 갈래는 위로 올라가 목구멍과 혀를 지나 눈으로 올라간다. 나머지 한 갈래는 흉부를 지나 팔 안쪽으로 내려가 새끼손가락 끝에서 끝난다.

소장 경락은 새끼손가락에서 시작해 팔 바깥쪽을 타고 어깨로 올라가 어깨에서 두 갈래로 나뉜다. 한 갈래는 심장, 횡격막, 위, 소장으로 내려가고, 다른 한 갈래는 얼굴로 올라가 눈꼬리 쪽에서 귀로 이어진다.

다음에 소개하는 네 가지 경락은 이 책에서 본격적으로 다루지는 않지만, 간단히 소개한다.

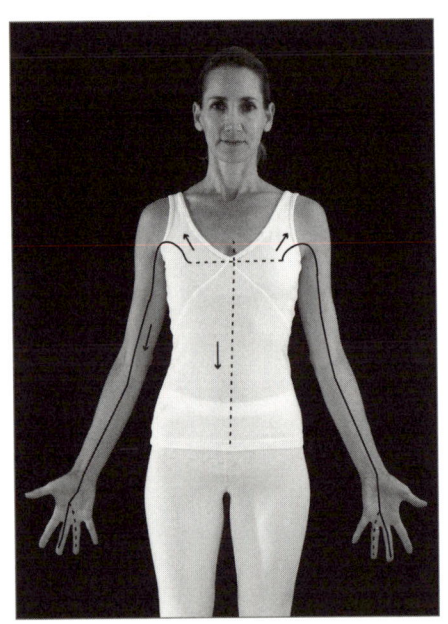

심포 경락

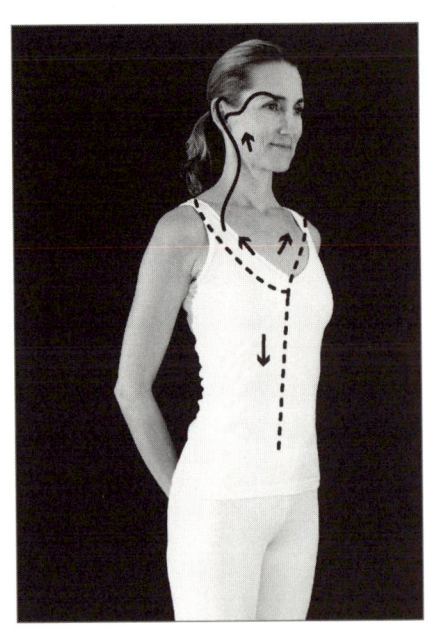

삼초 경락

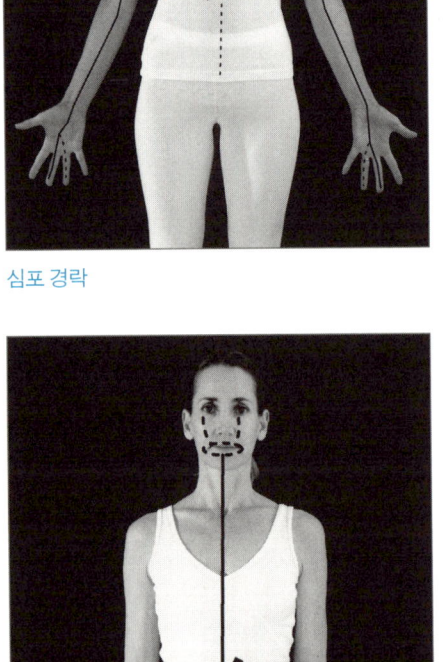

임맥

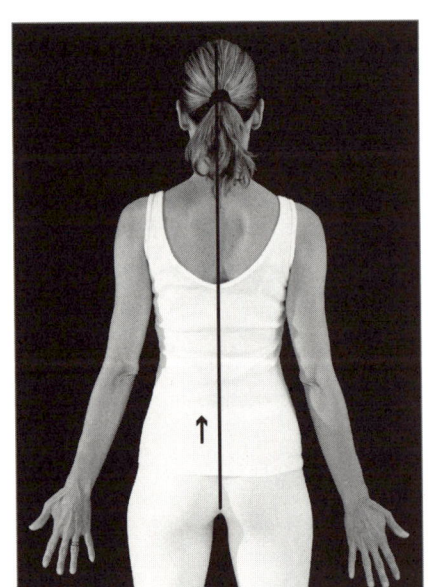

독맥

심포 경락, 삼초 경락, 임맥, 독맥

심포는 심장을 둘러싸고 있는 주머니로, 여기서 심포 경락이 시작된다. 심포 경락의 한 갈래는 횡격막을 지나 배꼽에서 아랫배로 내려간다. 나머지 한 갈래는 팔 안쪽을 따라 내려가 가운뎃손가락 끝에서 끝난다.

심포 경락은 사랑과 친밀한 관계, 순환, 호르몬, 성기능을 관장한다. 중국 전통 의학에서는 심포의 기능과 관련하여 수백 가지 증상이 있다고 말하는데, 이 증상들은 대개 서양 의학에서는 진단이 내려지지 않는다. 심포 경락은 삼초 경락과 함께 중국 전통 의학의 위대한 선물 중 하나로 여겨진다.

삼초 경락은 넷째 손가락에서 시작되어 팔을 따라 어깨로 올라가고, 어깨에서 두 갈래로 나뉜다. 한 갈래는 심포와 횡격막을 따라 배꼽에서 몇 센티미터 위까지 내려간다. 나머지 한 갈래는 목을 따라 올라가서 귀와 머리를 따라 얼굴을 둘러싼다. 해부학적 연관성은 없지만, 삼초 경락은 신체의 열의 기능을 모두 관장하고 모든 장기의 기능을 유지한다고 여겨진다. 삼초 경락은 우리 몸의 세 영역과 관련이 있는데, 그 세 영역을 삼초라고 부른다. 삼초는 상, 중, 하로 나뉘는데, 상초上焦는 심장과 폐로, 호흡과 순환과 관련이 있다. 중초中焦는 위, 비장, 쓸개담낭, 간, 췌장, 소장으로, 모두 소화와 관련이 있다. 하초下焦는 대장, 방광, 신장으로, 배설과 관련이 있다. 삼초 경락에 문제가 생기면 온갖 종류의 신체적·정서적 문제가 생길 수 있다. 삼초 경락이 신체의 모든 장기에 양의 불 에너지를 나눠 주기 때문이다.

임맥任脈은 회음부의 골반에서 시작해 몸의 중앙선을 따라 올라가 입술 주위를 한 바퀴 돌고 눈에서 끝난다.

독맥督脈은 골반강에서 시작하는데, 한 갈래는 신장으로 올라가고, 주된 맥은 척추의 중앙을 따라 올라가서 뇌로 들어가 머리 위를 지나 이마를 타고 코로 내려와 윗잇몸에서 끝난다.

임맥과 독맥은 몸 전체의 음임맥과 양독맥을 통제한다. 임맥과 독맥이 조화를 이룰 때는 몸 안에서 강력한 잠재 에너지가 나오고, 그 에너지는 영혼을 살찌우고 영적 성장을 가속화한다.

폐, 심장, 소장, 대장을 강화하는 인요가 쇼트 프로그램

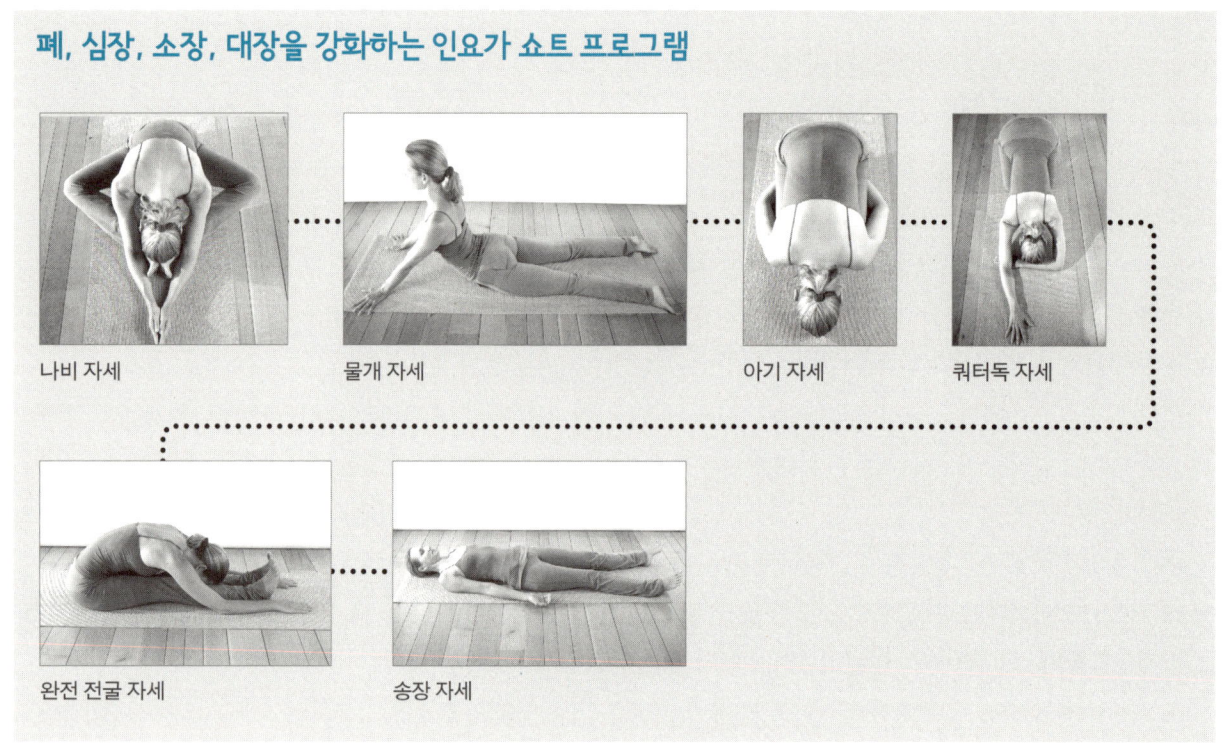

나비 자세

이 자세는 몸을 앞으로 굽히면서 몸통과 복부에 압박을 가해 폐, 심장, 소장, 대장 경락을 자극한다 사진 14.1 참고. 이 자세에 대한 자세한 설명은 52쪽을 참고한다.

물개 자세

이 자세는 흉부를 복부에서 멀어지도록 길게 늘이고 몸의 앞면을 열어 주면서 폐와 심장의 경락을 자극한다 사진 14.2 참고. 이 자세에 대한 자세한 설명은 56쪽을 참고한다. 이 자세를 하면서 손가락의 압점들을 자극하고 몸통의 각 경락에도 영향을 줄 수 있다. 엄지는 폐 경락, 검지는 대장 경락, 중지는 심포 경락, 약지는 삼초 경락, 새끼손가락은 심장 경락과 소장 경락이 지나간다.

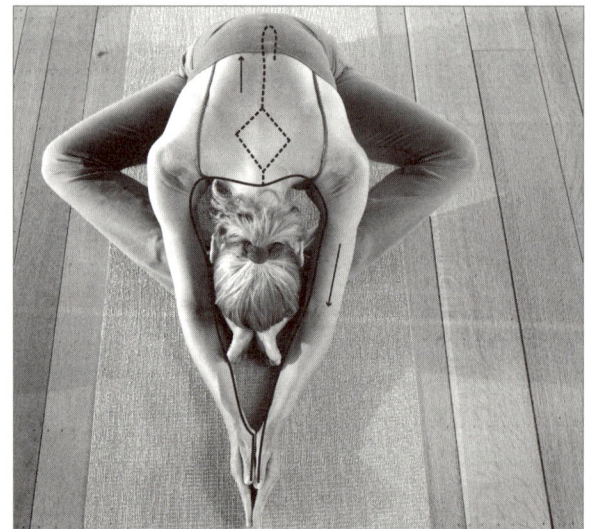

사진 14.1 나비 자세와 폐 경락

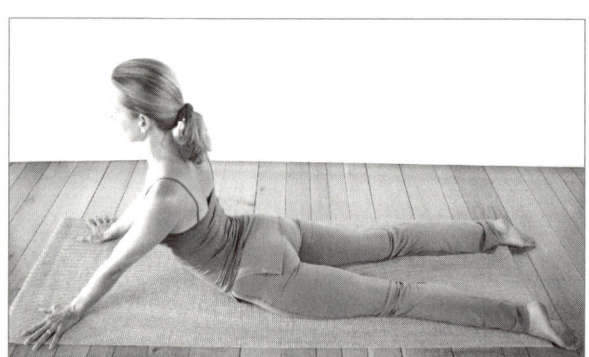

사진 14.2 물개 자세

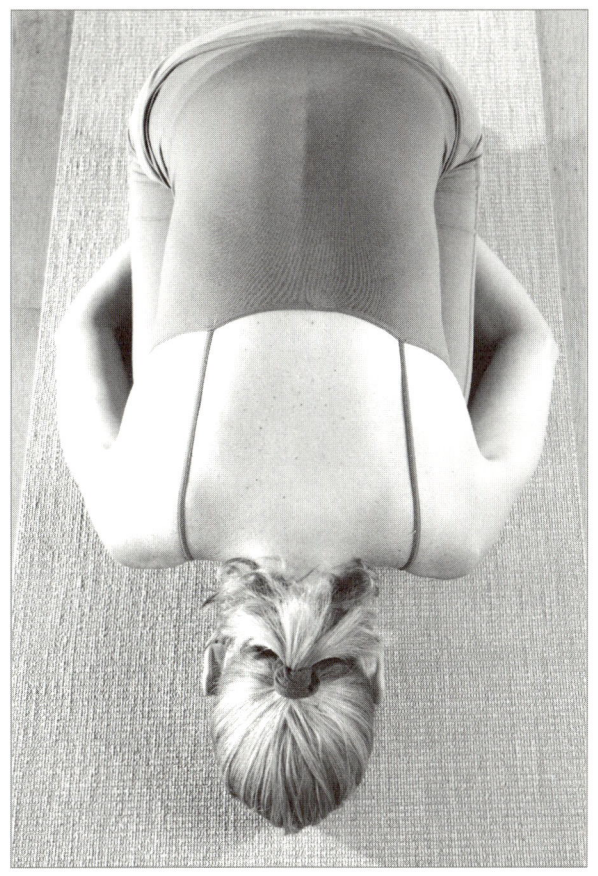

사진 14.3 아기 자세

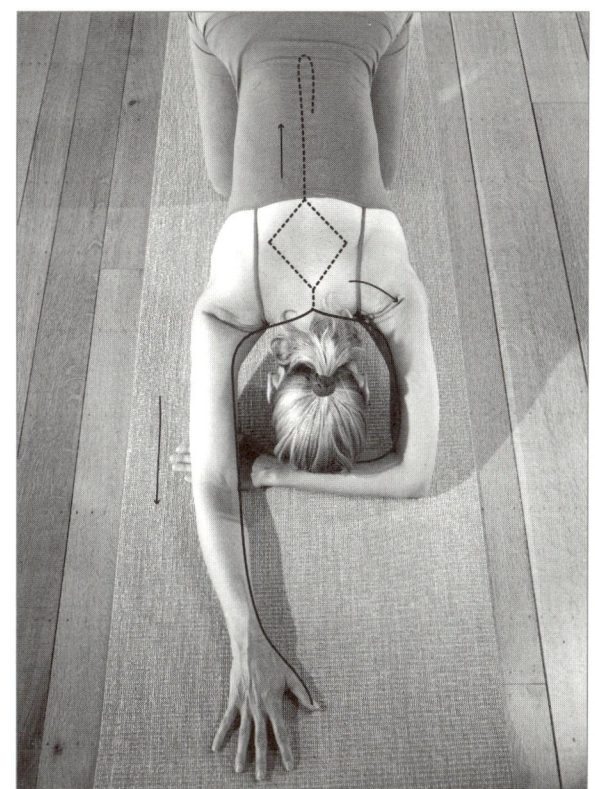

사진 14.4 쿼터독 자세와 폐 경락

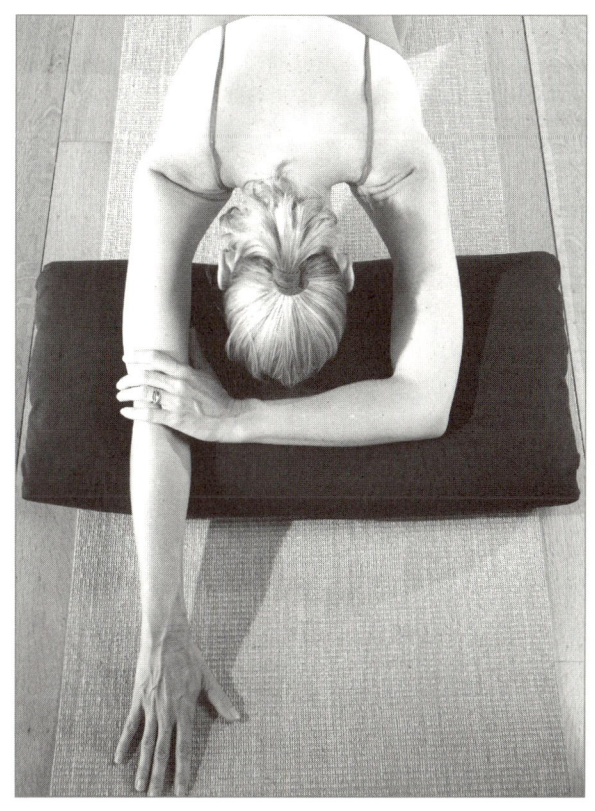

사진 14.5 쿼터독 자세 변형

아기 자세

아기 자세에 대한 자세한 설명은 56쪽을 참고한다.

쿼터독 자세

이 자세는 어깨 관절과 팔 위쪽에 부드러운 압력이 가해지면서 폐와 심장의 경락을 자극한다. 쿼터독 자세를 하면서 손가락에 힘을 주고 누르면 물개 자세에서 설명한 손가락의 다양한 압점을 자극할 수 있다 사진 14.4 참고.

아기 자세에서 팔을 앞으로 뻗는다. 왼팔 팔꿈치 아래쪽을 위쪽과 수직이 되게 놓고 오른팔을 앞으로 뻗어 팔꿈치를 바닥에 내려놓는다. 엉덩이는 무릎 위쪽에 두고, 무릎은 골반 너비만큼 벌린다. 머리를 팔꿈치 앞의 바닥에 내려놓거나 왼팔 아래쪽 위에 올려놓는다. 등은 곡선을 이루도록 굽히고, 배와 겨드랑이 아래쪽은 바닥으로 내려놓는다. 어깨에 통증이 느껴지거나 불편하다면 머리

14 폐·심장·대장·소장의 건강을 위한 인요가

밑에 쿠션을 받쳐서 어깨의 위치를 높인다 사진 14.5 참고.

이 자세를 3~5분간 유지한다. 그리고 나서 숨을 들이쉬면서 양팔과 다리로 바닥을 짚고 일어선다. 방향을 바꾸기 전에 척추를 둥글게 만들고 몇 번 숨을 쉬어도 된다. 이 자세를 좌우 모두 하고 나면 아기 자세로 쉰다.

완전 전굴 자세

이 자세는 몸통과 복부를 지나가는 폐·심장·장 경락을 자극한다 사진 14.6 참고. 이 자세에 대한 자세한 설명은 60쪽을 참고한다.

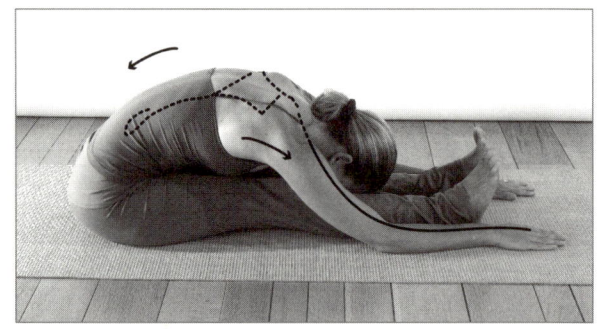

사진 14.6 완전 전굴 자세와 폐 경락

송장 자세

61쪽에서 설명한 대로 송장 자세를 한다 사진 14.7 참고.

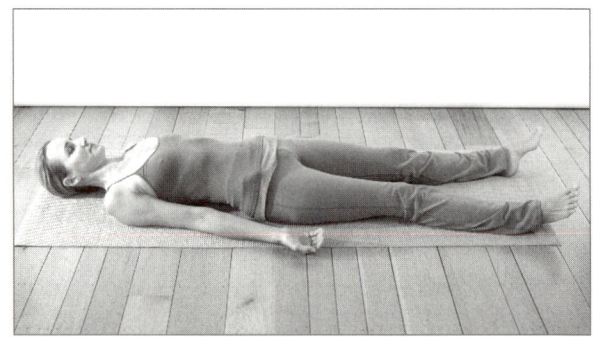

사진 14.7 송장 자세

폐, 심장, 소장, 대장을 강화하는 인요가 롱 프로그램

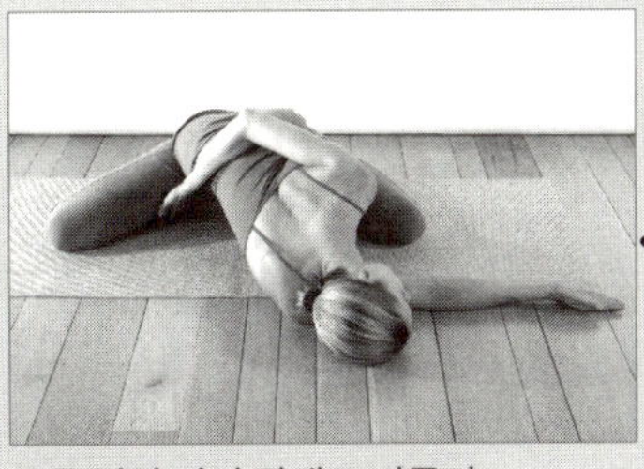

무릎 벌린 아기 자세로 비틀기 (좌우 양쪽)	스핑크스 자세	물개 자세	아기 자세
쿼터독 자세	측면 잠자리 자세(좌우 양쪽)	완전 전굴 자세	달팽이 자세
물고기 자세	누워서 척추 비틀기 자세(좌우 양쪽)	누워서 무릎을 가슴 쪽으로 당기기 자세	송장 자세

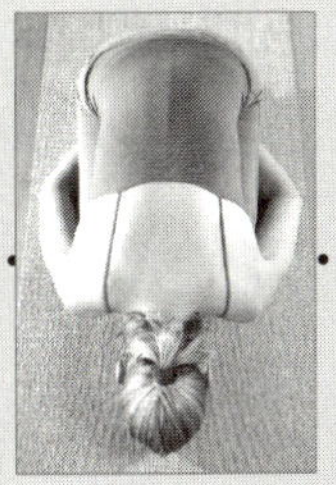

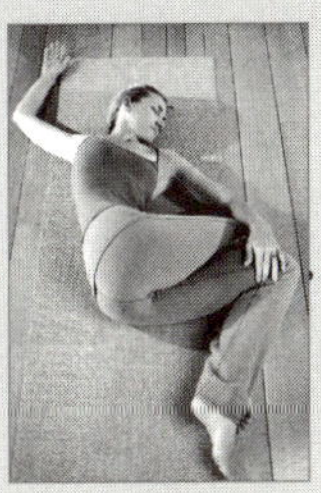

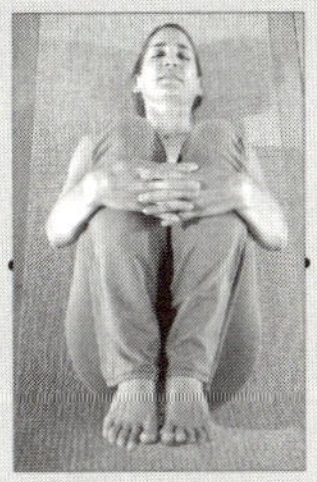

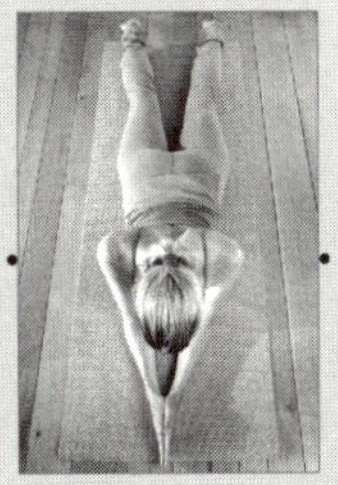

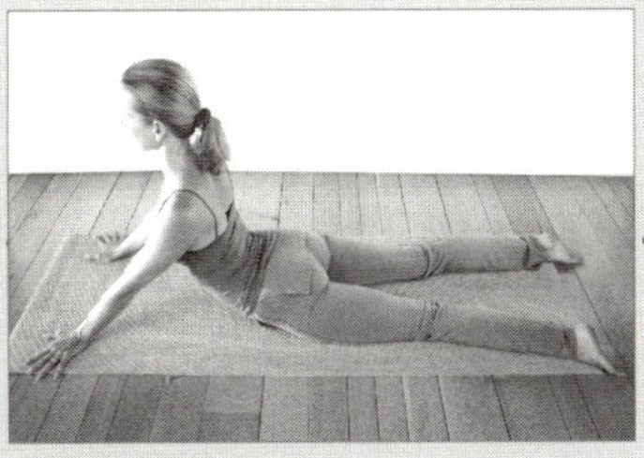

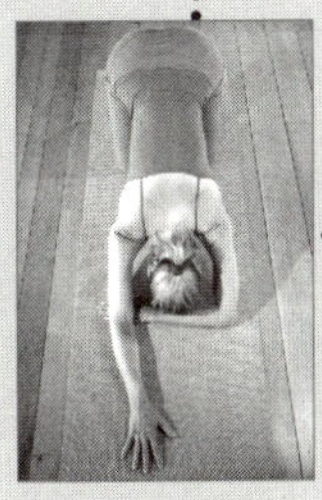

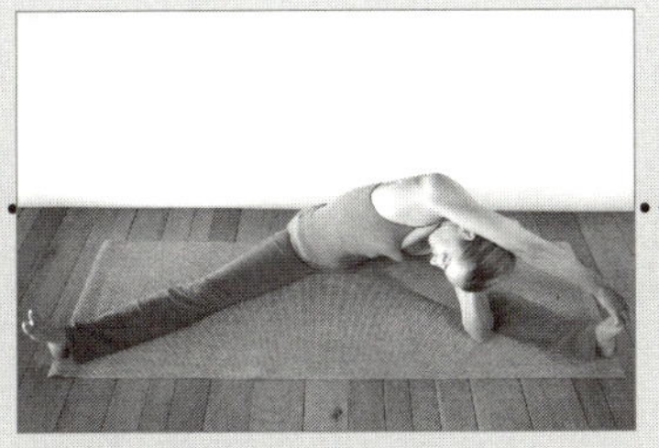

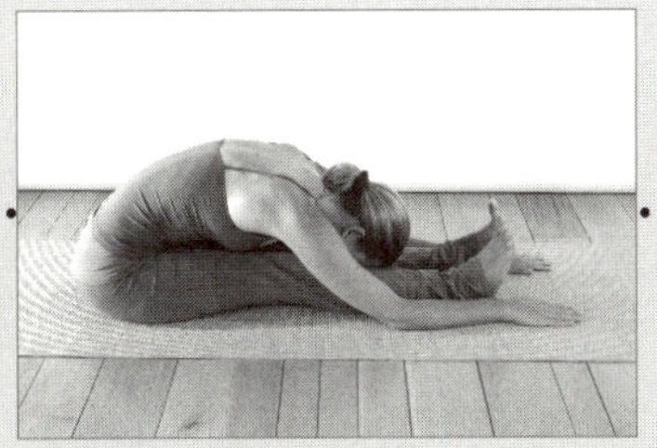

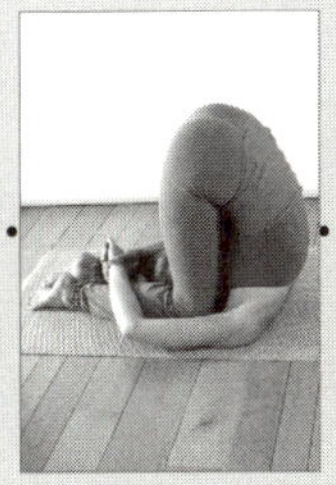

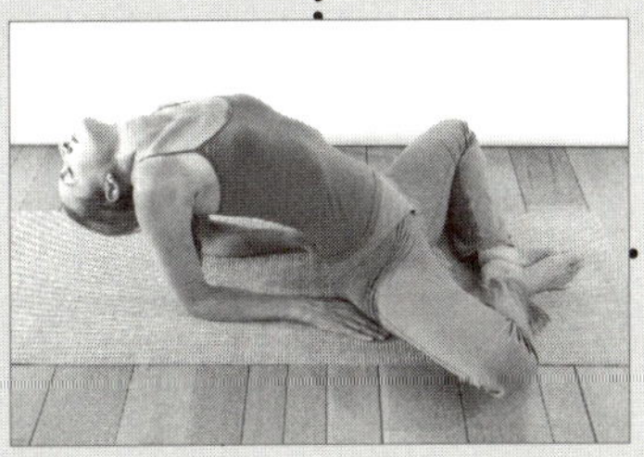

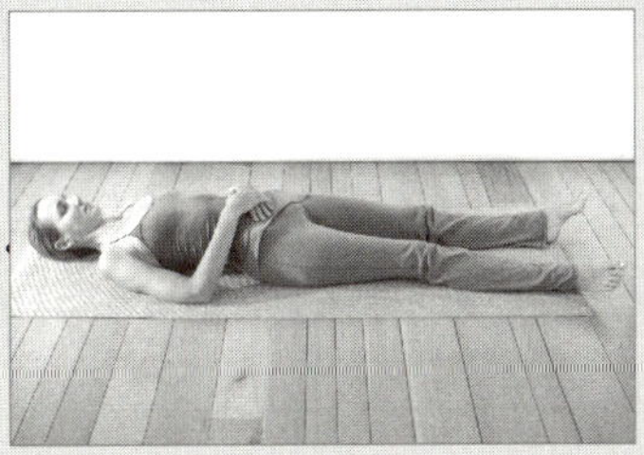

무릎 벌린 아기 자세로 비틀기

측면으로 몸을 비틀 때 복부가 비틀리고 흉부는 열리면서 폐·심장·장의 경락을 자극하는 자세다 사진 14.8 참고. 자세한 설명은 90쪽을 참고한다.

스핑크스 자세

물개 자세와 마찬가지로 흉부를 들어 올려 흉부가 넓게 확장되면서 폐·심장·장의 경락을 자극하는 자세다. 또한 복부가 확장되어 복부를 지나는 경락들도 자극한다 사진 14.9 참고. 이 자세에 대한 자세한 설명은 55쪽을 참고한다.

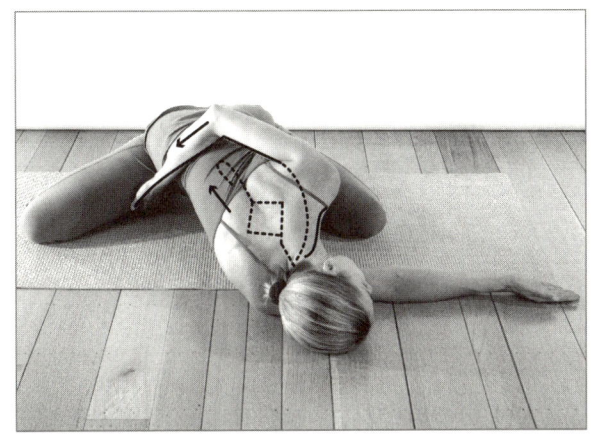

사진 14.8 무릎 벌린 아기 자세로 비틀기와 폐 경락

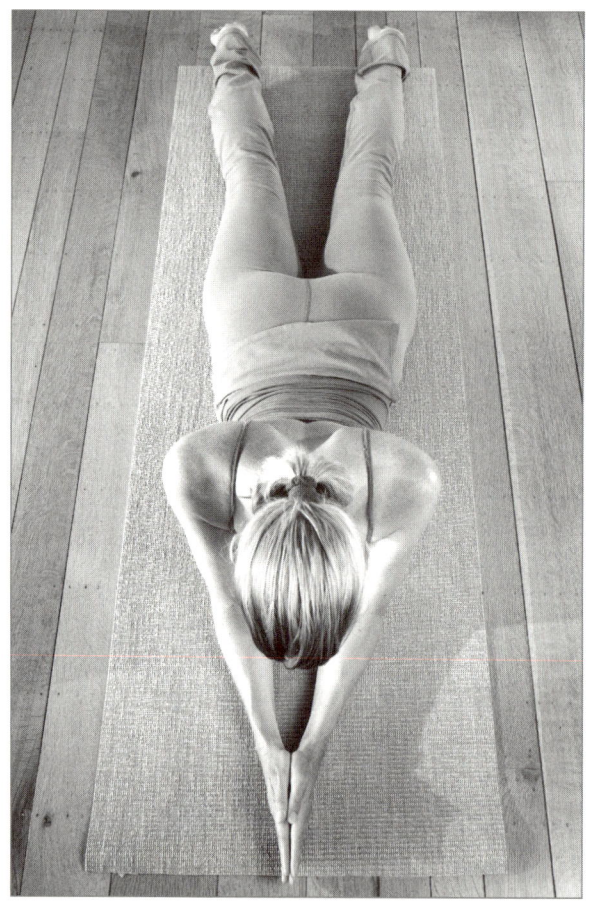

사진 14.9 스핑크스 자세

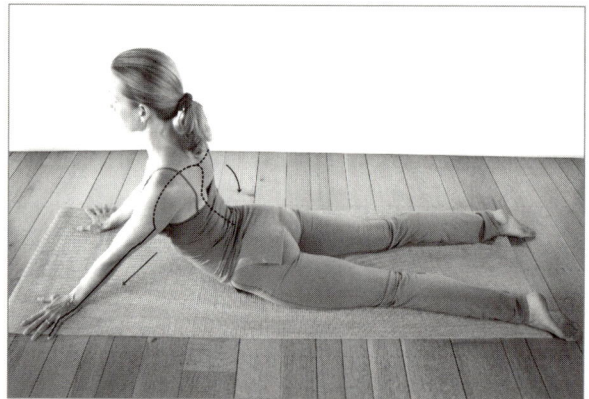

사진 14.10 물개 자세와 심장 경락

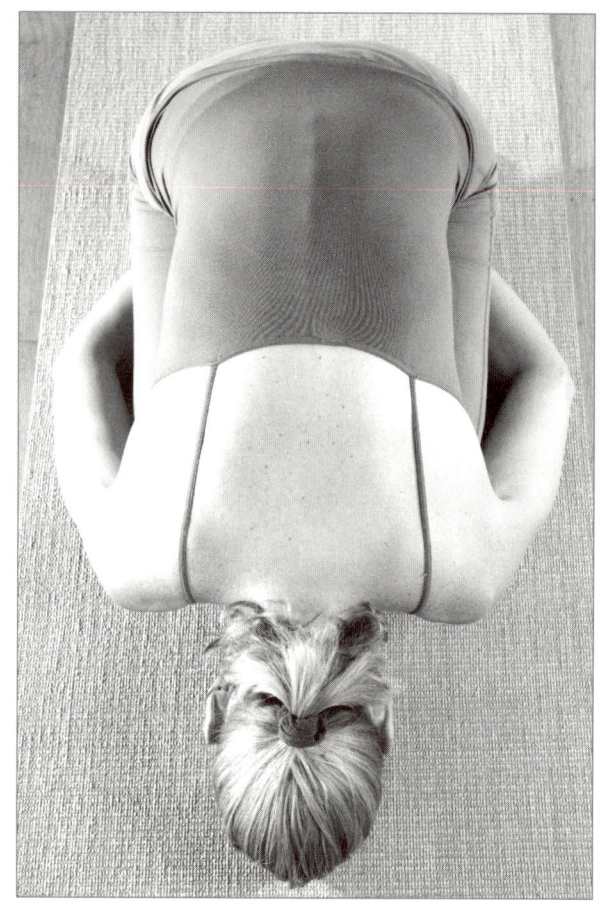

사진 14.11 아기 자세

물개 자세
56쪽에서 설명한 대로 물개 자세를 한다.

아기 자세
56쪽에서 설명한 대로 아기 자세를 한다.

쿼터독 자세
107쪽에서 설명한 대로 쿼터독 자세를 한다.

측면 잠자리 자세
이 자세를 하면 흉부와 복부의 조직들이 한쪽으로 당겨지면서 압력이 가해지고 반대쪽의 조직은 늘어난다. 또한 어깨와 위팔의 조직이 당겨진다. 이때 폐·심장·장의 경락을 자극하게 된다 사진 14.13 참고.

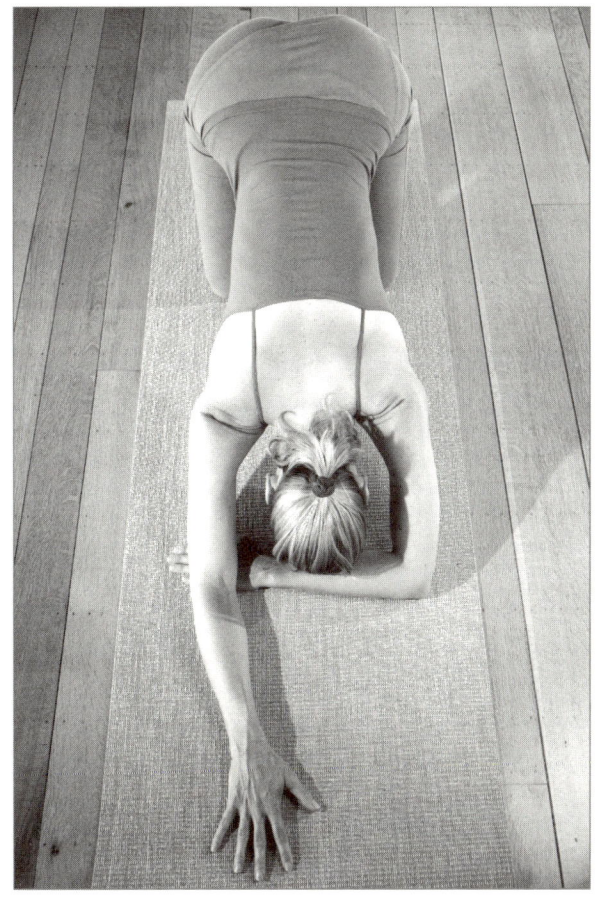

사진 14.12 쿼터독 자세

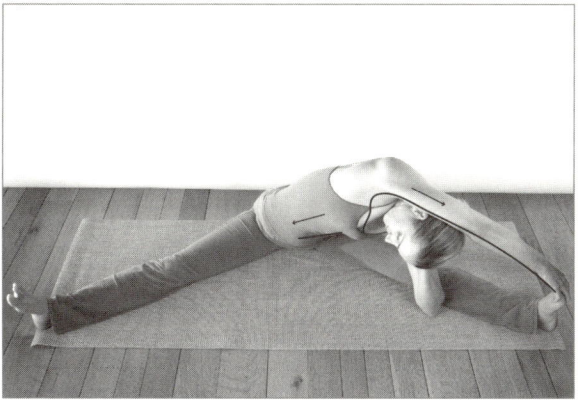

사진 14.13 측면 잠자리 자세 파트 1과 심장 경락

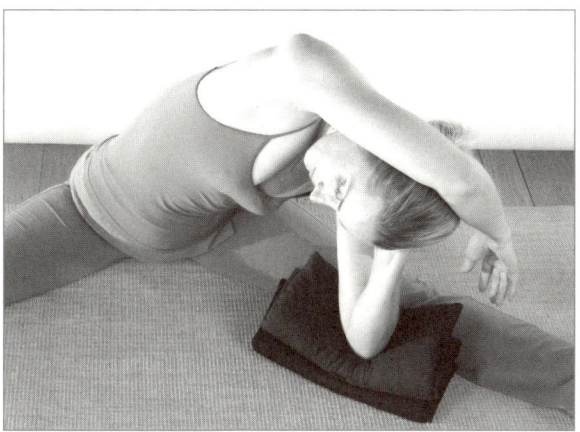

사진 14.14 측면 잠자리 자세 변형

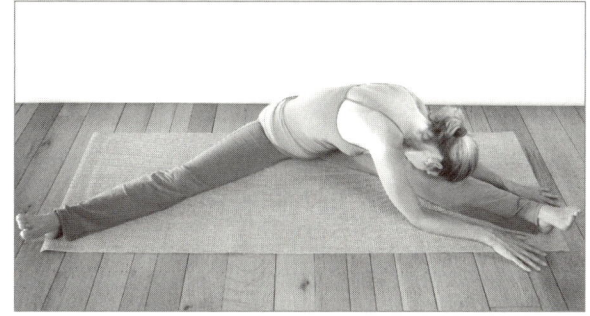

사진 14.15 측면 잠자리 자세 파트 2

다리를 좌우로 넓게 벌리고 허리를 꼿꼿이 세우고 앉는다. 좌골이 바닥에 닿도록 몸을 살짝 앞으로 당기고 왼쪽으로 몸을 기울여 왼쪽 팔꿈치를 다리 안쪽 바닥에 내려놓거나 바닥에 쿠션을 깔고 그 위에 내려놓는다 사진 14.14 참고. 그리고 왼쪽 손으로 머리를 받친다. 오른손은 옆에 내려놓아도 되고, 오른팔을 머리 위에 걸쳐 놓아도 된다. 가능하다면 오른손으로 왼발을 잡아도 된다.

이 자세를 3~5분간 유지한 다음 왼쪽 팔꿈치를 들고 몸통을 돌려서 왼쪽 다리 위에 얼굴을 내려놓고 두 팔을 다리 양쪽에 내려놓는다 사진 14.15 참고. 그 상태를 3~5분간 유지한 후 숨을 들이쉬며 몸을 일으킨다. 몸을 중앙으로 가져와서 몇 번 숨을 쉰 다음 반대쪽으로도 자세를 반복한다.

완전 전굴 자세

60쪽의 설명대로 완전 전굴 자세를 한다.^{사진 14.16 참고}.

달팽이 자세

이 자세를 하면 등의 조직을 늘이면서 흉부와 복부의 조직을 압박해 폐·심장·장의 경락을 자극하게 된다.^{사진 14.17 참고}.

　누워서 손을 양옆에 내려놓는다. 숨을 들이쉬면서 무릎을 구부려서 다리를 머리 뒤로 넘겨 바닥 가까이로 가져간다. 체중은 목 근처가 아닌 등 위쪽에 실리도록 한다. 두 발이 머리 뒤 바닥에 닿는다면 무릎을 낮춰서 머리 좌우에 내려놓고, 종아리 위에서 한쪽 손목을 반대쪽 손으로 잡는다. 팔꿈치는 다리 양옆에 내려놓는다.^{사진 14.17 참고}. 발이 바닥에 닿지 않는다면 두 손으로 등 아래쪽을 받친다.^{사진 14.18 참고}.

　생리 1~2일 차이거나, 부비강, 눈, 귀, 치아 등 머리에 병이 있는 상태이거나 목이 불편하다면 이 자세는 하지 않도록 한다.

　그 자세를 3~5분 정도 유지한다. 그러고 나서 손을 바닥에 내려놓고 숨을 내쉬면서 등을 바닥에 둥글게 굴린다. 이때 복부의 힘을 이용해 목에 압박이 가지 않도록 한다. 무릎을 굽히고 발을 바닥에 내려놓는다. 똑바로 누워서 머리를 좌우로 천천히 움직인다. 그 상태로 몇 번 호흡한다.

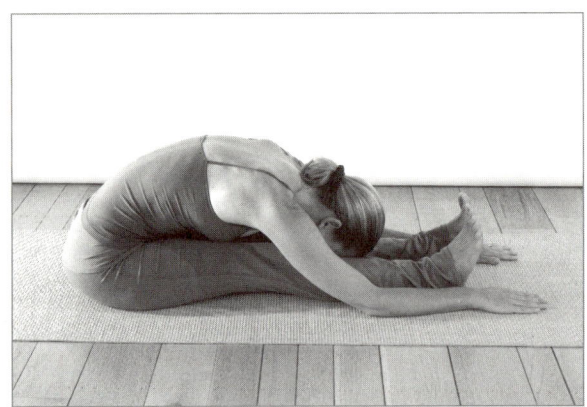

사진 14.16 완전 전굴 자세

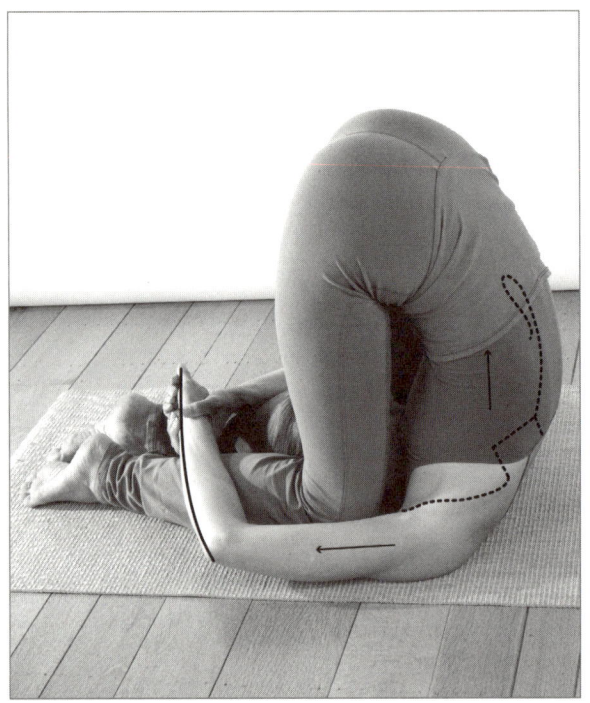

사진 14.17 달팽이 자세와 폐 경락

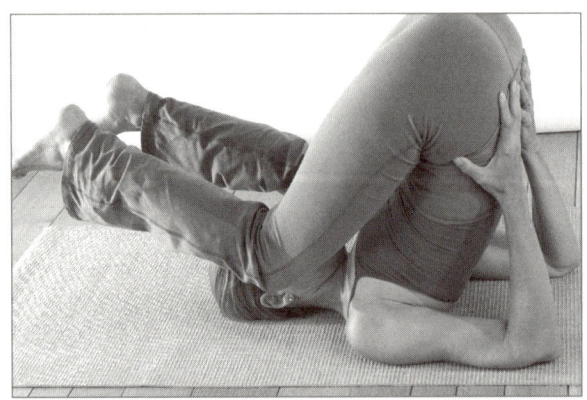

사진 14.18 달팽이 자세 변형

물고기 자세

이 자세를 하면 몸의 앞쪽을 넓히고 열면서 흉부와 복부의 조직이 확장되어 폐·심장·장의 경락들을 자극하게 된다 사진 14.19 참고.

두 발을 나비 자세에서처럼 마주 보게 하고, 팔꿈치를 어깨 아래쪽으로 가져가 바닥에 내려놓는다. 등을 둥글게 말면서 흉부를 들어올린다. 머리를 뒤로 떨구어 등세모근으로 받치거나, 머리를 들고 가슴 쪽을 응시한다. 두 손은 엉덩이 좌우에 놓는다.

자세를 2~3분간 유지한다. 그러고 나서 팔꿈치를 들고 턱을 가슴 쪽으로 당긴 채 눕는다. 두 다리를 쫙 편다.

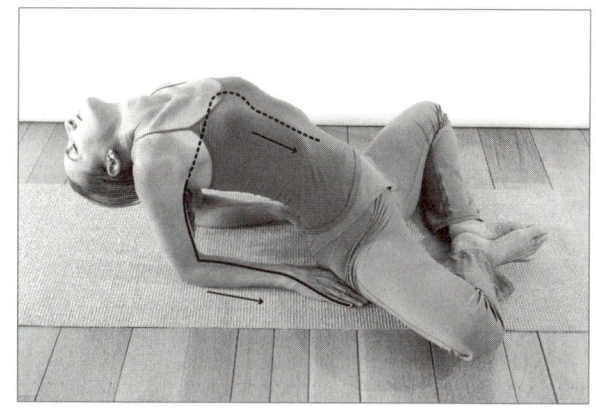
사진 14.19 물고기 자세와 심장 경락

누워서 척추 비틀기 자세

이 자세를 하면 팔을 몸 위로 올리면서 어깨 뒤쪽에 압력을 가하고, 흉부를 넓히고, 복부의 조직을 비틀면서 폐·심장·장의 경락들을 자극하게 된다 사진 14.20 참고. 65쪽의 설명대로 좌우 양쪽 번갈아 가며 이 자세를 한다. 각 방향에서 3~5분간 자세를 유지한다.

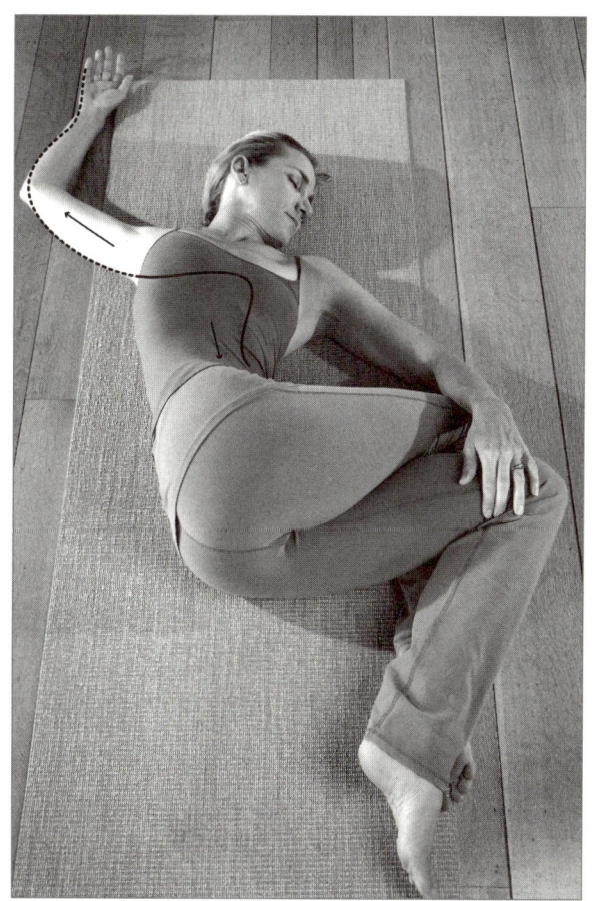
사진 14.20 누워서 척추 비틀기 자세와 심장 경락

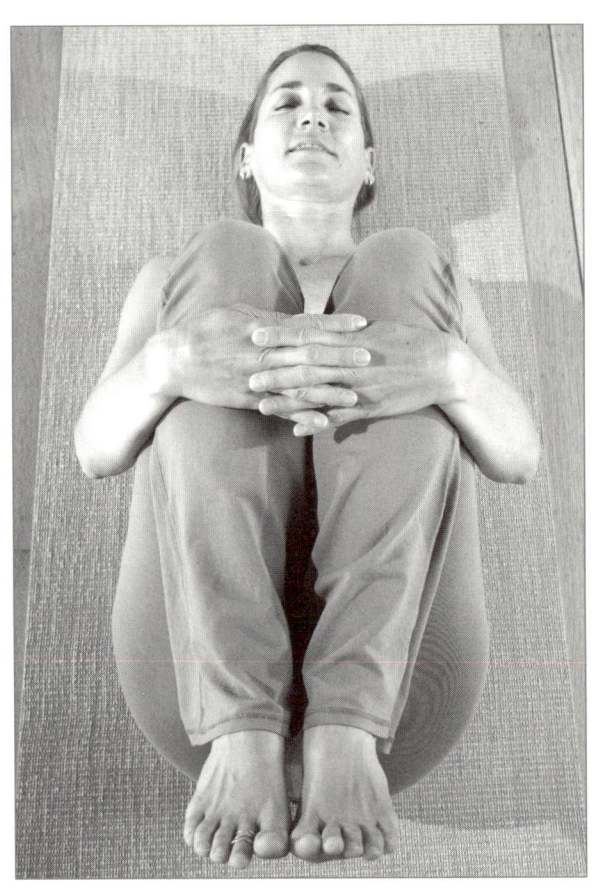

사진 14.21 누워서 무릎을 가슴 쪽으로 당기기 자세

누워서 무릎을 가슴 쪽으로 당기기 자세 아파나아사나, Apanasana

등을 바닥에 대고 누워 양쪽 무릎을 가슴 쪽으로 당기고 정강이 앞에서 양손을 깍지 낀다 사진 14.21 참고. 천골과 양쪽 어깨를 바닥에 내려놓고, 턱도 들어 올리지 않는다.

송장 자세

양팔과 양다리를 좌우로 벌린 채 등을 바닥에 대고 눕는다. 최근에 등 아래쪽이 당기는 느낌이 들었다면 무릎 밑에 담요 같은 것을 받친다. 머리 밑에도 얇은 담요를 받쳐서 목을 지지해도 된다. 손은 손바닥이 위로 오게 바닥에 내려놓거나, 배 위에 올려놓아도 된다 사진 14.22 참고. 자세를 5~10분간 유지한다.

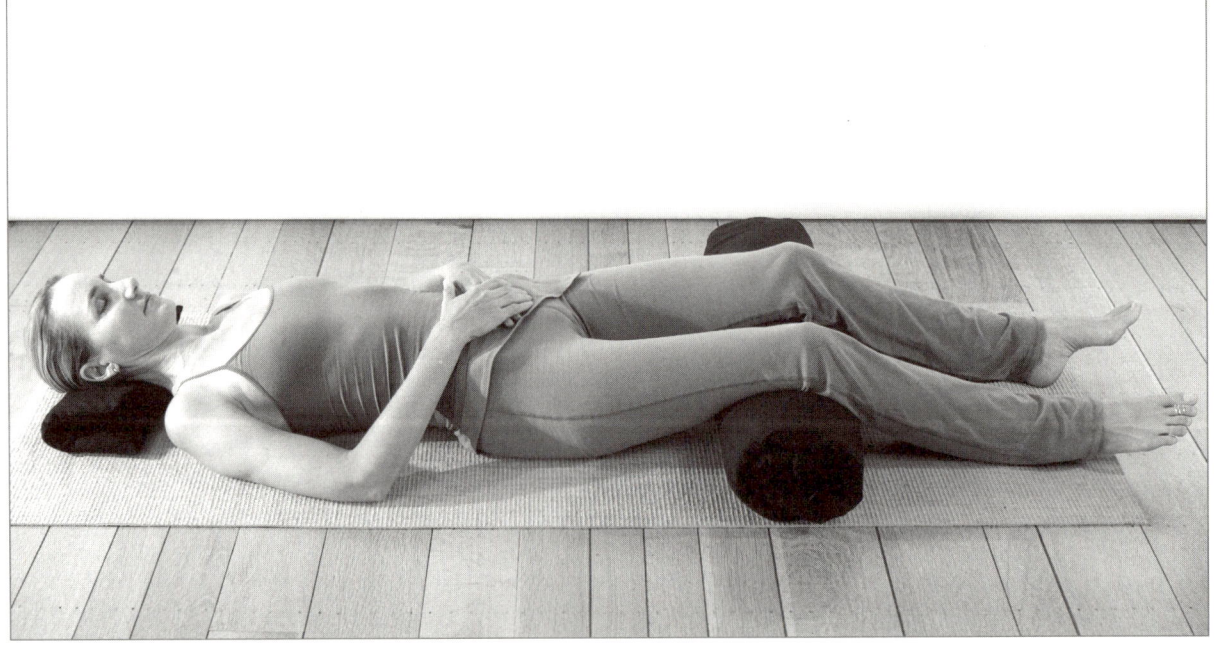

사진 14.22 송장 자세

15
인요가와 마음 작용

이제 인요가와 마음 작용에 대해 살펴보자. 인요가를 할 때는 호흡에 신경을 쓰면서 각 자세를 시작하고, 마지막 몇 초 동안은 편안하게 명상하는 것과 같은 의식 상태로 들어간다. 호흡에 집중하며 수련하면 생각을 좀 더 쉽게 가라앉힐 수 있다. 정신적 스트레스를 받지 않는 상태로 휴식을 취할 때 우리 몸의 에너지 바디는 자연스럽게 균형을 되찾는다. 에너지가 조화를 이루면 몸이 쉽게 열릴 뿐 아니라 정신도 휴식의 상태로 들어가서 명상을 할 수 있는 길이 열린다.

인요가에서의 호흡법

호흡에 집중하여 프라나가 몸 전체에 골고루 전달되도록 움직이는 것을 프라나야마라고 한다. 프라나야마는 호흡의 세 가지 면인 들숨과 날숨, 그리고 그 둘 사이에서 호흡의 멈춤을 이용해서 하는 수련법이다. 들숨과 날숨을 다양하게 조절하고 호흡의 멈춤을 활용하여 우리 몸 안에서 프라나의 질과 움직임을 향상시킬 수 있다. 이 호흡 수련은 신체, 에너지, 정신 모두에 유익하다. 신체적으로는 혈액에 산소를 유입시키고, 소화 배설 기관과 호흡 순환 기관을 튼튼하게 한다. 또한 프라나야마는 몸 안으로 에너지를 모으고 조화롭게 흐르도록 하는 데 도움이 된다. 몸 안의 에너지가 균형을 잃으면 프라나가 흩어지면서 약해진다. 이것은 예측하지 못한 감정들의 부조화와 무분별한 표출로 이어진다. 반면에 요가 수련자는 프라나가 몸의 중심부에 잘 정돈되어 있어 청정한 마음, 풍부한 감정과 맑고 명료한 정신을 지니고 있다.

프라나야마 수련을 하면 밖으로 새어 나가는 프라나의 양을 줄이고 체내의 에너지를 생기 있게 만들 수 있다. 그것은 집중하지 않으면 불가능한 일이다. 우리의 정신은 프라나의 질과 밀접한 관련이 있고, 호흡은 프라나를 지닌 몸에 영향을 준다. 에너지 바디의 균형을 찾기 위해 호흡에 집중하면 심신의 상태가 전반적으로 통일된다.

정신과 호흡을 조정하여 잘 맞추면 에너지 바디와 정신이 편안하게 깨어 있는 상태가 된다. 그런 상태는 우리 몸이 긴장을 풀고 치유되는 데 큰 도움이 된다. 이때 가장 중요한 점은 주의를 집중하는 것이다. 호흡을 주의 깊게 바라보면 집중력을 발휘할 수 있는데, 집중력은 명상할 수 있는 의식을 만들어 준다. 그러므로 프라나야마는 명상에 앞서 하기에 아주 좋은 수련이다. 프라나야마는 정신과 프라나를 우리 몸 안에 묶어 두어 지금 이 순간의 의식을 더욱 강화해 준다.

호흡은 체내 순환의 촉매라고 할 수 있다. 호흡할 때 서두르지 않고 의식적으로 횡격막을 최대한 사용하면 프라나가 몸 전체로 골고루 퍼지는 데 도움이 된다. 이런 호흡법을 '우짜이 호흡'이라고 하는데, 이 호흡에는 많은 이점이 있다. 호흡의 리듬을 느리게 하면 신경계를 진정시키는 효과가 있다. 그러면 몸의 긴장이 풀리고 기분도 편안해진다. 마음을 편하게 내려놓으면 호흡 소리를 들을 수 있고, 산만함이 줄어들고, 내면은 고요해진다. 이렇게 호흡에 주의를 기울이면 애쓰지 않고도 집중하는 능력이 키워지고 몸과 마음이 더 깊이 연결된다. 이 호흡법에 대해서는 124쪽에서 좀 더 상세하게 설명한다.

이제 우짜이 호흡이 무엇인지 알았으니 호흡의 세 가지 측면, 즉 호흡의 길이, 깊이, 방향을 개선하는 방법을 알아 보자.

우선 호흡의 '길이'를 살펴보자. 들이쉬는 호흡은 5초 정도로 느리게 하고, 숨을 다 들이쉰 후의 고요한 상태를 의식한다. 그다음에 동일한 시간 동안 숨을 내쉰다. 다 내쉬고 폐가 완전히 비워졌을 때 몸속에 생긴 고요한 상태를 의식한다.

호흡할 때 주의를 기울여야 하는 네 가지 리듬이 있다. 첫째는 들이쉬는 숨의 움직임이고, 둘째는 숨을 모두 들이쉰 후의 휴식 공간이다. 셋째는 내쉬는 숨의 움직임이고, 넷째는 숨이 모두 빠져나가고 다음 숨을 쉬기 전의 고요한 상태다. 이렇게 호흡에 귀를 기울이면서 명백한 것호흡의 움직임과 미묘한 것호흡과 호흡 사이의 형태가 없는 공간 모두에 주의를 기울이는 법을 배우게 되고, 움직임과 고요함 사이의 끊임없는 상호 작용을 이해하게 된다. 편안한 호흡에 귀를 기울이면서 긴장을 풀고 리듬을 계속 유지한다. 호흡이 힘들거나, 가쁘거나, 짧게 들리는 곳이 있으면 부드럽게 해준다.

호흡에 대해 인식해야 할 두 번째 측면은 '깊이'다. 호흡할 때의 소리를 들으면 호흡의 깊이를 가늠할 수 있다. 호흡을 얕게 하거나, 강제로 숨을 쉬거나, 호흡을 의식하지 않을 때는 숨소리가 조율되지 않은 관악기 소리처럼 불협화음을 낼 것이다. 이제부터는 호흡의 예술가가 되어 공연을 앞둔 음악가들처럼 정확하게 숨소리를 들어보자. 호흡의 처음부터 중간, 마지막까지 소리를 고르게 하면 자연스럽게 호흡이 깊어진다. 멀리 떨어진 곳에서 흐르는 강물 소리처럼 안정되고 맑은 소리가 날 것이다.

호흡의 길이와 깊이를 정렬하고 나면 세 번째 측면인 '방향'에 집중할 수 있다. 숨을 들이쉴 때의 전형적인 패턴은 폐를 팽창시키고 에너지를 위쪽과 밖으로 보내는 것이다. 요가 수련자들은 이렇게 위로 하는 호흡을 '프라나 바유prana vayu'라고 부른다. 한편, 숨을 내쉴 때의 전형적인 패턴은 호흡근을 수축시키고 에너지를 아래와 밖으로 보내는 것이다. 이렇게 아래로 하는 호흡은 '아파나 바유apana vayu'라고 부른다.

요가 수련자들은 이 두 가지 내적 순환이 몸에서 빠져나가지 않고 서로를 향해, 그리고 몸의 중심을 향해 움직이게 함으로써 이 둘의 순환을 더 생동감 있게 만들 수 있다. 숨을 들이쉬면서 위로 올라가는 숨을 아래로 내리고, 숨을 내쉴 때는 아래로 내려가는 숨을 위로 끌어올리는 상상을 하면 된다.

방법은 매우 간단하다. 숨을 들이쉴 때 숨이 몸 안으로 들어오는 것을 느낀 다음 의식을 몸의 중심에서 골반 아래쪽으로 움직인다. 들이쉰 숨을 몸 아래쪽으로 끌어내리는 느낌으로 회음부를 살짝 조인다. 숨을 다 들이쉬면 척추 끝부분에 주의를 기울여서 몸 아래쪽의 '물라mula'라고 하는 부분에서 미세하게 숨을 들이쉬는 것을 느껴본다. 이렇게 회음부는 기를 전달하는 다리 역할을 한다. 또한 아래쪽으로 소실되는 에너지를 다시 몸의 중심으로 보내서 프라나 바유와 아파나 바유를 결합해 두 숨을 더 깨끗하게 해주고 몸의 중심으로 더 좋은 기가 전달되도록 해준다. 이렇게 골반 아래쪽 회음부를 조이는 것을 '물라 반다Mula bandha, 180쪽 참고'라고 한다. 숨을 내쉬기 시작하면서 트램펄린에서 뛰듯이 회음부를 도약대로 삼아 에너지를 심장으로 다시 보내 날숨을 시작한 흉부에서 호흡을 마친다.

이렇게 숨을 들이쉴 때는 숨을 아래로 내리고, 내쉴 때는 위로 끌어올리면 기가 몸의 중심으로 더 잘 흡수된다. 그렇게 함으로써 정신을 집중하는 데 도움이 되고 활력이 충전된다. 인요가의 각 자세를 할 때마다 먼저 2~3분 동안 이렇게 호흡의 길이, 깊이, 방향을 의식하는 훈련을 계속한다.

호흡 참기와 차크라

몸속의 경락들은 '차크라chakra, 산스크리트어로 '바퀴'라는 뜻'라는 에너지의 중심점에서 활력을 얻는다. 도교 신자들은 차크라를 정신적 힘과 신체의 기능이 합쳐지는 에너지의 가마솥이라고 생각한다. 차크라는 몸 전체의 시스템에서 에너지를 모으고, 변형시키고, 분배한다. 차크라는 형태가 있는 몸과 형태가 없는 에너지로 이루어진 차원들 사이의 교차점이다. 차크라는 에너지 바디의 허파이고, 각 차크라는 우리의 건강과 행복에 영향을 주는 특정 기능을 가지고 있다.

요가에서는 기본적인 신체적·정신적 건강이 각 차크라가 잘 기능하는지에 달려 있다고 생각한다. 차크라의 근본적인 능력은 타고난 체질에 달려 있지만, 정신 집중을 통해 활발하고 생기 있게 만들 수 있다. 차크라는 에너지 바디의 원천이기 때문에 활기가 부족하거나 손상되면 신체적·정신적 건강이 나빠진다. 몸이 아픈 사람은 건강을 책임지는 차크라의 활기를 되찾으면 몸이 균형을 되찾는 능력이 바로 향상된다.

차크라에 영향을 주는 여러 가지 수련법이 오래전부터 전해 내려오는데, 그중에는 비밀스러운 방법들도 있다. 차크라를 깨우는 수련법은 반드시 자격 있는 스승에게 배워야 한다. 이 책에서는 각 차크라에 집중하여 마음에 그려 보는 간단하고 안전한 훈련만 할 것이다. 또한 각 차크라의 기능과 그것에 연관된 경락의 에너지를 향상시키는 인요가 자세를 할 것이다.

차크라는 프라나를 만들어 내고 프라나의 활동이 활발해지는 지점이다. 차크라를 떠난 프라나는 경락을 따라 몸 전체로 전달된다. 차크라의 위치를 상상하면서 그곳에 정신을 집중하면 차크라의 활동을 강화할 수 있다. 깨끗해진 프라나는 우리의 정신이 집중되는 곳에 모인다. 숨을 한 번 들이쉬고 내쉬고 난 뒤 호흡이 잠깐 멈추었을 때 특정 부위에 정신을 집중하면 프라나가 더 잘 모일 수 있다.

갈비뼈보다 아래쪽의 차크라에 영향을 주고 싶다면, 전굴 자세로 그 부위가 압력을 받을 때, 혹은 숨을 내쉬고 난 뒤에 그 부위에 정신을 집중하는 것이 효과적이다. 숨을 내쉬고 나서 숨을 참는 수련법을 '랑가나langhana'라고 하는데, 이것은 '비우는 능력'을 가리키며, 하부 차크라들뿐 아니라 복부의 장기들에도 매우 유익한 영향을 준다. 소화 기관이나 배설 기관, 생식 기관, 혹은 신장의 기, 비장의 기, 간의 기에 문제가 있다면, 인요가 수련을 할 때 신장·비장·간의 경락을 위해서 이 수련법을 실천하는 것이 좋다.

배꼽 위쪽의 차크라에 영향을 주고 싶다면, 후굴 자세에서 숨을 완전히 들이쉬고 나서 기가 흉부 등 상체에 좀 더 집중되어 있을 때 수련하는 것이 가장 좋다. 이런 수련법을 '브르마나brmhana'라고 하며, '채우는 능력'을 가리킨다. 브르마나는 몸에 활기를 수고 따뜻하게 해주는 효과가 있고 순환계나 호흡계, 그리고 폐, 심장, 소장, 대장과 관련한 문제에 도움이 된다. 인요가 수련을 할 때 브르마나를 하면 폐·심장·장 경락에 도움이 된다.

숨을 참고 난 다음에 숨이 크게 약해지거나 힘들면 숨 참는 것을 중단해야 한다. 호흡과 심박동수는 상호 의존적이어서 호흡이 좋지 않으면 맥박이 빨라지는데, 이것은 위험할 수 있다. 프라나야마 수련을 할 때는 몸과 마음이 편안해야 하고 호흡의 질을 차분하게 관찰할 수 있어야 한다.

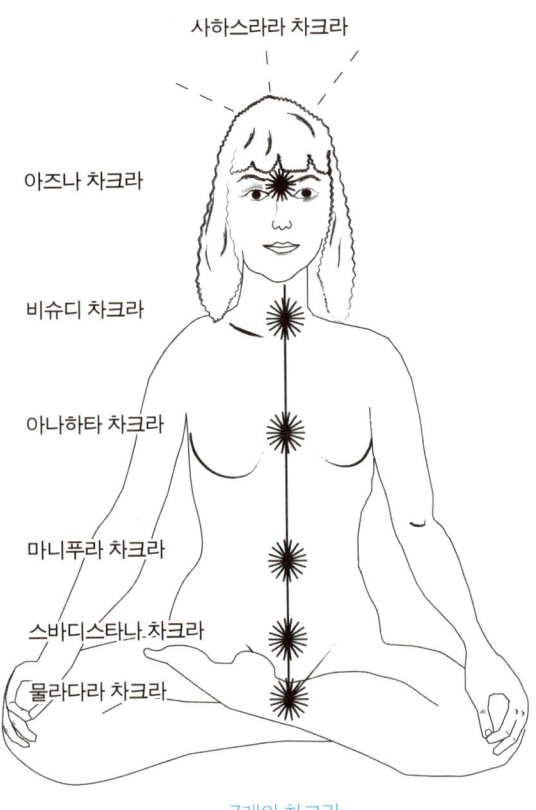
7개의 차크라

7개의 차크라

7개의 차크라는 신체적·심리적 차원에서 각기 특정 기능을 지닌다. 다음은 각 차크라의 특성과 각 차크라에 주의를 집중하는 방법을 간단히 설명한 것이다.

● **물라다라 차크라**

'물라mula'는 '뿌리'를 뜻하고 '다라dhara'는 '기초'를 뜻한다. '물라다라'는 항문 바로 위쪽의 회음부 근처 혹은 자궁경관 근처에 있다. 물라다라는 잠자고 있는 내면의 힘, 안전감, 물욕, 배설과 관련이 있다. 또한 신장 경락, 방광 경락, 소장 경락과도 관련이 있다.

● **스바디스타나 차크라**

'스바디스타나svadishthana'는 문자 그대로는 '자기 자신의 집'이라는 뜻이다. 이 차크라는 생식기와 천골 위쪽 뒷부분에 위치해 있다. 이 부위는 감각적 욕구와 성적 욕구, 집단 무의식, 무의식적인 물질적 욕구와 관련이 있다. 생식과 관련한 모든 문제와 직관력을 관장하고, 신장 경락, 방광 경락, 소장 경락과 그 기능을 관장한다.

● **마니푸라 차크라**

'마니푸라manipura'는 '보석으로 가득 찬'이라는 뜻이다. 배꼽 뒤에 위치하며 명치에 해당한다. 이 부위는 의지력, 창조적 에너지, 상상력, 소화를 관장한다. 위·비장·간·쓸개 경락을 포함한 소화 경락들을 관장한다.

● **아나하타 차크라**

'아나하타anahata'는 '부러지지 않은'이라는 뜻이다. 이 차크라는 심장의 오른쪽에 위치한다. 사랑과 연민에 대한 욕구와 관련이 있고, 순환계, 촉감과 관련이 있다. 심장 경락과 심포 경락을 관장한다.

● **비슈디 차크라**

'비슈디vishuddhi'는 '정화하다'라는 뜻이다. 이 차크라는 목구멍에 위치해 있고, 영적 욕구, 의사소통 능력, 호흡계와 관련이 있다. 폐 경락을 관장한다.

● **아즈나 차크라**

'아즈나ajna'는 '알다'라는 뜻이다. 뇌의 한가운데, 두 눈썹 사이쯤에 위치해 있고, 흔히 '제3의 눈'이라고 불린다. 지능, 통찰력, 명석함, 그리고 자율신경계, 호르몬계와 관련이 있다. 독맥과 방광 경락을 관장한다.

● **사하스라라 차크라**

'사하스라라sahasrara'는 '꽃잎이 천 개인 연꽃'이라는 뜻이다. 머리 위쪽에 위치해 있고, 대뇌 피질, 신경계 전체, 우리 몸 전체의 장기와 조직을 관장한다. 주체도 객체도 없는 순수한 의식 상태, 나와 우주가 합일을 이루는 고결한 정신과 관련이 있다. 특정 경락이 아닌 모든 경락과 연결되어 있다.

하부 차크라를 향상시키는 방법
● 물라다라, 스바디스타나, 마니푸라

나비 자세나 신발끈 자세처럼 앉아서 하는 전굴 자세를 할 때, 들이쉬는 숨은 몸 아래쪽 회음부로 보내고 내쉬는 숨은 몸 위쪽 흉부로 보내려고 주의를 집중한다. 배설이나 현실감과 관련한 문제들에 집중해야 하는지 회음부에 있는 첫 번째 차크라인 물라다라 차크라에 집중, 생식이나 직관에 관련한 문제들에 집중해야 하는지 아랫배에 있는 두 번째 차크라인 스바디스타나 차크라에 집중, 소화나 에너지, 창의력 관련 문제들에 집중해야 하는지 배꼽 뒤의 세 번째 차크라인 마니푸라 차크라에 집중를 결정한다.

숨을 내쉴 때 숨을 완전히 내보낸 다음 위의 세 차크라 중 하나에 2~3초간 주의를 집중한다. 그러고 나서 흉부에 주의를 집중한 채 숨을 들이쉬기 시작하면서 주의를 골반 아래쪽으로 이동시킨다. 숨을 내쉬면서 다시 몸의 중심으로 주의를 이동시킨다. 숨을 다 내쉬고 나서 다시 몇 초간 동일한 차크라에서 숨을 멈춘다. 하나의 자세를 하는 2~3분 동안 이런 호흡과 정신 집중을 반복한다. 한 자세를 5분씩 한다면 남은 몇 분 동안은 좀 더 편안하게 주의를 집중한다 인요가에서의 마음챙김에 대해서는 20장 참고.

다음 자세도 전굴 자세이거나 이전 자세에서 방향만 바뀐 것이라면 동일한 기법을 반복한다. 즉, 처음 몇 분 동안은 집중해서 프라나야마와 차크라 시각화 훈련을 하고 나머지 몇 분은 몸 전체에 편안하게 주의를 기울인다. 요가 수련을 할 때 개선하고 싶은 부위가 여러 군데라면 자세마다 집중하는 차크라를 바꿔 가며 하면 된다.

상부 차크라를 향상시키는 방법
● 아나하타, 비슈디, 아즈나

안장 자세, 스핑크스 자세, 물개 자세를 할 때는 들이쉬는 숨을 몸 아래쪽의 회음부로 내리고, 내쉬는 숨은 몸 위쪽의 흉부로 올리도록 주의를 집중한다. 달팽이 자세나 물고기 자세에서도 동일하게 할 수 있다. 순환계와 관련한 문제, 상처 받은 사랑, 우울한 감정, 증오, 온기 부족 등 감정과 관련한 문제에 집중할지 네 번째 차크라인 심장 옆의 아나하타 차크라에 집중, 호흡계, 삶의 영적인 면에서 불확실성과 관련한 감정, 의사소통과 관련한 문제에 집중할지 다섯 번째 차크라인 목구멍에 있는 비슈디 차크라에 집중, 호르몬 문제, 방광 기능 이상, 민첩하지 못하거나 사고가 명료하지 못한 문제 등에 집중할지 여섯 번째 차크라인 두 눈 사이에 있는 아즈나 차크라에 집중 결정한다. 숨을 들이쉴 때는 앞에서 했던 것처럼 흉부에서 골반 아래쪽으로 숨을 이동시킨다. 몸 안에 숨이 완전히 가득 차면 상부의 세 개 차크라 중 하나로 주의를 옮긴 상태로 2~3초 유지한다. 그러고 나서 회음부로 다시 주의를 돌리고 거기서부터 흉부로 이동하며 숨을 내쉰다. 그다음 숨을 들이쉴 때 숨을 다 들이쉬고 나면 다시 동일한 차크라에서 잠시 몇 초 동안 멈춘다. 한 자세를 하는 2~3분 동안 이 방식을 반복한다. 한 자세를 5분 정도씩 한다면 남은 몇 분간은 긴장을 풀고 편안한 의식에 주의를 집중한다.

인요가의 마음챙김

앞서 소개한 집중법 프라나를 몸의 다양한 부위로 집중시키고 그 부위들이 균형을 되찾는 데 도움을 주는 방법에서 좀 더 긴장을 푼 편안한 집중법으로 나아가 보자. 프라나를 강제로 쉼 없이 움직이려 하거나, 감정과 정신 상태의 변화에 일일이 반응하는 것은 프라나를 산만하고 불균형하게 만든다. 편안하게 집중하면 정신적으로 균형 상태가 되고, 정신적 균형 상태는 에너지 바디와 감정적 바디를 조화롭게 해 준다. 끊임없이 무리하게 개입하다 보면 아무것도 더하거나 수정할 필요 없는, 때 묻지 않은 정신의 본질을 알아볼 수 없게 되므로 주의한다.

마음챙김은 그 자체로 무언가를 개선하는 수련법은 아니다. 그것은 하나의 '태도'로, 순간을 어떻게 하겠다는 생각을 모두 놓아 버리고 계획적인 개입 없이 관찰하는 능력을 기르는 것이다.

마음챙김 수련을 하면 세 가지 두드러진 변화가 나타난다. 첫째, 조각나고 산만한 사고 습관이 점차 사라진다. 그러면 자신과 다른 사람들을 더 솔직하고 명료하게 이해할 수 있게 된다. 둘째, 우리를 고통스럽게 하는 부정적이고 공격적인 생각에서 자유로워지면서 습관적인 행동 패턴에서 벗어나게 된다. 이런 변화는 부정적인 생각을 억눌러서 생기는 것이 아니고, 관심과 포용으로 그러한 생각을 이해하고자 하는 태도에서 생긴다. 셋째, 습관적 행동 양식에서 점차 벗어나면서 우리의 진정한 본성이 드러나게 된다.

앞에서 설명한 것처럼 몇 분 동안 호흡에 집중한 후 몸의 특정 감각들을 기분, 생각, 소리, 실내 온도 등 인식할 수 있는 편안하게 집중하는 상태로 옮겨 간다. 의식하는 어떤 것에도 간섭하지 않는다. 어떤 측면도 축소하거나 미화하려 하지 않는다. 그 대신 자세를 가만히 유지하면서 심리적 저항 없이 순간을 온전히 경험하겠다는 생각을 키운다. 감각들에 신경이 쓰이기 시작하면 신체적인 것이든 정신적인 것이든 긴장 상태를 똑바로 관찰한다. 다른 기분을 느껴야 한다는 생각은 잠시 접어 둔다. 만일 감각이 너무 강렬하거나, 신경에 심하게 거슬리면 자세를 중단한다.

엉덩이든 허리 아래쪽이든 감각이 가장 강하게 느껴지는 부위로 주의를 옮기고 충분히 관찰한다. 그 감각이 형태가 있는가? 온도가 있는가? 질감이 있는가? 일어나고 있는 현상을 바라보고 느끼면서 그 감각이 호흡에 따라 달라지는지, 순간에 따라 달라지는지 잘 본다. 견고하게 막혀 있는 것처럼 보이는 것에서 미묘한 변화를 관찰할 수 있는가? 그 감각을 조종하거나 강요하지 않고 있는 그대로 느끼면서 말이다. 이것은 감각에 굴복하고 있는 그대로 받아들이는 연습이다. 1분, 2분 시간이 흐를수록 신체적 한계에 저항하지 않는 것이 힘들어질 것이다. 그러나 이 수련을 통해 힘겨운 감각이나 감정 앞에서 반응하지 않고 그대로 느끼는 연습을 계속하다 보면, 머지않아 달라지는 자신을 느낄 것이다.

이 수련에서 중요한 태도는 의도적으로 무언가를 하려는 태도가 아니라 '기꺼이 하려는 마음'이다. 자세를 하면서 불편한 것을 억지로 참고 시간이 지나기만을 기다리는 고집을 키우는 것이 아니다. 신체적, 심리적으로 힘겹고 불편한 가운데서도 깨어 있고 편안하게 느낄 수 있는 능력을 키우는 것이다. 감각이 너무 강해서 압도되는 느낌이 든다면 자세를 조금 풀어 정신 수련을 계속할 수 있도록 하는 것이 좋다.

있는 그대로에 주의를 기울이는 연습은 마음챙김 수련의 기본이다. 힘겨우나 너무 위협적이지 않은 신체적 제약 앞에서 유연해지기 시작하면 한계 없이 광활하게 열린 마음으로 들어가는 문이 보일 것이다. 그런 태도를 지니면 우리의 몸도 조화로워진다. 또한 그런 태도는 정신적인 면에서 스스로 짓는 한계, 회피하려는 태도, 경험을 통제하거나 경험과 싸우려는 습관을 없애는 길로 나아가는 출구가 되기도 한다. 예를 들어 나비 자세를 하면서 엉덩이나 사타구니에 통증이 느껴지더라도 정신은 편안해지고 명료해질 수 있다.

가끔은 후굴 자세를 할 때 어떤 부위가 불편하면서 분노쓸개의 부조화와 관련나 두려움신장과 관련한 감정이 느껴질 수 있다. 그럴 때 그 감정대로 행동하지 않고 내면에서 일어나는 일을 가만히 느끼면 숨을 쉬고 움직일 공간이 생길 것이다. 그런 감정들은 더 이상 의식하지 못하는 곳에 억눌려 있거나 자극을 받았을 때 곧바로 반응할 이유가 되지 않을 것이다. 그 대신, 성장의 횃불이 되어 온전한 인식으로 가는 길에 어려움까지도 받아들일 수 있게 해주고, 방어적 행동 패턴으로부터 벗어나게 해줄 것이다.

자신의 내면을 움직이는 감각을 따라가는 법을 배우면서 저항이 느껴지는 감각들에 주의를 기울여 보자. 내면에서 적대감을 발견한다면, 신체적 감각으로부터 그 감각에 대해 느끼는 혐오감을 관찰하는 것으로 초점을 옮긴다. 그런 경험을 무시하는 대신 갈망하거나 혐오하는 감정에 주의를 기울인다. 감정적 고통은 잘 이용하면 우리를 현명하게 만들어 주는 길이 될 수 있다.

힘든 감정이 우리 안에서 움직이는 것을 관찰할 때는 그 감정을 버리려 하지 말고 따뜻하게 주의를 기울이자. 그런 감정은 형체가 있는 사물이 아니기 때문에 실체를 갖기 위해서는 우리의 단단해진 정신 상태를 에너지로 삼는다. 그런 감정과의 싸움을 그만두면 그것은 텅 비어 소멸할 수밖에 없다.

마음챙김 수련을 해도 여전히 과거와 동일한 정도의 신체적 고통과 불편이 느껴질지 모른다. 하지만 그 고통을 더 이상 과거와 똑같이 느끼지는 않는다. 고통을 놓아버리면 우리가 살아가는 순간들과 친밀해지기 시작한다. 그 순간들에 어떤 일이 일어나든 상관없다. 그리고 우리가 경험하는 것들에 집착하거나 싸우거나 멀어지려 하는 몸에 밴 습관들이 사라진다.

신체적으로 힘겹고 불편한 감정을 수반하는 경우가 많은 인요가 수련은 마음챙김과 명상이라는 자질을 개발하기에 최적의 방법이다. 인요가 수련을 하면서 명상 능력을 강화하고 싶다면 19장과 20장을 참고하기 바란다.

16
양요가

인요가가 주는 선물이 있듯이, 동적인 수련인 양요가는 정적이고 수용적인 방식의 수련으로는 개발할 수 없는 자질을 키워 준다. 우리 몸의 모든 부분을 사용하는 것은 그 기능과 능력을 유지하는 데 매우 중요하다. 따라서 우리 몸의 활력과 건강을 유지하기 위해서는 에너지 바디의 활동적 측면을 규칙적으로 움직여 줘야 한다. 에너지 바디의 활동적 측면은 우리 몸 조직의 깊은 곳보다는 표면 쪽에 모여 있다. 그러면 우리 몸의 기능이 향상되고 편안해지며, 신체의 미묘한 능력을 잘 알고 활용하는 방법을 알게 될 것이다. 하지만 양요가는 스포츠, 춤, 체조와 비슷하기 때문에, 양요가를 하면서도 인요가의 마음챙김 수련 태도를 계속 유지하는 것이 중요하다. 그러면 자신의 한계를 인정하고 스포츠에서 흔히 볼 수 있는 경쟁이나 타인과의 비교를 피할 수 있다.

신체의 움직임이 크고 다양한 양요가에서는 신경 써야 할 점이 많다. 따라서 인요가 수련을 할 때보다 잘못된 태도를 갖기 쉽다. 공격적인 태도를 취하거나 너무 잘하려고 애쓰며 노심초사하거나, 다른 사람들과 비교하거나, 자신의 과거와 비교하는 등의 태도를 갖지 않도록 조심해야 한다. 이런 이유로 양요가보다 인요가 수련을 먼저 하면 주의를 기울일 수 있는 마음 상태가 되기 때문에 도움이 된다.

양요가 자세들, 즉 '아사나'를 하기 전에 마음에 새겨야 할 일곱 가지 개념이 있다. 이 개념들은 외적으로 자세를 하기 위한 기초를 만들어 주는 내적 행동이라 할 수 있다. 앞의 네 가지 개념은 신체적·에너지적 개념이고, 뒤의 세 가지는 심리적 개념이다.

우짜이 호흡
한계점까지 호흡하기
에너지의 선
텐세그리티
자신의 한계를 존중하기
관심의 균형 상태
기꺼이 느끼고자 하는 마음

우짜이 호흡

우짜이 호흡은 횡격막을 이용한 깊은 호흡으로, '승리 호흡'이라고 번역할 수 있다. 천천히 깊게 하는 이 호흡은 폐와 횡격막을 강화시키고, 산소를 깊이 들이쉬고 이산화탄소를 완전히 배출시켜 혈액을 깨끗하게 해준다. 또한 몸속에서 공기가 느리게 움직이게 해 신경계를 진정시켜 주는 효과가 있다. 신경계가 진정되면 우리 몸은 긴장이 풀리고 정신은 차분해져서 요가 자세를 훨씬 더 우아하게 할 수 있게 된다. 또한 우짜이 호흡은 안정되고 듣기 좋은 소리가 나는데, 그 소리는 요가를 제대로 하고 있는지에 대한 지표가 되고, 정신을 '지금 이 순간'에 집중하게 하는 닻이 되어 준다.

우짜이 호흡법을 배우려면 우선 척추를 길게 늘이고 좌골을 쿠션 위에 평평하게 놓고 편하게 앉는다. 눈을 감고 호흡을 의식한다. 숨을 들이쉴 때 배가 부풀어 오르는지 혹은 수축하는지 본다. 숨을 내쉴 때는 어떤 현상이 일어나는지 본다. 다음에 숨을 내쉴 때는 의식적으로 배를 척추 쪽으로 당기고, 들이쉴 때는 배에서 긴장을 푼다. 이 방식은 지금까지 해오던 호흡과 다를 것이다. 그러니 한 손을 배 위에 올려놓고 숨을 내쉴 때 배를 안쪽으로 부드럽게 당기는 것을 잊지 않도록 한다. 이것이 우짜이 호흡에서 가장 먼저 기억해야 할 점이다.

두 번째로 중요한 것은 호흡을 길게 하기 위해서 공기가 몸속을 천천히 지나가게 하는 것이다. 공기가 지나가는 통로가 좁을수록 공기를 완전히 채우려면 시간이 더 오래 걸린다. 공기가 천천히 지나가게 하기 위해서 목구멍의 일부를 닫고 주로 목구멍의 뒤쪽으로 호흡한다. 속삭이며 말을 할 때 하는 방식이다.

우짜이 호흡은 코로 하는 것이지만, 처음에는 내쉬는 숨에 초점을 맞춰 입으로 호흡하는 연습을 하면 도움이 된다. 호흡의 속도를 느리게 만들려면 우선 숨을 들이쉬고, 숨을 내쉬기 시작할 때 입을 열고 'whisper'라고 말하면서 r 발음을 길게 늘인다. 다시 숨을 들이쉰 다음 내쉴 때는 성대를 사용하지 않고 목구멍 뒤쪽으로 r 소리만 반복한다. 다시 숨을 들이쉰 다음 내쉴 때는 입을 열고 r 소리를 내는데, 중간쯤에 입을 다물고 코로 숨을 쉬면서 계속해서 목구멍 뒤쪽으로 r 소리를 낸다. 나무들 사이로 바람이 불어오는 듯한 소리가 날 것이다. 소리를 크게 낼 필요는 없다. 자신에게는 작게 들리지만 옆 사람에게는 들리지 않을 것이다. 단, 동작을 크게 하며 수련할 때는 호흡 소리가 조금 커질 수 있다.

계속 입을 다문 상태로 숨을 들이쉴 때도 목구멍 뒤쪽으로 천천히 숨을 들이쉬면서 같은 소리를 낼 수 있는지 해보자. 숨을 내쉴 때만 소리를 낼 수 있어도 괜찮다. 대부분 처음에는 숨을 내쉴 때 소리를 내는 게 더 쉬울 것이다. 며칠이나 몇 주 연습하고 나면 숨을 들이쉴 때도 동일한 방법으로 호흡할 수 있다. 중간에 호흡의 리듬을 잃어버리거나 숨이 가빠지면 연습을 멈추고 평소대로 호흡을 몇 번 한다. 그리고 다시 우짜이 호흡을 시작하는데, 이때는 입을 열고 숨을 내쉬며 내쉴 때마다 부드러운 소리를 낸다. 연습할수록 힘이 덜 들고 쉬워질 것이다. 아무리 해도 잘 모르겠으면 요가 선생님을 찾아서 함께 연습하기 바란다.

우짜이 호흡법이 편해지면 코로만 호흡하면서 훨씬 더 느린 속도로도 가능한지 시도해 본다. 4~6초 동안 숨을 들이쉬고 역시 4~6초 동안 숨을 내쉰다. 요가 자세를 하는 동안 이런 호흡을 계속하면 무리하거나 무의식적으로 경쟁하는 것을 막을 수 있다. 무리하거나 경쟁하는 태도는 수련 중 부상을 당하는 지름길이다. 지금은 수련에서 '호흡'을 가장 중요한 요소로 생각하고, 숨이 빨라지거나 들쭉날쭉하거나 억지로 숨을 쉬는 느낌이라면 자세를 멈추고 휴식을 취한다.

한계점까지 호흡하기

양요가 수련 시 다음으로 중요한 점은 숨을 우리 몸의 구석구석으로 보내는 것이다. 숨을 우리 몸의 다양한 부위들에 집중시키는 상상을 한다. 주의가 집중되는 곳에 프라나가 흐른다고 했다. 지금 우리는 호흡을 이용해서 체내의 모든 조직을 깨우고 요가 동작을 더 균형 있고 생동감 있게 하려고 한다. 숨을 몸의 구석구석으로 보내기 위해서는 우선 각 부위로 얼마나 깊이 숨을 보내야 할지, 언제 멈춰야 할지를 알아차리는 법을 배워야 한다. 호흡을 의식하면서 요가 자세를 하면 매 순간 우리 몸이 보내는 피드백 신호를 느낄 수 있다. 이렇게 몸의 반응을 느끼면 피해야 하는 위험한 통증과 피할 수 없는 불편함그 부위의 생기를 되찾으려면 느낄 수밖에 없는 것을 구분할 수 있게 된다.

요가 자세를 할 때 호흡을 의식하지 않으면, 강한 감각이 느껴질 때 바로 포기하거나 무리하다가 부상을 당하기 쉽다. 자세를 하면서 불편한 감정을 지나치게 꺼리고 두려워하는 사람들이 있다. 하지만 몸 안의 움직이지 않는 곳들을 깨우기 위해서는 그곳에 반복해서 들어가야 한다. 즉, 그 부위들이 깨어나 살아 숨 쉬는 것을 느끼려면 불편을 기꺼이 참아야 한다.

또한 호흡에 집중하면 어디서 동작을 멈추는 것이 적당한지를 알 수 있다. 그러지 않으면 넘치는 열정으로 인해 한계를 넘을 수 있다. 호흡을 중요한 지표로 삼아 어떤 부위든 과하거나 부족하지 않게 사용하는 법을 배워야 한다.

몸의 구석구석까지 숨이 전달되도록 호흡하는 법을 배우려면 우짜이 호흡을 할 때와 같은 자세로 앉아서 천천히 의식하면서 호흡을 한다. 숨을 들이쉰 다음, 내쉬면서 두 손으로 몸 앞의 바닥을 짚고 팔을 앞으로 뻗는데, 좌골은 바닥에 붙인 상태를 유지한 채 팔과 척추는 앞으로 가능한 한 멀리 늘인다. 무릎이나 엉덩이, 허리 아래쪽 때문에 더 이상 앞으로 나아갈 수 없을 때는 잠시 멈추고 우짜이 호흡을 몇 번 한다. 강한 감각을 느끼고 싶은 부위들로 숨이 들어가는 모습을 상상한다. 이것이 첫 번째 한계다. 잠시 후에는 처음의 긴장이 가라앉고 손을 조금 더 멀리까지 뻗을 수 있을 것이다. 이것이 두 번째 한계다. 이런 식으로, 호흡을 할 때마다 자신의 한계가 어디인지 느낄 수 있고 감각이 가장 강하게 느껴지는 곳으로 숨을 보낼 수 있다. 같은 자세를 반복할 때마다 한계가 조금씩 확장될 것이다.

에너지의 선

에너지의 선線은 체내의 에너지 통로인 경락을 통과하는 광선과도 같은 것이다. 특정 부위로 숨을 보내서 한계점까지 호흡하는 것과 아울러 에너지의 선을 이용하려면 각 자세에서 기가 움직이는 길을 상상하면서 에너지의 선을 그린다. 그리고 몸 안에서 느껴지는 생동감을 육체 너머까지 느껴 본다. 우선, 생명에 필수적인 기를 숨으로 들이쉬고 그 기를 몸 안의 시스템으로 순환시킬 때, 에너지를 몸속의 미세한 고속도로로 보낸다고 상상한다. 호흡과 함께 에너지를 보내고 받는 것을 의식하면 몸이 훨씬 더 가볍고 부드럽게 느껴지고, 힘든 자세도 더 잘 참아낼 수 있을 것이다.

다리를 통해서 내려가고 퍼지는 에너지의 선은 복부에서부터 나오고, 어깨를 지나 팔과 손가락으로 흐르는 기는 심장에서부터 나온다고 상상한다. 그렇게 하려면 우선 책상 다리를 하고 등을 꼿꼿이 펴고 편안하게 앉는다. 오른팔을 옆으로 뻗어 어깨 높이까지 올리고 오른손 손바닥은 아래로 향하게 한다. 그리고 흉부 중심부에 주의를 모두 집중한 채로 우짜이 호흡을 시작한다. 심장 중심에서 에너지로 이루어진 공이 어깨를 따라 흘러오고 팔로 전기가 통하는 고속도로가 만들어지는 것을 상상한다. 에너지가 팔 위쪽에서 팔꿈치를 지나 손목으로 전해지는 것을 상상하며 계속 호흡한다. 호흡을 계속하면서, 손끝을 따라 에너지의 파동을 상상할 수 있는 한 먼 공간으로 보낸다. 팔에 주의를 기울인 채 팔에서 에너지의 흐름과 살아 있다는 기분을 느낀다.

이번에는 오른팔을 든 채로 왼팔을 들고 왼팔의 에너지 고속도로로 모든 초점을 옮긴다. 가슴에서부터 왼쪽 어깨와 왼쪽 팔꿈치, 왼손으로 주의를 옮긴다. 그리고 이때 왼팔과 달리 오른팔이 얼마나 무거운지 느껴 본다. 왼쪽 에너지의 선을 유지하면서 오른팔로 다시 주의를 보낸다. 오른팔은 오랫동안 들고 있어서 피로하겠지만, 오른팔로 주의를 기울일 때는 그렇지 않을 때에 비해서 분명 가볍게 느껴질 것이다. 이제 왼쪽과 오른쪽 등 반대되는 두 방향으로 에너지의 선이 생겼다. 혹은 하나의 에너지의 선이 두 방향으로 나아가고 있다고 할 수도 있다. 대부분의 에너지의 선은 강한 주의력으로 기를 한 방향으로 흐르도록 하는 것이지만 사실 기는 동시에 여러 방향으로 흐른다.

이제 두 팔을 내리고 상체에서 어떤 감각이 느껴지는지 본다. 똑바로 앉아서 에너지의 선 하나가 가슴에서 나와 척추를 따라 나가고, 또 다른 하나가 배꼽에서 나와 아래로 흘러 바닥으로 나가는 것을 상상한다. 어떤 자세로 있든, 몸이 만들어 내는 에너지의 선은 무수히 많으니 그 경로로 에너지의 광선을 보내는 상상을 할 수 있다. 숨을 들이쉬면서 광선을 에너지의 중심부로 끌어들이고 숨을 내쉬면서 흉부나 복부의 중심으로부터 에너지의 선을 내보내는 것을 상상할 수 있다.

어떤 요가 자세를 하면서 몸이 둔하고 생기가 없는 느낌이 들면, 바로 그 자세를 그만두지 말고 에너지를 잘 내보내고 받아들이고 있는지 확인한다. 아마도 대개는 그렇지 못할 것이다. 에너지에 주의를 다시 집중하고, 인내심이 얼마나 강해지는지를 주의 깊게 지켜본다. 물론 자세를 하며 즐거움도 느껴야 한다.

텐세그리티

'텐세그리티 tensegrity'는 건축 용어로, 3차원 구조 안에서 요소들 간의 내적 긴장을 가리키는 말이다. 미국의 건축가 벅민스터 풀러 Buckminster Fuller, 1895~1983는 압축과 긴장 밀고 당기기은 반대되는 것이 아니라 본질적으로 같은 요소라고 설명했다. 텐세그리티는 잡아 늘이는 요소들과 누르는 요소들이 적절히 서로를 보완할 때 구조물이 형태를 유지한다는 것을 설명해 준다.

페루 출신의 인류학자 카를로스 카스타네다 Carlos Castaneda, 1925~1998는 천천히 사색하면서 자세를 하고 동작하는 '매지컬 패스magical passes'라는 수련법을 설명하면서 텐세그리티라는 용어를 사용했다. 매지컬 패스도 몸을 더 잘 의식하기 위해서 요가처럼 근육과 관절을 긴장시켰다 이완시켰다 하기 때문이다.

동적 흐름의 양요가를 할 때 한 부위는 가까이 당기고 동시에 다른 부위는 멀리 밀어내면서 텐세크리티가 우리 몸에 끊임없이 작용한다. 한 부위를 늘이면 근처의 다른 부위는 압력을 받게 된다. 한 부위가 위로 올라가면 반대 부위는 아래로 내려가야 한다. 어떤 것이 앞으로 당겨질 때는 늘 뒤로 움직이는 반대되는 힘이 있다. 이런 동작을 부드럽게 통합하는 방법을 배우려면 정기적으로 수련해야 할 뿐 아니라 숙련된 선생님에게 배울 필요가 있다.

자신의 한계를 존중하기

요가를 하다 보면 각자 몸이 지닌 장벽에 직면하게 마련이다. 이런 제약을 만날 때 가장 중요한 것은 특정 자세를 할 수 있느냐 없느냐가 아니라 각 자세를 할 때 자신을 향해 어떤 태도를 갖느냐이다.

양요가 자세를 할 때는 동작을 예민하게 느낄 수 있어야 하고, 매 순간 어느 정도의 에너지를 갖고 동작을 할지 판단해야 한다. 한편 인요가는 내면의 피드백에 민감하게 반응할 수 있게 만들어 줘, 무조건 힘을 이용하기보다는 내면의 신호에 따라 적절한 정도의 자세를 하게 된다. 이와 같은 민감성을 양요가 수련에도 적용하면 자기 몸에 자연스럽게 호기심을 갖게 되고 존중하게 되는데, 이는 기가 자유롭게 흐르기 위해서뿐 아니라 요가에 계속 애정을 갖기 위해서도 필수적인 태도다.

우리는 지금 경쟁이나 야망에 얽매이지 않고 고결하고 품위 있게 살아가는 법을 몸을 통해 '수련'하고 있다. 경쟁이나 야망은 다른 상황에서는 필요한 자질일지 몰라도 요가를 할 때는 피해야 한다. 자신을 잘 돌보고 건강한 사람이 되기 위해서는 이런 분별 있는 태도를 지녀야 한다. 호흡을 가장 중요한 닻으로 삼아서, 신체적 한계를 느낄 때 자신이 자동적으로 보이는 반응을 알아볼 수 있어야 한다.

요가 자세에서 겪는 장애와 제약을 피하지 않고 능동적으로 대면하는 것은 그 자세를 자신에게 맞게 제대로 하기 위함이다. 이것을 기억한다면 장애물을 만나도 위협을 덜 느낄 것이다. 사실 그러한 장애물은 우리를 고통스럽게 만드는 것이 아니다. 장애물에 대해 올바른 태도를 가지면 주의를 기울여야 하는 것에 주의를 기울이고, 그러지 말아야 할 것으로부터는 주의를 돌릴 수 있다. 기꺼이 고통을 느끼고 고통에 주의를 기울이려는 태도가 요가 수련을 통해 기를 수 있는 '삶을 긍정적으로 살아가는 능력' 중 하나다. 그런 태도를 지니면 요가를 할 때의 의식을 하루 중 점점 더 많은 순간으로 넓혀 갈 수 있게 된다.

관심의 균형 상태

요가 수련에서 균형을 유지한다는 것은 자기 자신의 모든 면을 바라보는 것을 의미한다. 요가를 할 때는 다양한 자세들을 통해 우리 몸에 주의를 기울일 수 있는 기회를 갖는다. 전사 1 자세에서 앞으로 런지 자세를 할 때는 한쪽 다리에 큰 무게가 느껴진다. 하지만 우리의 주의는 스트레스를 받는 곳뿐 아니라 압력을 느끼지 않는 몸통, 팔, 손 등에도 미친다. 요가를 하면서 머리에서 발끝까지의 감각을 모두 뒤쫓으면서 가장 필요한 곳에 에너지를 보내고, 동시에 다른 부위들에서 미세한 흐름을 느끼는 능력을 기른다.

이렇게 에너지를 계속 유지하면 정신은 더욱 맑고 예민해지고, 각 자세가 만들어 내는 끊임없이 변화하는 감각들을 계속 느낄 수 있는 능력이 향상된다. 편안하고 즐거운 감각만이 아니라 그 이상의 감각을 인식하는 능력을 키우게 된다. 자세가 좀 쉬웠으면 하고 바라기보다는 힘든 자세를 하면서도 그 안에서 평정심을 찾으려 하게 된다.

관심의 균형 상태란 어떤 자세를 수월하게 해냈을 때만이 아니라 어떤 자세를 하며 힘이 들 때도 관심을 잃지 않고 즐거움과 흥미를 느끼는 상태를 의미한다. 요가를 통해 매일 우리 몸을 깨우다 보면, 수련의 완성도와 상관없이 다양한 기분과 감각을 느끼게 된다. 초심자와 숙련자의 차이는 자세를 얼마나 잘하느냐에 있는 것이 아니라 어떤 제약을 만나더라도 주의를 기울이는 관심의 폭에 있다.

기꺼이 느끼고자 하는 마음

심신이 일체된 삶이 무슨 의미인지 알고 싶다면 '기꺼이 느끼고자 하는 마음'을 가져야 한다. 몸이 좋든 안 좋든, 무겁든 가볍든, 그런 기분이나 감각에 억눌리지 말고 나쁜 감각도 있는 그대로 느끼는 연습을 매일 해야 한다. 자기 안에서 일어나는 일을 외면하지 않고 그대로 느끼는 훈련을 해야 한다.

요가를 할 때, 과거에는 미처 의식하지 못했던 곳이나 혹사시켰던 곳을 모두 알아차리고 그곳으로 생명력을 다시 불어넣어야 한다. 이것은 자신을 사랑하는 용감한 행동이다. 요가 수련을 통해 생기 있는 삶을 지속하겠다는 의식적인 노력과 실천이 없으면 우리는 무의식적인 습관 속으로 돌아가게 될 것이다. 감정으로 방어벽을 쌓고 부주의와 무관심의 상태로 다시 빠지게 될 것이다. 몸이 좋지 않거나, 게으름을 피우고 싶거나, 너무 바쁠 때는 좋은 뜻을 놓아 버리기 쉽다. 요가 수련을 통해 매일 자기 몸을 있는 그대로 느끼면, 모든 것을 의식하고 사는 삶이 소중하다는 것을 상기할 수 있다. 그렇게 꾸준히 노력하다 보면, 다양하고 깊은 감각을 못 느끼게 막는 무의식적인 행동을 버릴 수 있다. 모든 사람은 다양한 감정적 흉터와 상처를 갖고 있고, 생존을 위해 그것들을 끊임없이 관리하려 한다. 매일 하는 요가 수련이 주는 선물은 우리가 열린 의식으로 깨어서 상황을 그대로 직시할 때 그 상황을 바꿀 수 있음 우리의 과거가 어떠했든 간에 을 알게 되는 것이다.

17
인요가 수련과 균형을 이루기 위한 양요가 프로그램

양요가는 여러 가지 방식으로 접근할 수 있다. 신체 수련을 하며 음과 양의 조화를 이루는 데 관심이 많다면 양요가 수련을 통해 몸의 중심의 힘을 키우고 근육의 가동성을 키워야 한다. 인요가 수련을 하면서 벌려 놓았던 관절을 보완하기 위해서다. 음적 조직과 달리 양적 조직은 리듬감 있는 동작을 좋아한다는 사실을 알고 난 후, 나는 조직 내의 수분 함량을 증가시키고 우짜이 호흡에 집중하기 위해 태양 경배 자세처럼 단순하고 반복적인 동작으로 수련을 시작하는 경우가 많다.

여기서는 네 가지 요가 프로그램을 소개할 것이다. 하나는 초보자들이나 가벼운 수련을 원하는 사람들을 위한 것이고, 나머지 세 프로그램은 각 자세를 몇 번 반복하느냐에 따라 운동의 강도가 달라질 수 있다.

초보자들을 위한 프로그램은 인요가와 양요가를 통합한 것으로, 몸을 인식하고 에너지를 통합하는 데 도움이 될 것이다. 요가 수련을 처음 하는 사람들은 양요가 자세를 먼저 하는 것이 도움이 된다. 동작 수련을 하면서 정신과 신경계가 충분히 안정되어 좀 더 힘들고 오랫동안 자세를 유지하는 인요가 자세를 시작할 준비가 되기 때문이다. 이 수련의 초점은 우선 몸을 움직이면서 몸의 중심으로 의식을 가져가는 것이다. 이렇게 하고 나서 마지막에 엉덩이의 탄력과 경락의 건강을 위한 인요가 자세들을 하면 주의를 집중하여 명상하는 데 도움이 된다.

두 번째로 소개하는 프로그램은 태양 경배 자세 양요가 프로그램으로, 간결하고 균형이 잘 잡힌 이 프로그램은 요가가 어느 정도 숙련되고 에너지가 많은 사람들이 하면 좋다. 이 프로그램은 15분 이내에 끝낼 수 있고, 각자 필요에 따라 더 늘려서 할 수도 있다. 이 양요가 수련은 인요가 수련을 하는 동안 열었던 모든 부위의 힘과 안정성을 강화시켜 줌으로써 긴 시간 동안 한 인요가 수련을 보완해 준다.

세 번째 프로그램은 몸통 아래쪽으로 기를 모으고 코어의 힘을 길러 줌으로써 신장 경락을 강화하는 데 초점을 맞춘다. 이 프로그램은 몸 전체의 시스템을 진정시키고 마음에 중심을 잡고 활기를 되찾고 싶을 때 하면 좋다. 또한 적당한 강도의 요가를 원할 때 하면 좋은 수련이다.

마지막 프로그램은 몸을 따뜻하게 해주고, 스탠딩 자세들과 물구나무서기 자세를 통해 상체와 하체에 에너지를 고르게 분배해 심장 경락과 소장 경락에 영향을 준다. 스탠딩 자세는 하체의 힘과 바닥을 딛고 서는 힘을 키워 준다. 물구나무서기 자세는 뇌로 가는 혈액의 양을 늘려 주고, 림프계와 소화계, 배설계를 자극하며, 정맥과 동맥의 탄력을 유지해 주는 최고의 방법이다. 이 마지막 프로그램은 많은 힘과 기술이 요구되지만, 인요가와 명상과 함께 실시하면 몸과 정신을 활기차게 만들어 줄 것이다.

이상의 네 가지 양요가 프로그램을 인요가, 명상과 함께 정기적으로 하면, 상체와 하체, 내면과 외면, 심신의 음적 측면과 양적 측면이 자연스럽게 조화를 이루게 될 것이다.

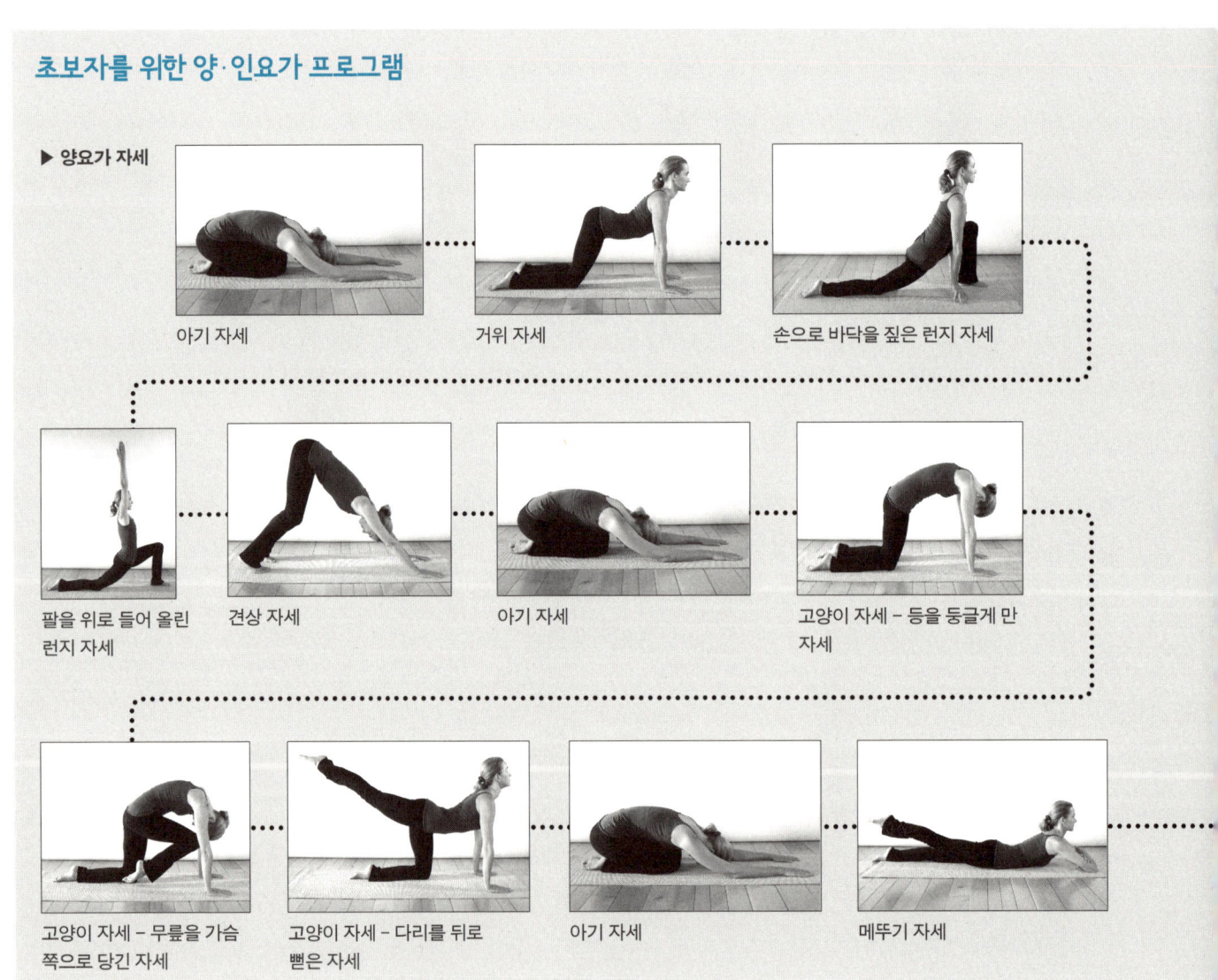

▶ 양요가 자세

아기 자세

무릎을 꿇고 손바닥으로 바닥을 짚는다. 엉덩이를 발 위에 두고, 무릎을 살짝 벌린다. 머리는 힘을 빼고 바닥에 내려놓는다 사진 17.1 참고. 이 자세를 유지한 채 호흡을 5번 한다. 호흡의 길이와 깊이에 주의를 집중하며 몸에서 느껴지는 모든 긴장을 푼다.

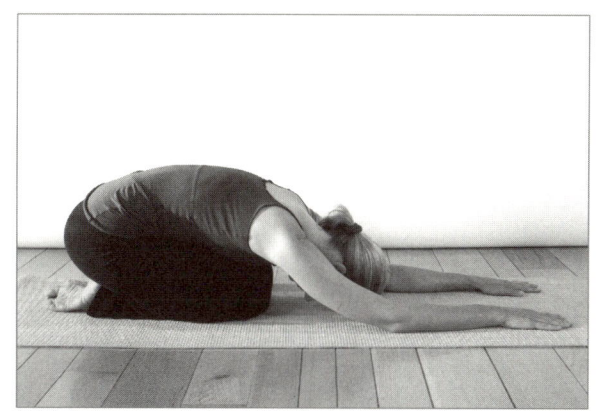

사진 17.1 아기 자세

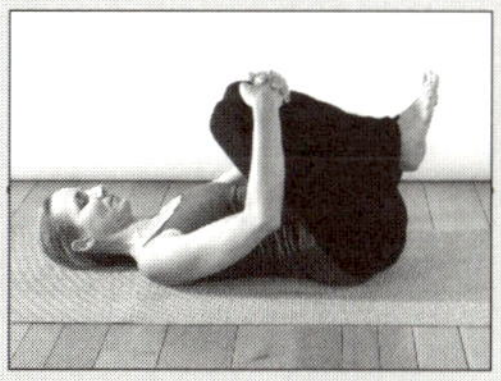

누워서 무릎을 가슴 쪽으로 당기기 자세 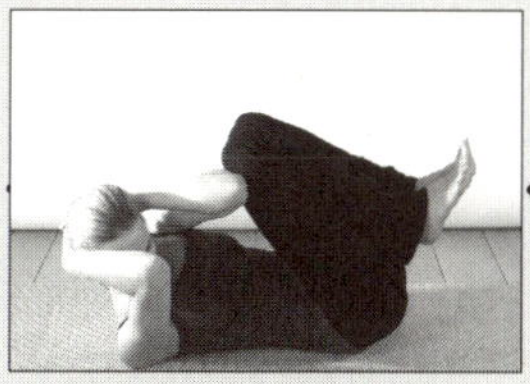 → 상체를 좌우로 비트는 복근 운동 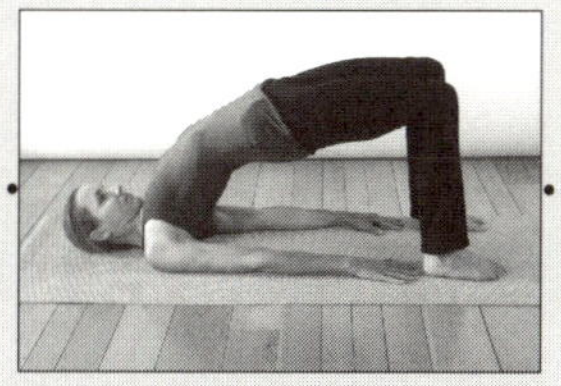 → 브리지 자세 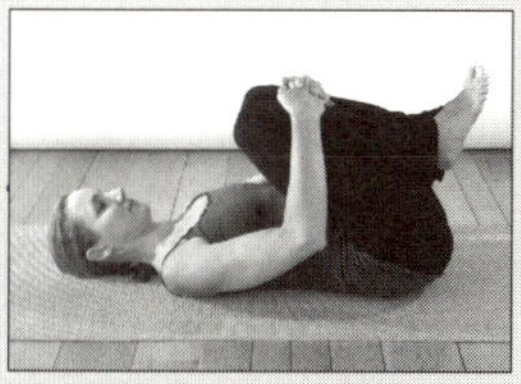 → 누워서 무릎을 가슴 쪽으로 당기기 자세

▶ 인요가 자세

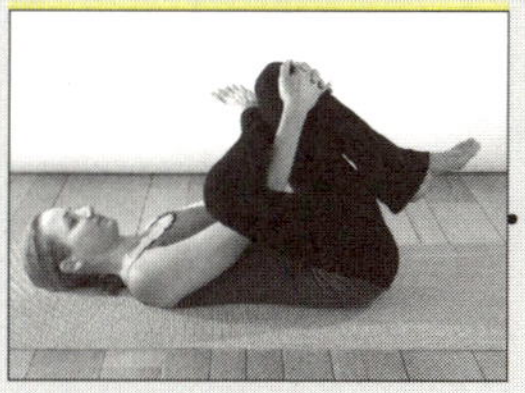

바늘귀 자세 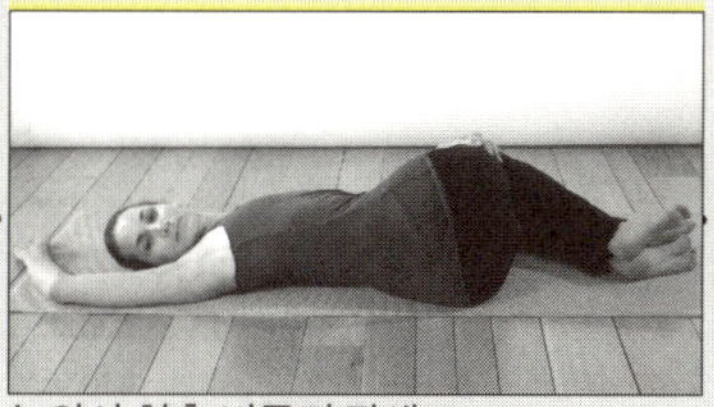 → 누워서 척추 비틀기 자세 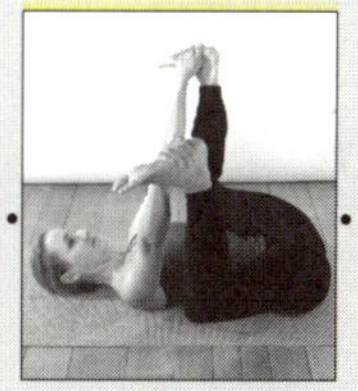 → 행복한 아기 자세

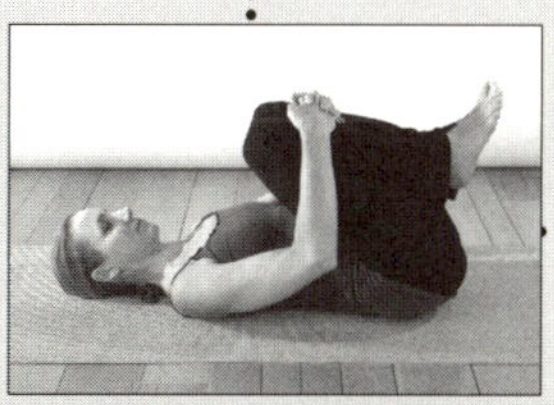

누워서 무릎을 가슴 쪽으로 당기기 자세 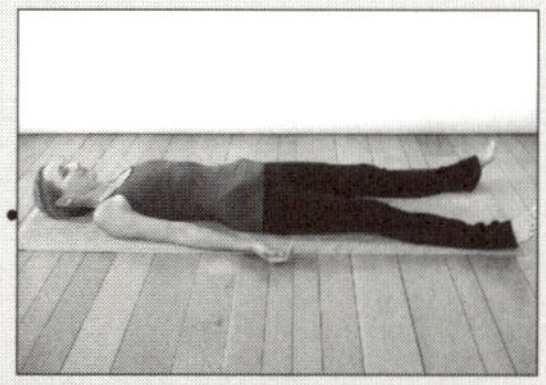 → 송장 자세

거위 자세 차크라바카아사나, Chakravakasana

두 손을 앞으로 뻗은 아기 자세에서 숨을 들이쉬면서 천천히 손으로 바닥을 짚고 몸을 일으킨다. 두 손과 두 무릎으로 바닥을 짚은 상태에서 어깨를 두 손 바로 위에 두고 엉덩이는 무릎 위에 올 때 멈춘다. 이 자세가 기어가는 자세 테이블 자세다. 기어가는 자세에서 어깨가 손목에서 멀어지고 등 쪽으로 가까워지도록 당긴다 사진 17.2 참고. 숨을 내쉬면서 꼬리뼈를 바닥 쪽으로 당기며 몸을 뒤쪽으로 보낸다 사진 17.3 참고. 허리 아래쪽은 둥글게 하고 등은 쭉 편 채로 아기 자세로 마무리한다 사진 17.4 참고. 이렇게 몸을 앞으로 당겼다 뒤로 밀었다 하는 동작을 호흡과 정확히 일치시키면서 5번 반복한다. 호흡의 길이는 5초 정도씩 유지한다.

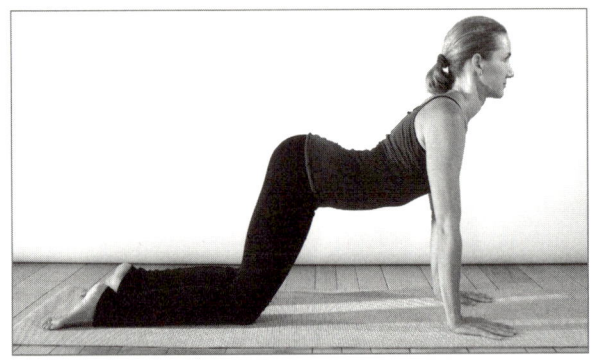

사진 17.2 거위 자세에서 몸을 앞으로 당긴 상태

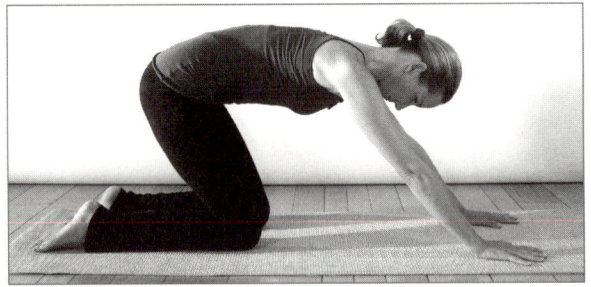

사진 17.3 거위 자세에서 몸을 뒤로 민 상태

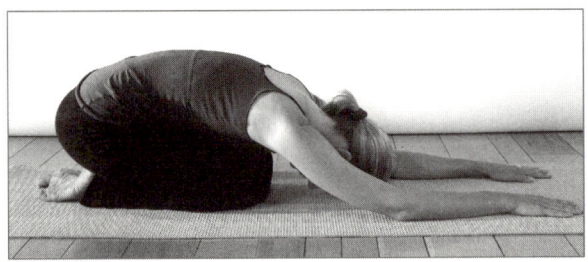

사진 17.4 아기 자세

손으로 바닥을 짚은 런지 자세

거위 자세를 끝내고 몸을 일으키며 왼쪽 무릎을 굽힌 채 왼발을 앞으로 내밀어 무릎 밑에 오도록 한다 사진 17.5 참고. 오른쪽 다리는 뒤로 뻗는다. 체중의 대부분을 왼발에 실으면서 엉덩이는 바닥으로 낮춘다. 발 좌우 바닥을 짚고 있는 두 손에 체중을 균일하게 싣고, 뒤로 뻗은 오른쪽 다리에도 체중을 싣는다. 가슴을 들고 어깨뼈 견갑골는 아래로 내린다. 오른쪽 엉덩이 근육에 힘을 준다. 오른발 발등을 바닥에 놓는다. 오른쪽 무릎에는 부담이 느껴지면 안 된다. 만일 무릎뼈 슬골, 슬개골에 무게가 실려서 불편하면 오른쪽 다리를 앞으로 조금 당겨서 무게가 무릎뼈에 바로 실리지 않고 허벅지의 부드러운 조직에 실리도록 한다. 그래도 여전히 통증이 느껴진다면 무릎 밑에 푹신한 것을 받친다. 그 상태로 5번 호흡한다. 한계점까지 호흡하는 동안 숨이 길게 뻗은 다리 안쪽을 쓰다듬는다고 상상하면서 오른쪽 허벅지 안쪽에 주의를 집중한다.

숨을 내쉬며 왼발을 뒤로 보낸 후 아기 자세로 돌아간다. 아기 자세에서 다시 숨을 들이쉬면서 오른발을 앞으로 보내고 같은 동작을 반복한다. 왼발을 앞으로 내밀고 오른발을 앞으로 내미는 것을 한 세트로 5세트 반복한다.

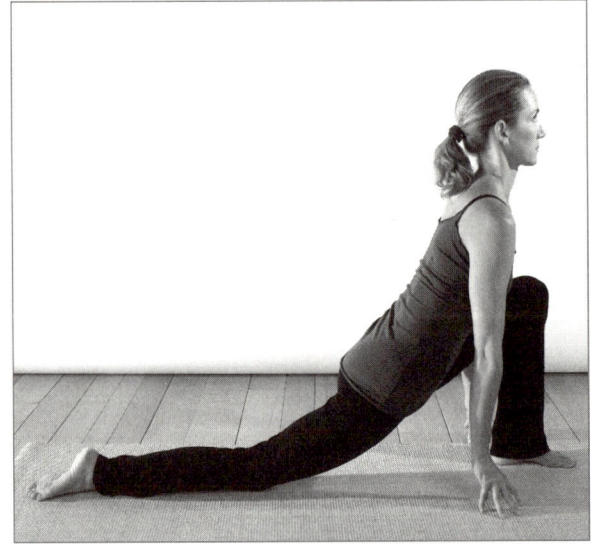

사진 17.5 손으로 바닥을 짚은 런지 자세

팔을 위로 들어 올린 런지 자세

아기 자세에서 몸을 일으켜서 다시 런지 자세를 한다. 왼발을 앞으로 내밀고 손으로 바닥을 짚은 런지 자세를 한 다음 엉덩이를 바닥으로 내린다. 자신의 적절한 한계^{중립적이지도 않고 지나치게 강하지도 않은}가 어디인지를 알아보는 능력을 개발하는 시간이다. 숨을 들이쉬면서 두 팔을 머리 위로 들어 올려 두 손은 어깨 너비만큼 벌린 채 손바닥을 마주보게 한다^{사진 17.6 참고}. 엉덩이를 바닥으로 내리는 기분을 유지하면서 허벅지 안쪽이 당기는 걸 느낀다^{오른쪽 엉덩이에는 계속 힘을 준다}. 왼쪽 발과 오른쪽 발가락들을 이용해 몸을 지지하고, 꼬리뼈^{미골, 미추골}가 치골을 향하고 있는 듯 느껴 본다. 어깨가 허리에서부터 시작된다는 느낌으로 몸의 측면을 위쪽으로 길게 늘인다. 이 자세로 5번 호흡한다.

이 자세를 하면서 앞에서 말한 에너지의 선이라는 개념을 느낄 수 있다. 몸을 일직선으로 만들고 우짜이 호흡을 천천히 하면서 에너지가 척추를 따라 올라와 머리 위와 손가락 끝으로 빠져나가는 것을 상상해 본다. 동시에 척추와 꼬리뼈를 따라 바닥으로 내려가는 힘도 상상해 본다. 호흡할 때마다 에너지가 몸을 길고 넓게 해준다고 상상한다.

다섯 번째 호흡에서 숨을 내쉴 때 팔을 내리고 손으로 바닥을 짚는다. 왼발을 뒤로 보내면서 숨을 들이쉬고, 다시 숨을 내쉬면서 아기 자세로 돌아간다. 그다음에는 오른발을 앞으로 내밀고 동일한 자세를 반복한다.

견상 자세 _{아도 무카 스바나아사나, Adho Mukha Svanasana}

아기 자세에서 숨을 들이쉬면서 몸을 일으켜 두 손과 두 무릎으로 바닥을 짚는다. 숨을 내쉬면서 무릎을 들어 올리고 체중을 다리로 옮긴다^{사진 17.7 참고}. 견상 자세에서 무조건 다리를 쭉 펴라고 가르치는 경우가 많은데, 사진 17.8처럼 처음에는 무릎을 살짝 굽히는 게 좋다. 그러면 허리 아래쪽을 길게 늘이고 좌골을 더 쉽게 들어 올릴 수 있다. 허벅지 뒤쪽 근육이 길고 좌골을 쉽게 들어 올릴 수 있다면 다리를 쭉 편 채로 이 자세를 해도 된다. 팔을 길

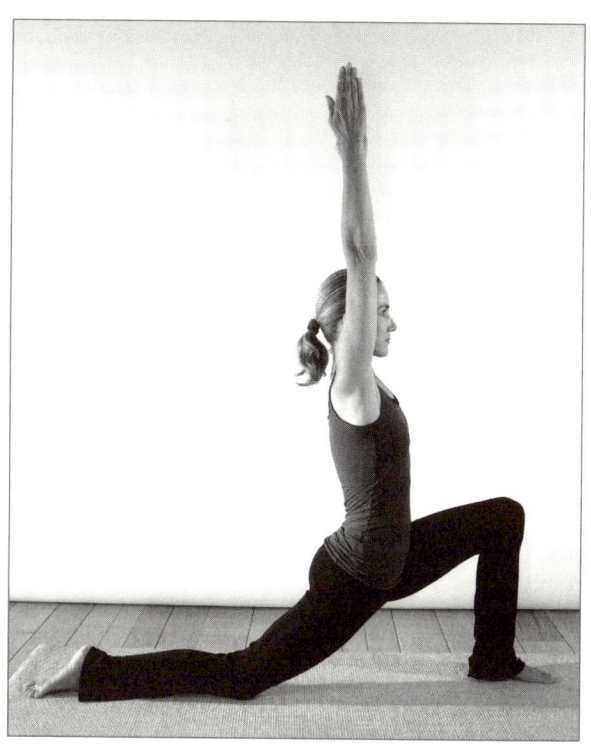

사진 17.6 팔을 위로 들어 올린 런지 자세

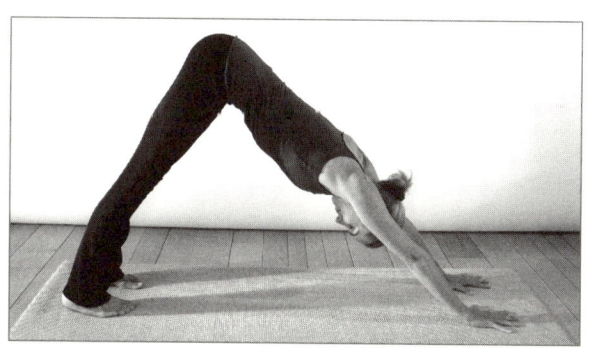

사진 17.7 견상 자세

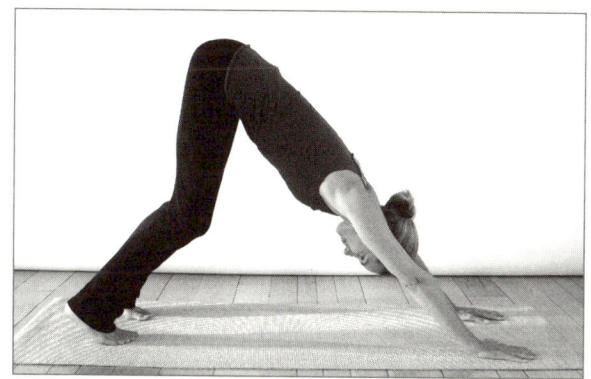

사진 17.8 견상 자세 변형

게 늘이며 손가락을 활짝 편 손으로 바닥을 밀어낸다. 목 뒤를 쭉 펴고, 좌골을 위로 들어 올린다. 목과 좌골이 서로 멀어지게 한다. 이 자세에서 호흡을 3~5번 한다. 다 하고 나면 숨을 내쉬면서 아기 자세로 돌아온다. 아기 자세로 쉬면서 몇 차례 호흡한다.

앉아서 하는 태양 경배 자세와 견상 자세

우선 숨을 들이쉬면서 두 손과 무릎으로 바닥을 짚고, 거위 자세에서 한 것처럼 숨을 내쉰다 사진 17.9, 17.10 참고.

그다음에 숨을 들이쉬며 무릎으로 바닥을 짚고 두 손을 옆으로 펼쳤다가 머리 위로 들어 올린다 사진 17.11 참고. 숨을 내쉬면서 팔을 옆으로 접고 어깨뼈와 팔꿈치를 아래로 내리고 손가락을 모두 활짝 편다. 흉부를 내밀고 등을 아치형으로 말면서 살짝 엉덩이를 내려 반 정도 앉은 자세를 취한다 사진 17.12 참고. 숨을 들이쉬며 엉덩이를 들어 올려 무릎 위에 오게 하고 두 팔을 머리 위로 다시 들어 올린다 사진 17.13 참고. 숨을 내쉬면서 몸을 발 쪽으로 천천히 내리고 팔을 내려 바깥쪽으로 뻗고, 손은 손가락을 쫙 펴고 손바닥이 아래로 가게 한다 사진 17.14 참고. 천천히 머리를 낮추고 팔을 앞으로 내린다. 두 손을 몸 앞으로 미끄러지듯 보낸 다음 아기 자세를 한다 사진 17.15 참고.

숨을 들이쉬며 몸을 일으켜 오른발을 앞으로 보내고 왼쪽 다리는 뒤로 뻗어 런지 자세를 한다 사진 17.16 참고. 숨을 내쉬며 뒤로 뻗은 왼발은 발등을 바닥에 내려놓고 엉덩이를 아래로 낮춘다. 이 상태로 5번 호흡한다. 숨을 들이쉬면서 오른발을 뒤로 접어 왼발 옆에 놓는다. 숨을 내쉬면서 아기 자세를 한다 사진 17.17 참고.

숨을 들이쉬며 반대 방향으로 왼발을 앞으로 보내서 런지 자세를 한다 사진 17.18 참고. 호흡을 5번 한다. 숨을 들이쉬며 왼쪽 무릎을 뒤로 보내 오른쪽 무릎 옆에 놓는다. 그리고 숨을 내쉬면서 아기 자세를 한다.

아기 자세에서 숨을 들이쉬면서 상체를 일으켜 두 손과 두 무릎으로 바닥을 짚어 기어가는 자세를 만든다 사진 17.19 참고. 그다음 숨을 내쉬면서 무릎을 세워 살짝 굽힌 상태로 견상 자세를 한다 사진 17.20 참고. 숨을 들이쉬면서 몸통을 길게 늘이고 좌골을 들어 올린 다음 숨을 내쉬면서 아기 자세를 한다 사진 17.21 참고.

여기까지가 앉아서 하는 태양 경배 자세 한 세트이다. 이 세트를 2~3번 반복한 다음 아기 자세로 휴식을 취한다.

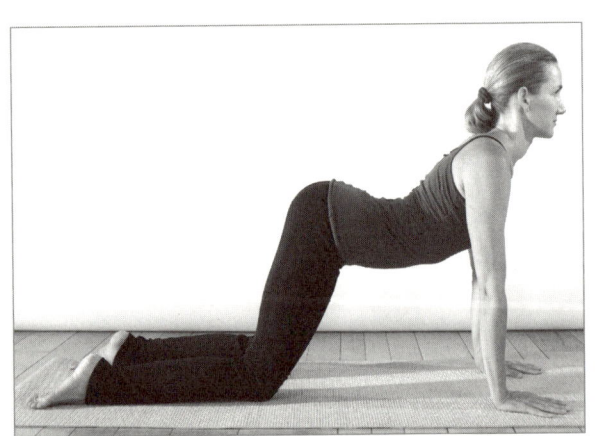

사진 17.9 거위 자세에서 몸을 앞으로 당긴 상태

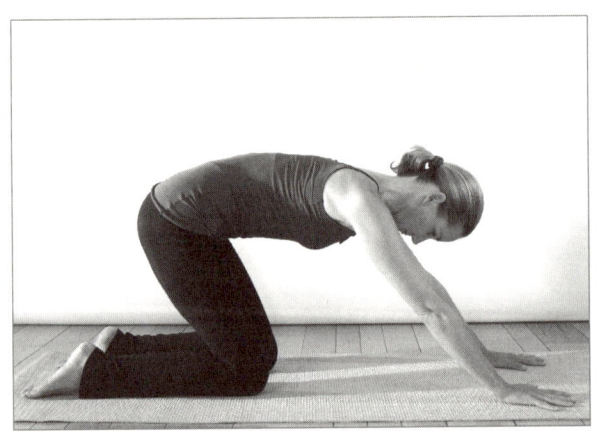

사진 17.10 거위 자세에서 몸을 뒤로 민 상태

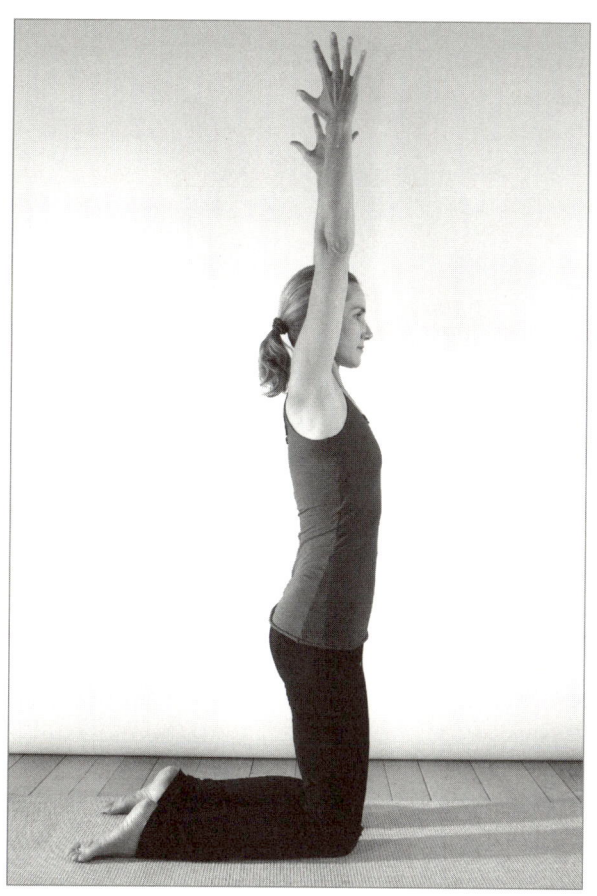

사진 17.11 종아리와 무릎은 바닥에 대고 허벅지를 세운 채 두 팔을 들어 올린 자세

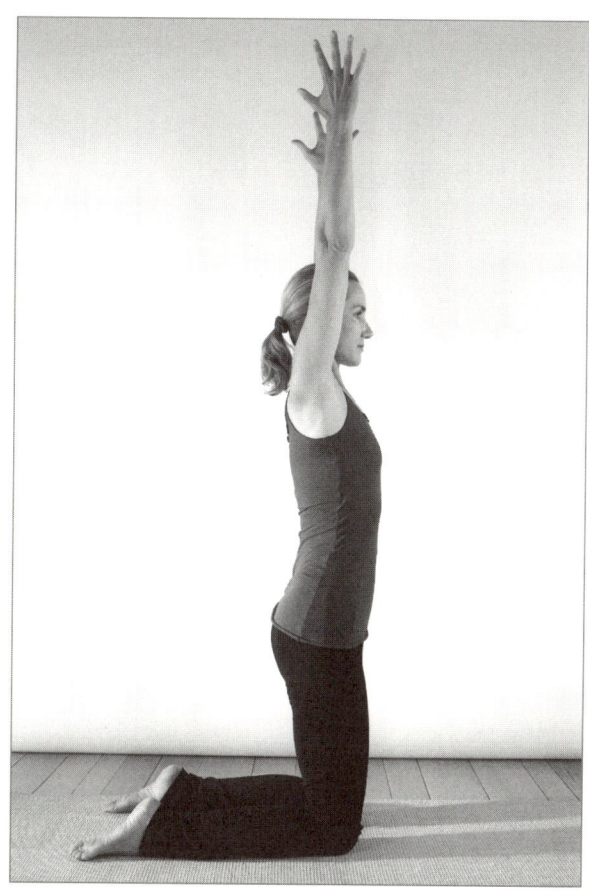

사진 17.13 종아리와 무릎은 바닥에 대고 허벅지를 세운 채 두 팔을 들어 올린 자세

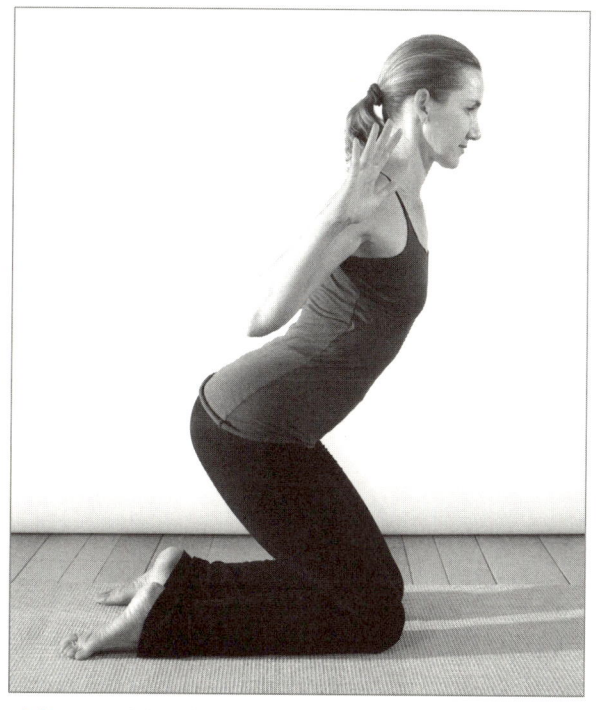

사진 17.12 다리를 반쯤 구부리고 팔을 옆으로 벌려서 접은 자세

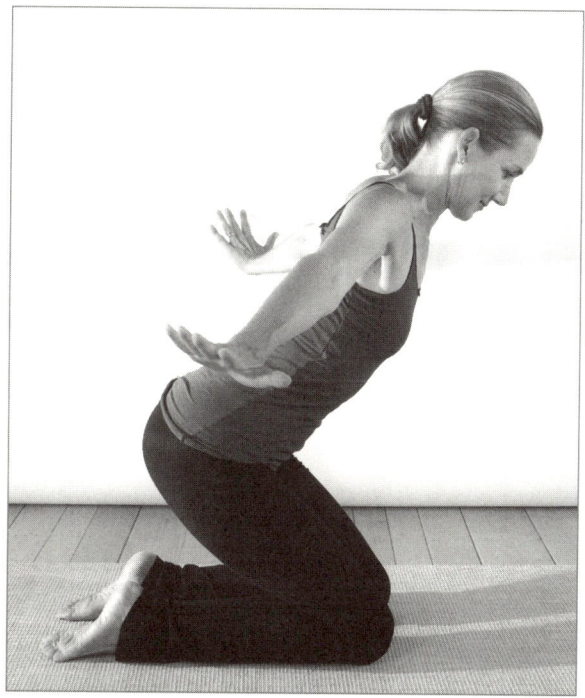

사진 17.14 팔을 양옆으로 벌리고 몸을 낮춘 자세

17 인요가 수련과 균형을 이루기 위한 양요가 프로그램   135

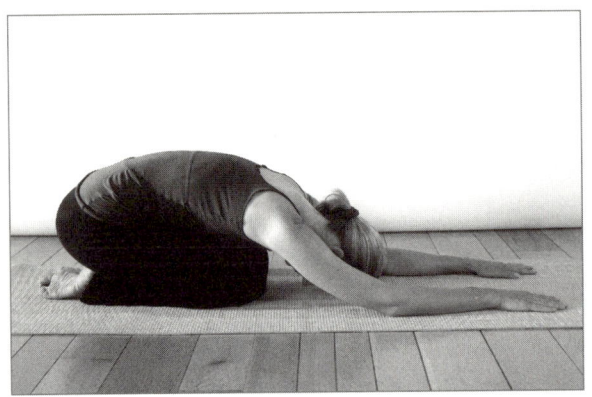

사진 17.15 아기 자세

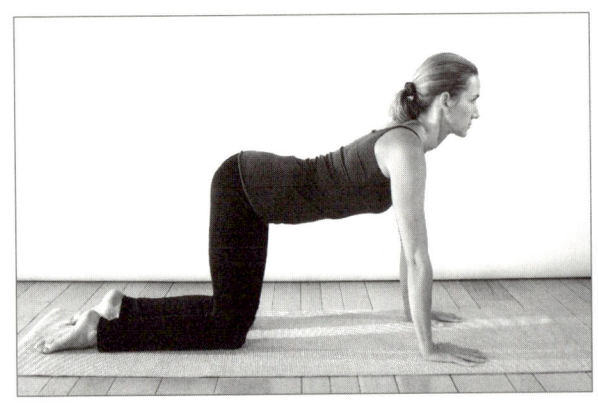

사진 17.19 기어가는 자세

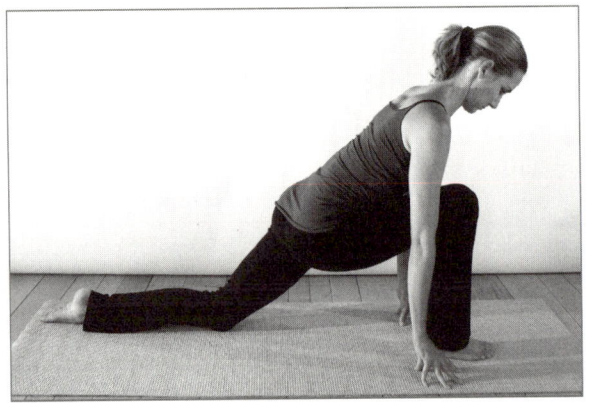

사진 17.16 오른발을 앞으로 내민 런지 자세

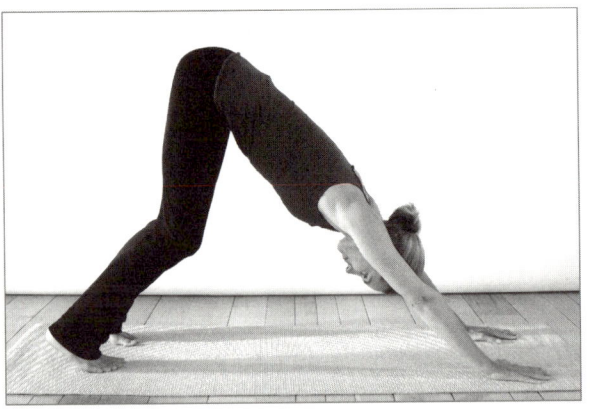

사진 17.20 견상 자세

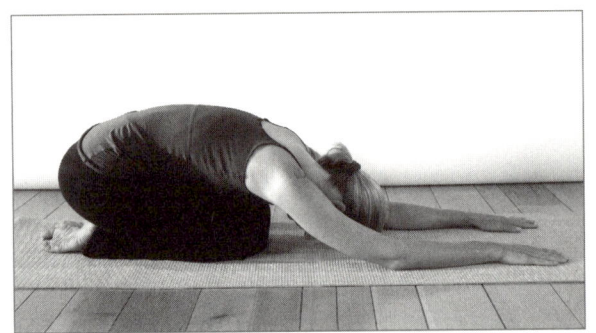

사진 17.17 아기 자세

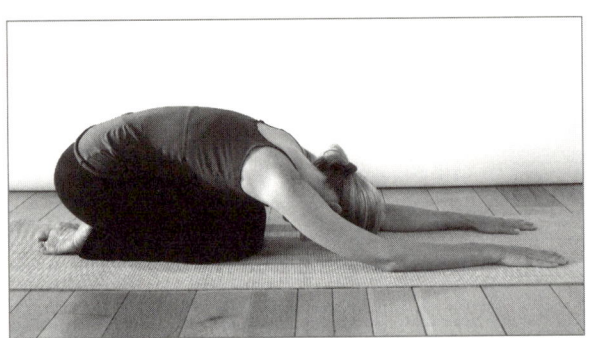

사진 17.21 아기 자세

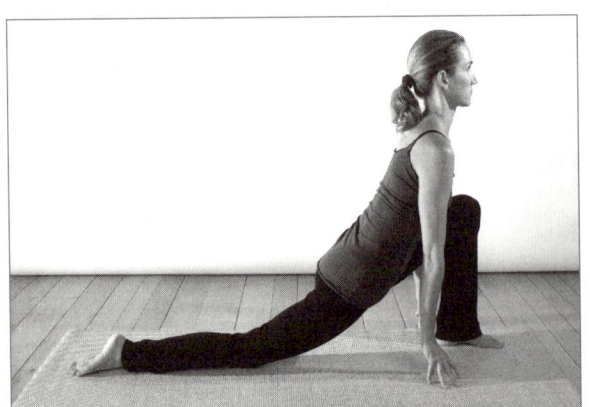

사진 17.18 왼발을 앞으로 내민 런지 자세

고양이 자세 마르자리아사나, Marjaryasana

아기 자세에서 숨을 들이쉬면서 몸을 일으켜 두 손과 두 무릎으로 바닥을 짚어 기어가는 자세를 만든다. 손가락을 쫙 펴고 손 전체로 바닥을 누르면서 고개를 아래로 떨어뜨리고 고양이가 하품할 때처럼 등을 둥글게 만다. 숨을 들이쉬면서 좌골을 들어 올리고 척추를 아치 모양으로 아래로 휘게 만들면서 상체를 길게 늘이고 턱을 들어 정면을 본다 사진 17.22 참고. 숨을 내쉬면서 꼬리뼈를 아래로 내리고 등을 위로 둥글게 말고 고개를 아래로 떨어뜨린다 사진 17.23 참고. 호흡을 5번 하면서 이 자세를 5번 반복한다.

6번째 내쉬는 숨에서 등을 위로 둥글게 만 상태로 오른쪽 무릎을 머리 쪽으로 당기고 팔을 펴서 길게 늘인 채 손바닥으로 바닥을 누른다 사진 17.24 참고. 이때 발가락을 모아서 오른발이 바닥에 닿지 않도록 한다. 숨을 들이쉬면서 등을 아치형으로 아래로 휘게 만들고 오른쪽 다리를 뒤로 쭉 뻗으면서 발가락을 쫙 편다 사진 17.25 참고. 다리를 들면서 엉덩이를 들어 올리는 것은 무척 쉽다. 여기서 주의할 것은 오른쪽 엉덩이가 왼쪽 엉덩이와 수평을 이루어야 한다는 점이다. 다리를 높이 올리느라 다리를 올리는 쪽 엉덩이가 반대쪽보다 올라가면 안 된다. 양쪽 엉덩이가 수평을 이루는 높이까지만 다리를 들어 올린다.

숨을 내쉬면서 무릎을 다시 머리 쪽으로 당기고, 발가락을 모아서 오른발이 바닥에 닿지 않도록 한다. 호흡을 5번 하면서 이 동작을 반복한다.

다리의 방향을 바꿔서 호흡을 5번 하면서 동일한 동작을 반복한다. 숨을 내쉬며 아기 자세를 한다. 그 상태로 몇 번 호흡하면서 휴식을 취한다.

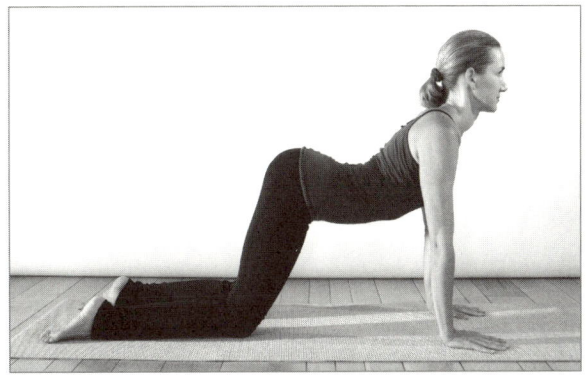

사진 17.22 고양이 자세–등을 아치형으로 만든 자세

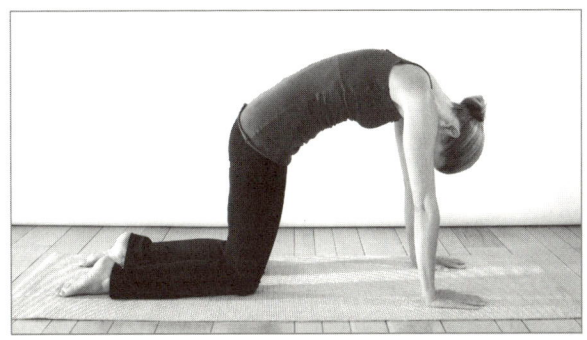

사진 17.23 고양이 자세–등을 둥글게 만 자세

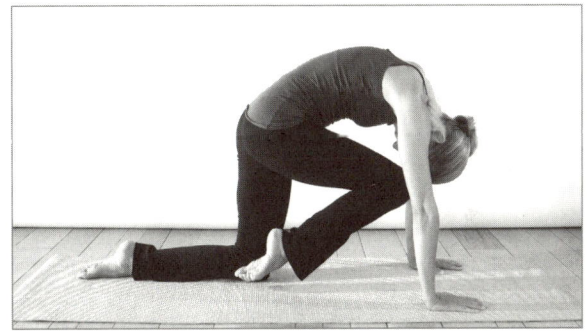

사진 17.24 고양이 자세–무릎을 가슴 쪽으로 당긴 자세

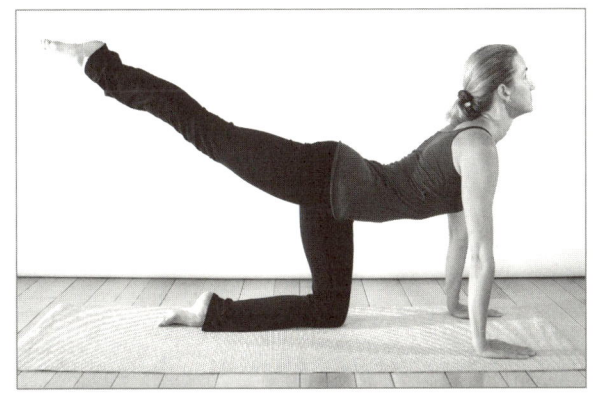

사진 17.25 고양이 자세–다리를 뒤로 뻗은 자세

메뚜기 자세 살라바아사나, Salabhasana

배를 깔고 바닥에 엎드려 다리를 쭉 펴고 팔은 몸 앞으로 가져와 손으로 양쪽 팔꿈치를 감싸 쥔다. 머리는 팔에 내려놓는다. 치골을 바닥에 내려놓고 숨을 들이쉬면서 머리와 가슴, 오른쪽 다리를 들어 올린다. 발가락을 쫙 펴고 무릎은 똑바로 편다 사진 17.26 참고. 숨을 내쉬며 처음 시작할 때의 자세로 돌아온다.

숨을 내쉬고 다리 방향을 바꿔 자세를 반복한다. 숨을 내쉬고 다리를 내려놓으면 한 세트가 끝난다.

이 자세를 할 때 허리에 통증이 느껴진다면, 머리와 가슴을 들어 올릴 때 두 다리는 바닥에 그냥 내려놓는다 사진 17.27 참고. 메뚜기 자세는 총 5세트 반복한다. 다 한 후에는 배를 바닥에 대고 몇 번 호흡한다. 그러고 나서 몸을 뒤집어 등을 대고 눕는다.

상체를 좌우로 비트는 복근 운동

누워서 깍지 낀 두 손으로 머리 뒤를 받치고 무릎을 가슴 쪽으로 당긴다. 숨을 들이쉬고 내쉬면서 왼쪽 팔꿈치를 오른쪽 무릎 바깥쪽에 댄다 사진 17.28 참고. 이때 오른쪽 어깨로 바닥을 받치려고 하면 안 된다. 숨을 들이쉬고 등을 다시 바닥에 대면서 양쪽 팔꿈치도 바닥에 내려놓고 복근을 늘인다. 다음에 숨을 내쉬면서 이번에는 방향을 바꿔 오른쪽 팔꿈치를 왼쪽 무릎 바깥쪽에 댄다. 이때도 왼쪽 어깨에 기대려고 하지 말고 체중을 등의 중심부에 신

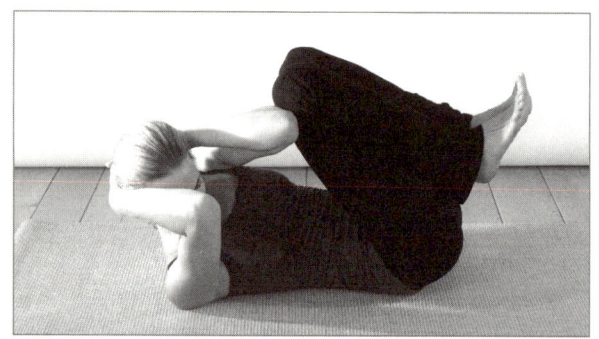

사진 17.28 상체를 좌우로 비트는 복근 운동

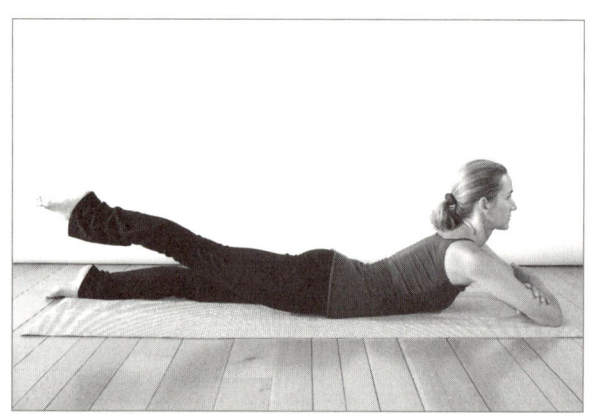

사진 17.26 메뚜기 자세

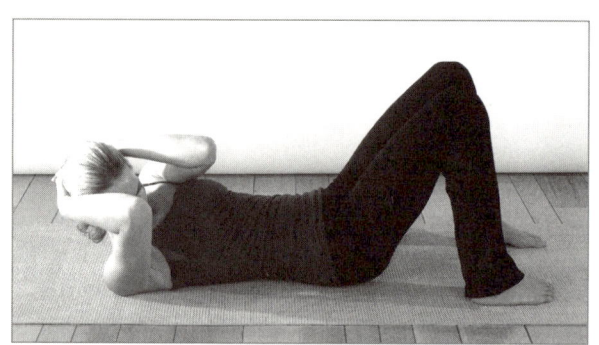

사진 17.29 상체를 좌우로 비트는 복근 운동 변형 1

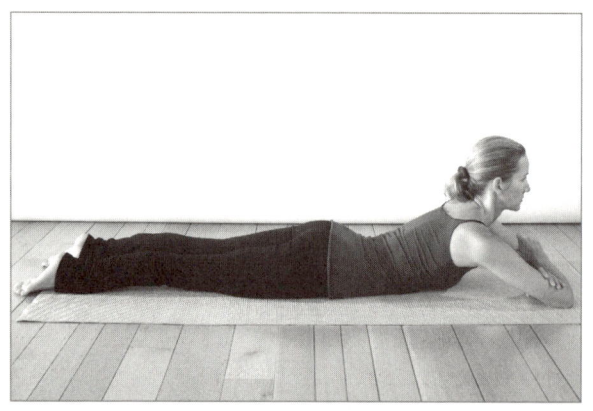

사진 17.27 메뚜기 자세 변형

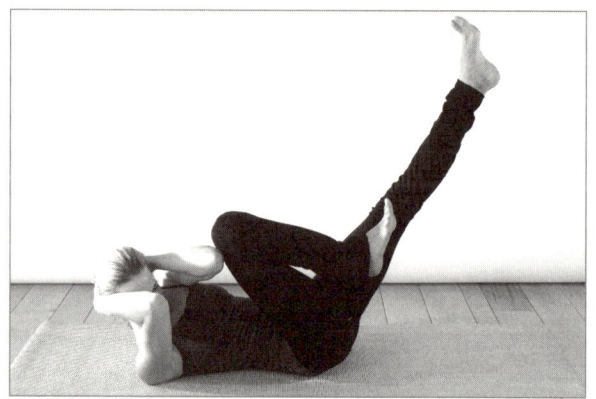

사진 17.30 상체를 좌우로 비트는 복근 운동 변형 2

도록 한다. 왼쪽 5번, 오른쪽 5번 반복한다.

등이 약하거나 예민하면 무릎을 세운 채 발을 바닥에 내려놓고 해도 된다. 허리 아래쪽을 바닥에 단단히 붙인 채 위에서 설명한 동작을 계속한다 사진 17.29 참고. 등이 강하고 이 자세를 더 강화된 버전으로 하고 싶다면 오른쪽으로 몸을 비틀 때 왼쪽 다리를 들어서 쭉 뻗고, 왼쪽으로 몸을 비틀 때는 오른쪽 다리를 들어서 쭉 뻗는다. 이 자세를 하는 동안은 허리를 바닥에 단단히 붙여야 한다는 것을 기억하자 사진 17.30 참고.

브리지 자세 세투 반다 사르방가아사나, Setu Bandha Sarvangasana

등을 바닥에 대고 누운 채 무릎을 세우고 발을 엉덩이 너비 정도로 벌려 무릎 아래에 오도록 놓는다. 발가락을 쫙 펴서 발 전체로 바닥을 단단히 지지한다. 두 손은 엉덩이 좌우에 내려놓고 머리가 몸 중앙에 오게 한다. 턱이 가슴의 중심부, 이마의 중심부와 일직선이 되도록 한다. 숨을 내쉬면서 복부를 내려 허리가 바닥에 평평하게 닿도록 한다. 숨을 들이쉬면서 체중을 양쪽 발에 균등하게 싣고, 엉덩이를 들어 올릴 수 있는 만큼 위로 들어올린다 사진 17.31 참고. 숨을 내쉬면서 꼬리뼈를 치골 쪽으로 당기고 척추를 둥글게 말아 마디 하나씩 바닥에 내려놓는다. 이렇게 몸통을 위로 올렸다 내렸다 하는 것을 5번 반복한다.

5번째에 숨을 들이쉬면서 바닥에 내려놓았던 팔을 어깨 위로 돌려 손바닥으로 바닥을 짚고 머리와 엉덩이를 들어 올린다. 그러면 팔에서부터 등, 엉덩이, 다리까지가 큰 아치를 이루게 된다. 그 자세로 5번 호흡한다. 숨을 들이쉴 때마다 척추와 팔에 힘을 주어 아치를 더 크게 만들고, 숨을 내쉴 때마다 발을 좀 더 단단히 바닥에 대고 엉덩이가 위로 올라가는 것을 느낀다. 두 다리 사이에 엉덩이 너비만 한 부드러운 벽돌이 있고 양쪽 허벅지로 그 벽돌을 감싸서 움직이지 않게 한다고 상상한다. 그러면 허벅지 안쪽 근육에 더 힘이 들어가게 되는데, 튼튼한 허벅지 안쪽 근육은 허리와 엉덩이를 지지하는 데 도움을 준다. 마지막 숨을 내쉬면서 어깨를 내려놓은 다음 척추를 마디 하나씩 바닥에 내려놓는다.

누워서 무릎을 가슴 쪽으로 당기기 자세

등을 대고 누워서 머리를 바닥에 편안하게 내려놓고 양쪽 무릎을 가슴 쪽으로 당기고 깍지 낀 손으로 정강이를 감싼다 사진 17.32 참고. 손으로 정강이를 감쌀 수 없다면 끈으로 정강이를 감싸고 두 손으로 끈을 잡아도 된다.

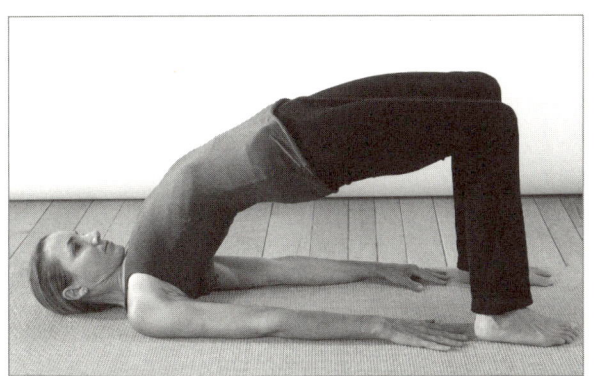

사진 17.31 브리지 자세

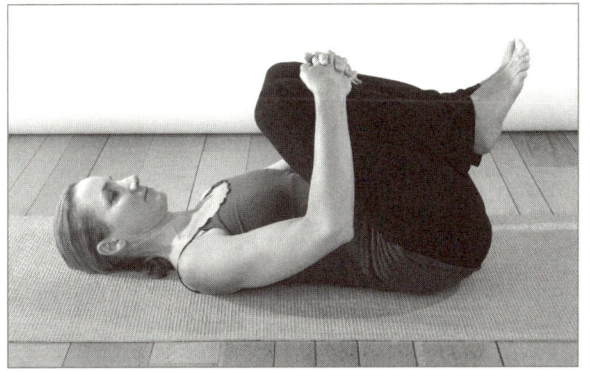

사진 17.32 누워서 무릎을 가슴 쪽으로 당기기 자세

▶ 인요가 자세

바늘귀 자세

등을 바닥에 대고 누워서 무릎을 세우고 발로 바닥을 짚는다. 오른쪽 발목을 왼쪽 무릎 위에 올려놓는다. 왼쪽 무릎을 가슴 쪽으로 당긴다. 왼쪽 팔은 왼쪽 다리 바깥으로, 오른쪽 팔은 두 다리 사이에 넣어 양손을 깍지 껴서 왼쪽 정강이를 잡는다_{사진 17.33 참고}. 무릎을 가슴 쪽으로 당길 때 천골은 바닥에 대고 있어야 하고, 머리와 어깨도 바닥에서 떨어지면 안 된다. 깍지 낀 손으로 정강이를 감싸기가 힘들면 끈을 이용해도 되고, 머리 밑에 작은 담요를 받쳐서 턱과 이마가 같은 높이가 되도록 하면 좋다. 77쪽에서 설명한 대로 발을 벽에 댄 채로 이 자세를 할 수도 있다. 왼쪽 발목의 힘을 빼고 눈을 감은 채 자세를 3~5분간 유지한다.

시간이 지나면서 오른쪽 엉덩이가 당기는 느낌이 들 텐데, 그것은 이 자세가 오른쪽 엉덩이 바깥을 지나는 방광 경락과 사타구니 안쪽에 있는 간 경락과 비장 경락을 자극하고 있다는 뜻이다_{이 경락들에 대한 설명은 8장과 10장을 참고한다}.

숨을 내쉬면서 두 손을 풀고 두 발을 바닥에 내려놓는다. 무릎은 서로 기대 놓아도 된다. 이렇게 1분 정도 쉰 다음 다리 방향을 바꾸어 동일한 자세를 반복한다.

누워서 척추 비틀기 자세

65쪽에서 설명한 대로 누워서 척추 비틀기 자세를 한다_{사진 17.34 참고}.

행복한 아기 자세

67쪽에서 설명한 대로 행복한 아기 자세_{사진 17.35 참고}나 그 변형 자세_{사진 17.36 참고}를 한다.

송장 자세

61쪽에서 설명한 대로 송장 자세를 한다_{사진 17.37 참고}.

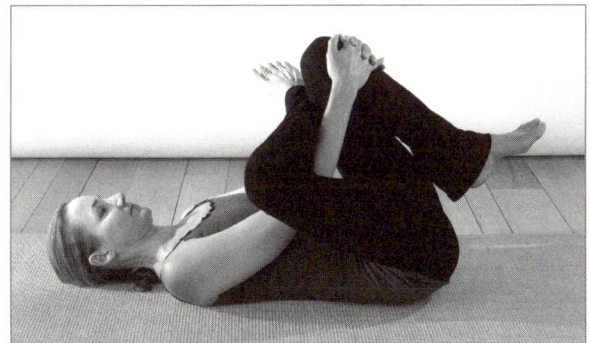

사진 17.33 바늘귀 자세

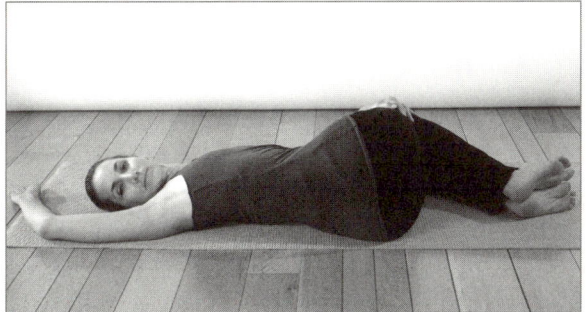

사진 17.34 누워서 척추 비틀기 자세

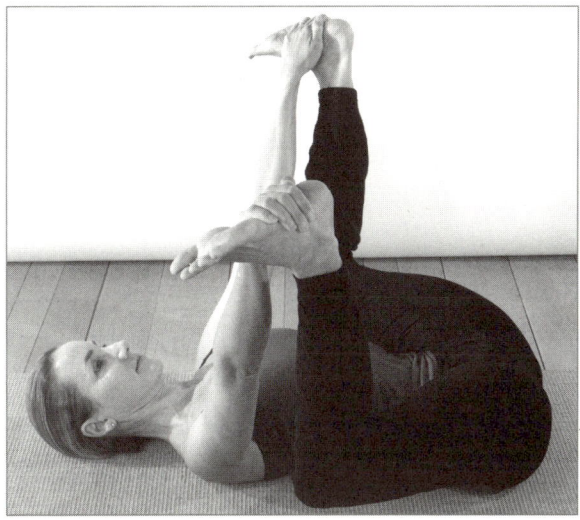

사진 17.35 행복한 아기 자세

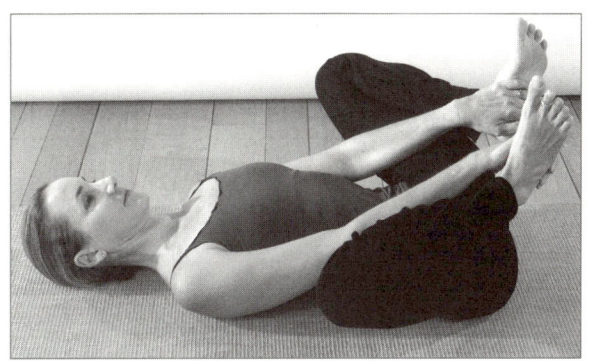

사진 17.36 행복한 아기 자세 변형

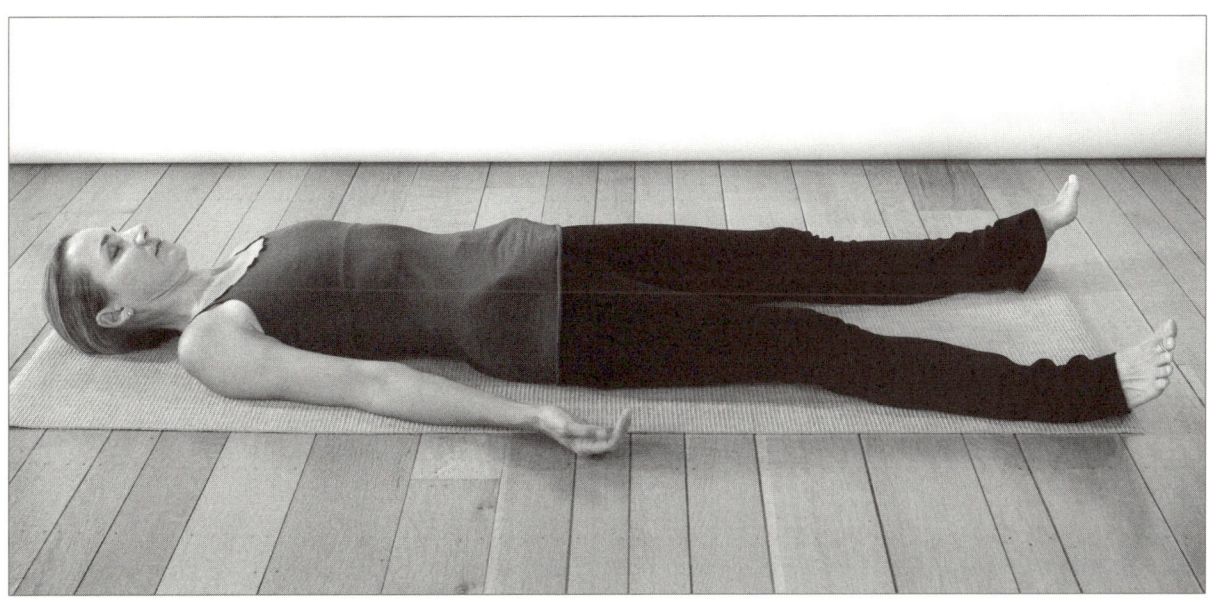

사진 17.37 송장 자세

17 인요가 수련과 균형을 이루기 위한 양요가 프로그램　141

태양 경배 자세 양요가 프로그램

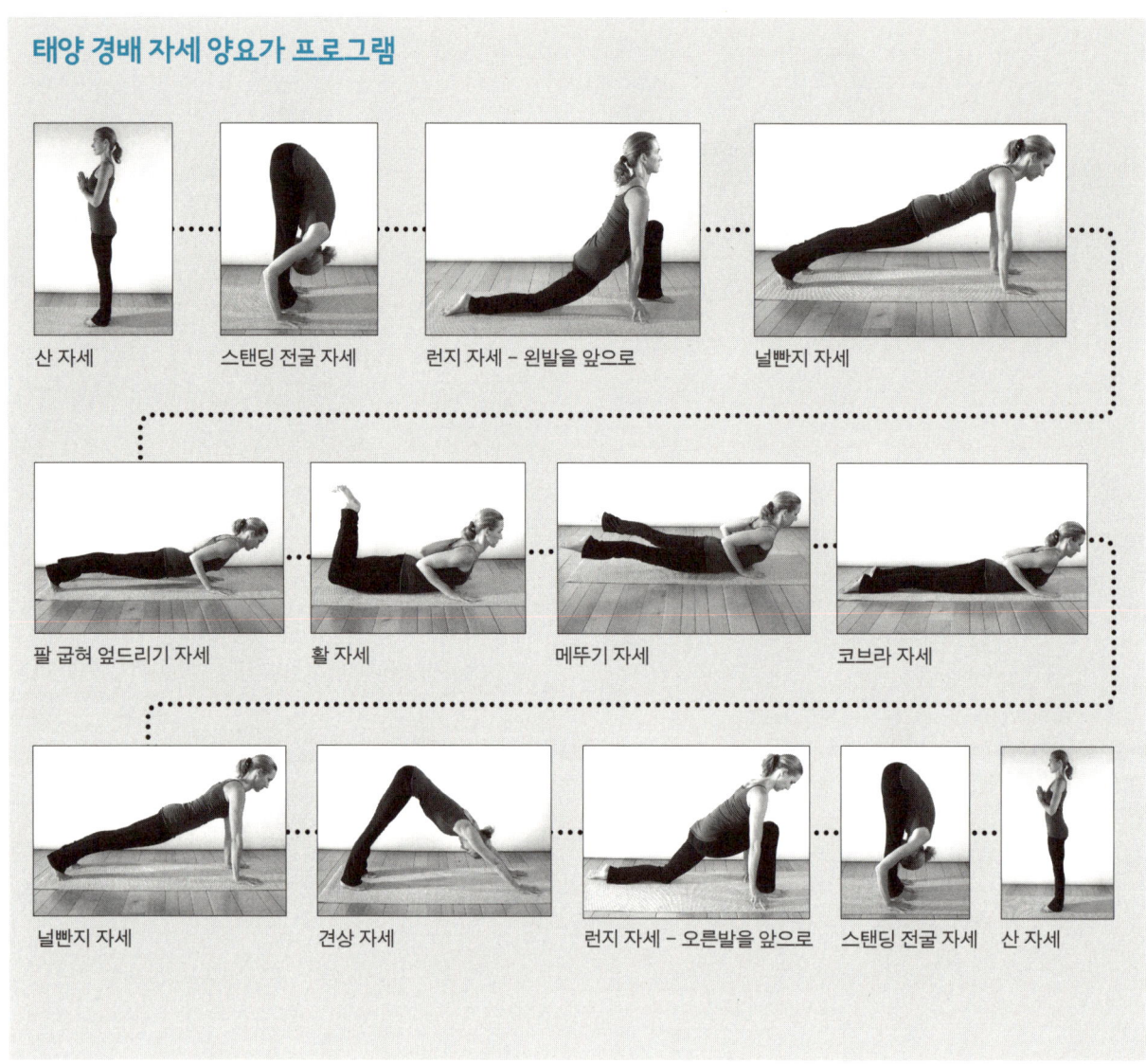

간단하면서도 균형 잡힌 태양 경배 자세 양요가 프로그램은 몸통의 모든 코어 근육을 늘여 주고 강화해 준다. 나는 긴 인요가 프로그램을 한 후에 이 프로그램을 하는 것을 좋아한다. 이 프로그램은 몸속의 모든 시스템을 안정시켜 주고 따뜻하게 해준다. 산 자세에서 시작해서 모든 자세를 한 다음 산 자세로 마무리하는데, 천천히, 힘 있게, 의식적으로 하는 동작들을 통해 몸이 조화로워지는 기분이 들 것이다.

산 자세 타다아사나, Tadasana

두 발을 모으고 똑바로 서서 발가락을 쫙 편다. 무릎뼈를 똑바로 세우고 엉덩이는 발목 위쪽에 오도록 한다. 허리 옆쪽을 길게 늘이고 가슴은 들어 올리고 갈비뼈는 편안하게 아래로 내린다. 어깨를 편안히 내려놓고 머리는 빳빳이 세워서 귀와 어깨가 멀어지는 느낌이 들게 한다 사진 17.38 참고. 5번 호흡한다.

숨을 들이쉬면서 두 팔을 머리 위로 들고 두 손이 어깨 너비 정도로 떨어져서 서로 마주보게 한다 사진 17.39 참고.

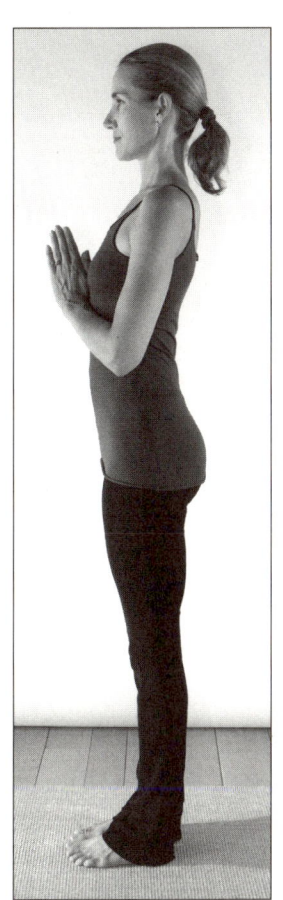
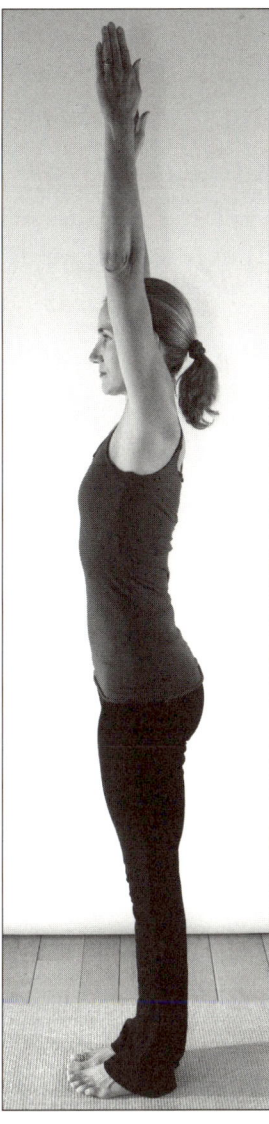
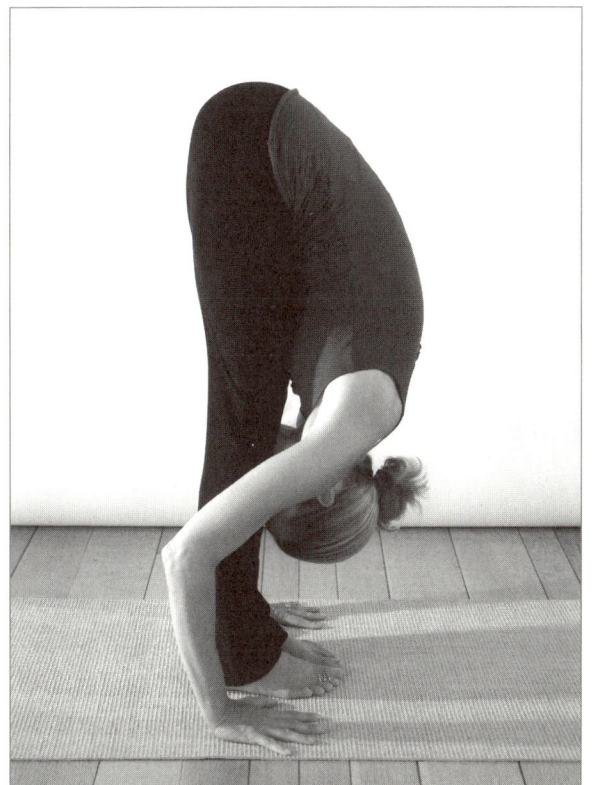

사진 17.40 스탠딩 전굴 자세

사진 17.38 산 자세

사진 17.39 산 자세에서 팔을 머리 위로 든 자세

스탠딩 전굴 자세 우타나아사나, Uttanasana

숨을 내쉬며 팔을 아래로 내리고 몸을 앞으로 접으면서 사타구니는 뒤로 당긴다 사진 17.40 참고.

숨을 들이쉬며 팔을 쭉 펴고 손가락 끝으로 바닥을 짚고 가슴을 들어 올린다. 어깨와 귀는 멀어지게 하고 좌골을 편다 사진 17.41 참고.

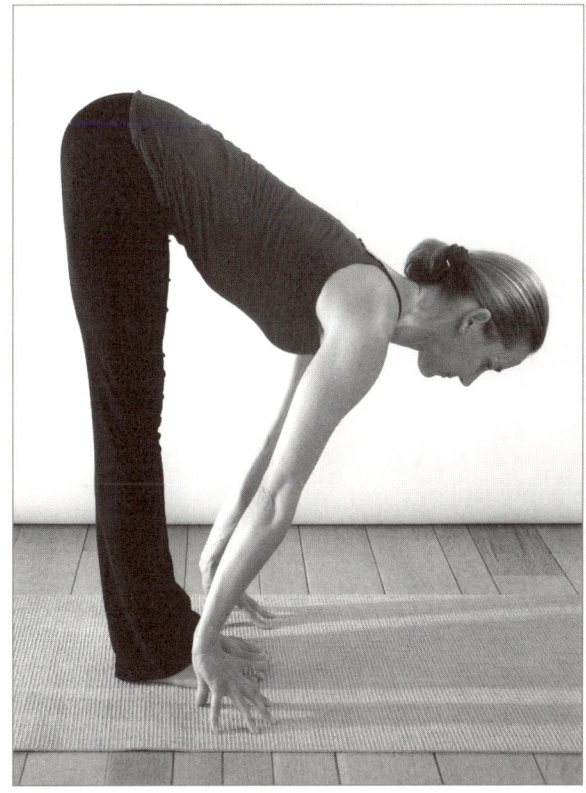

사진 17.41 스탠딩 전굴 자세에서 가슴을 든 자세

런지 자세 - 왼발을 앞으로 안자네이아사나, Anjaneyasana

숨을 내쉬면서 왼발을 앞에 놓고 오른쪽 다리를 뒤로 뻗어 런지 자세를 만든다 사진 17.42 참고. 두 손은 왼발 좌우 바닥을 짚고 5번 호흡한다. 혹은 런지 자세에서 두 팔을 머리 위로 올려서 양손을 어깨 너비로 벌린 상태로 5번 호흡한다 사진 17.43 참고.

널빤지 자세 팔라카아사나, Phalakasana

런지 자세에서 숨을 들이쉬면서 두 손에 고르게 체중을 싣고 왼발을 뒤로 뻗어 오른발 옆에 놓고 널빤지 자세를 한다 사진 17.44 참고. 두 팔을 똑바로 펴고, 두 손은 어깨 바로 밑에 놓고, 배꼽을 척추 쪽으로 당기고 꼬리뼈를 살짝 집어넣는다. 두 다리는 똑바로 편 채 바닥에서 띄우고 있어도 되고, 무릎을 바닥에 내려놓아도 된다 사진 17.45 참고.

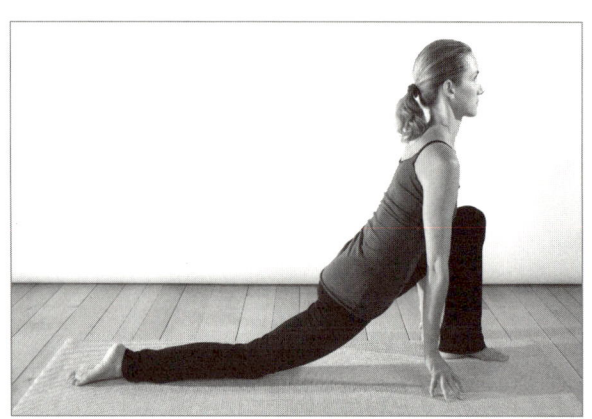

사진 17.42 손으로 바닥을 짚은 런지 자세

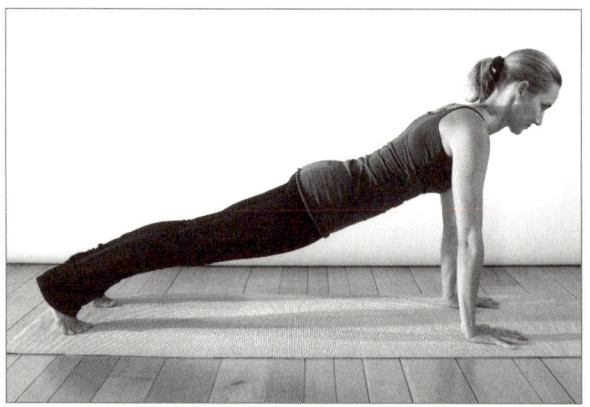

사진 17.44 널빤지 자세

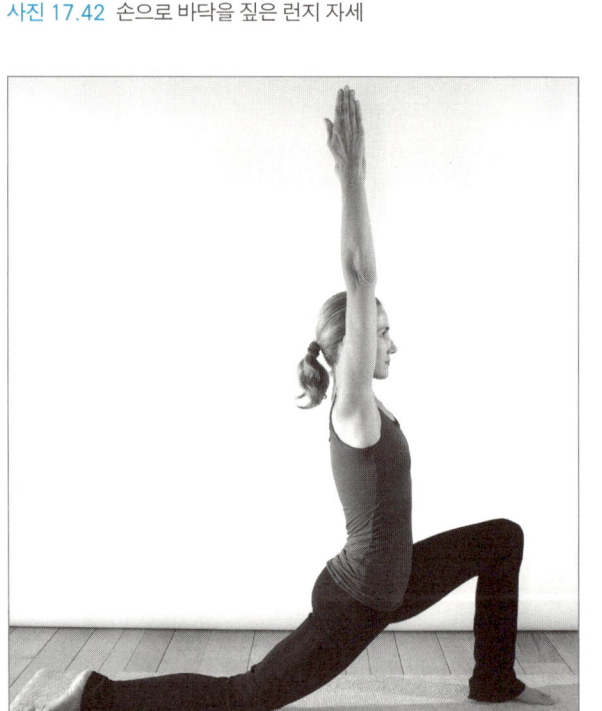

사진 17.43 팔을 위로 들어 올린 런지 자세

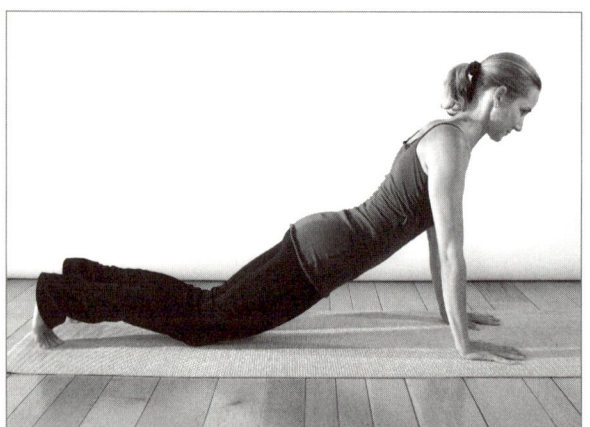

사진 17.45 널빤지 자세 변형

팔 굽혀 엎드리기 자세 차투랑가 단다아사나, Chaturanga Dandasana

널빤지 자세에서 숨을 내쉬면서 팔꿈치를 접는다. 두 다리를 똑바로 편 상태^{사진 17.46 참고}로 해도 되고, 무릎을 바닥에 댄 상태^{사진 17.47 참고}로 해도 된다. 어깨는 아래로 내려서 계속 귀와 멀어지게 하고 배꼽은 안으로 끌어당기면서 천천히 몸통과 다리를 바닥 쪽으로 낮춰서 팔과 다리로 바닥을 지지한 자세를 만든다. 그러면 팔 근육, 복근, 다리 안쪽이 동시에 운동된다. 숨을 들이쉬면서 다시 팔을 펴서 널빤지 자세를 만들었다가^{사진 17.44 참고}, 호흡을 3~5번 하면서 팔을 굽혔다 폈다를 반복한다. 마지막 내쉬는 숨에서 몸을 바닥에 내려놓는다^{사진 17.48 참고}.

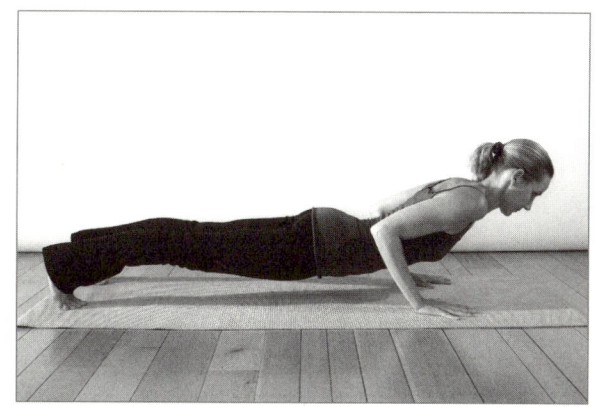

사진 17.46 팔 굽혀 엎드리기 자세

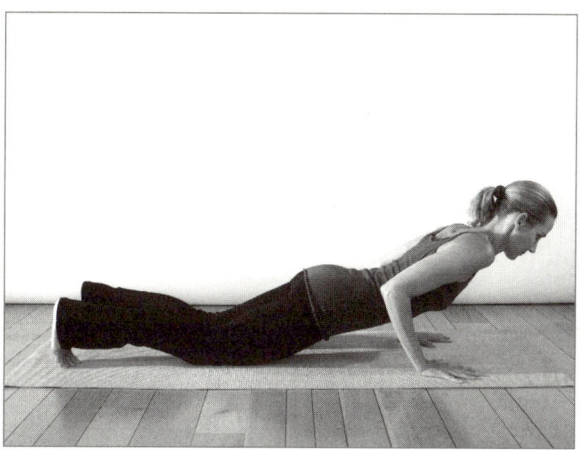

사진 17.47 팔 굽혀 엎드리기 자세 변형

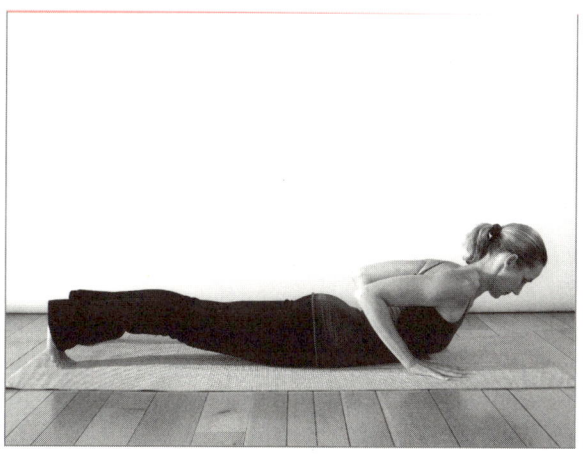

사진 17.48 팔 굽혀 엎드리기 자세 후 몸 바닥에 내려놓기

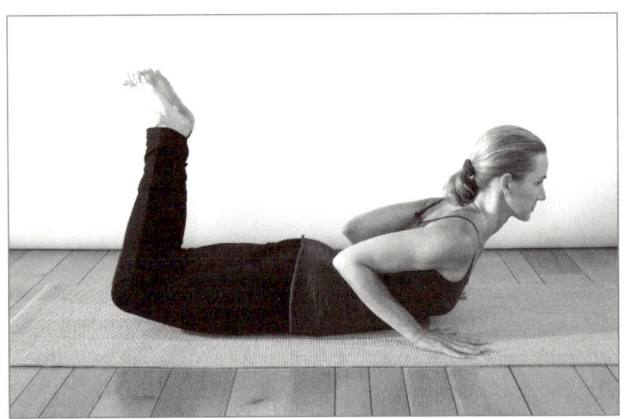

사진 17.49 활 자세

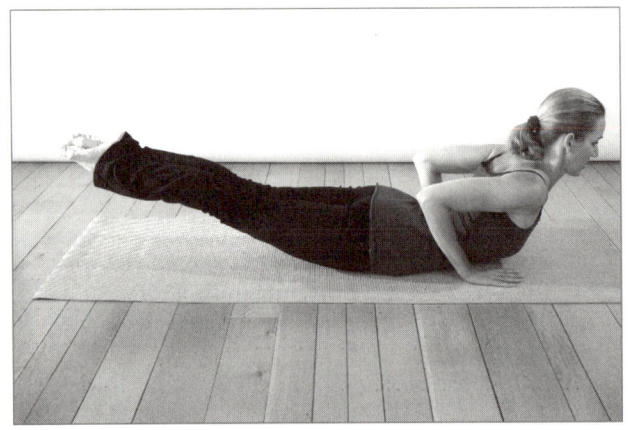

사진 17.50 메뚜기 자세 파트 1

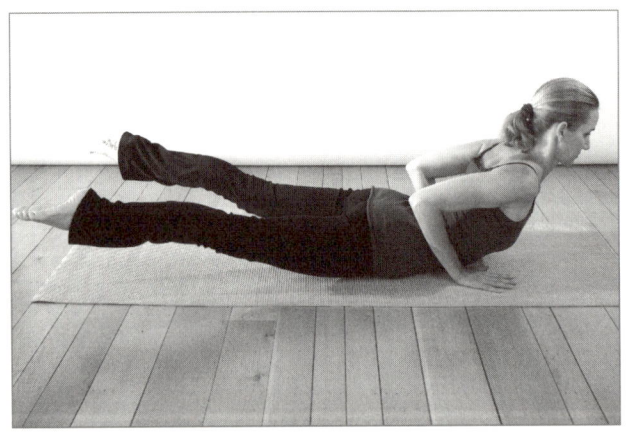

사진 17.51 메뚜기 자세 파트 2

활 자세 다누라아사나, Dhanurasana

팔 굽혀 엎드리기 자세가 끝나고 바닥에 몸을 대고 엎드렸던 상태에서 숨을 들이쉬며 무릎을 굽혀 발을 위로 올린다. 두 발을 나란히 붙인 채 두 손과 치골을 바닥에 대고 머리, 가슴, 허벅지를 들어 올린다. 발가락은 쫙 편 상태를 유지한다. 팔꿈치를 갈비뼈에 붙이고, 허벅지 안쪽도 서로 붙인다 사진 17.49 참고. 그 상태로 3~5번 호흡한다.

메뚜기 자세

활 자세에서 마지막으로 숨을 내쉰 다음 두 다리를 뒤로 쫙 펴고 메뚜기 자세를 한다 사진 17.50 참고. 상체는 활 자세와 동일한데, 메뚜기 자세에서는 두 다리를 쭉 뻗는다. 숨을 들이쉬면서 가슴을 조금 더 들어 올리고 다리를 벌린다 사진 17.51 참고. 숨을 내쉬면서 다리를 다시 모으고 손은 바닥을 짚고 팔꿈치를 모은 상태로 가슴과 다리를 들어 올린다 고개를 들고 있어도 턱은 아래로 살짝 내린다. 호흡을 3~5번 하는데, 숨을 들이쉴 때는 다리를 벌리고 숨을 내쉴 때는 다리를 모은다. 5번째 숨을 내쉰 다음 다리를 바닥에 내린다 사진 17.48 참고.

코브라 자세 부장가아사나, Bhujangasana

메뚜기 자세에서와 마찬가지로 바닥에 엎드린 상태에서 가슴과 머리를 든다. 손가락을 쫙 펴서 바닥을 짚고 다리는 바닥에 내려놓은 상태로 숨을 들이쉬면서 갈비뼈는 바닥에 댄 채 흉골복장뼈을 들어 올려 가슴을 넓힌다 사진 17.52 참고. 어깨는 등 쪽으로 내리고 팔꿈치를 몸에 댄 채 무릎뼈를 들어 올린다. 배꼽은 바닥에 댄 채로 갈비뼈를 들어 올려도 된다 사진 17.53 참고. 사진 17.53이 코브라 자세 중 중간 정도 높이로 몸을 들어 올린 것이다. 아랫배와 치골을 제외하고 상체를 완전히 들어 올린 자세가 가장 높이 몸을 들어 올린 코브라 자세다 사진 17.54 참고. 어깨는 뒤로 보내면서 가슴은 앞으로 내미는 것을 잊지 않도록 한다. 치골과 다리는 바닥에 내려놓은 상태로 흉골의 위쪽을 들어 올린다. 가슴과 쇄골을 넓히는 동안 허벅지 안쪽은 안으로 당겨야 한다. 호흡을 3~5번 한다.

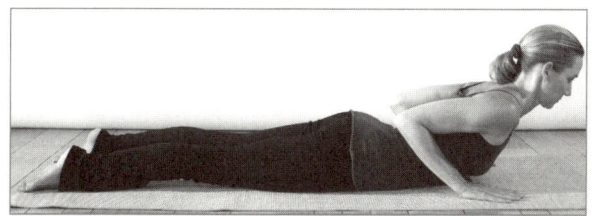

사진 17.52 코브라 자세 파트 1

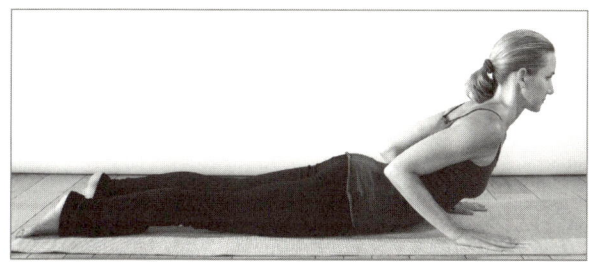

사진 17.53 코브라 자세 파트 2

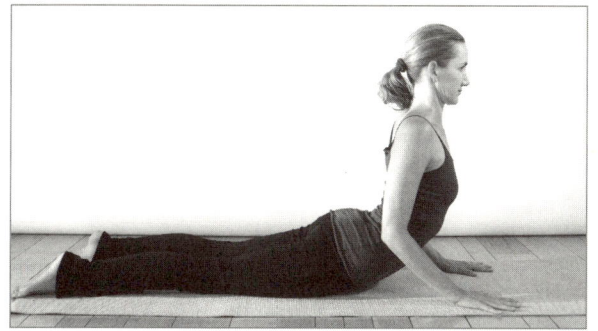

사진 17.54 코브라 자세 파트 3

널빤지 자세

코브라 자세에서 숨을 들이쉬면서 144쪽에서 설명한 대로 널빤지 자세를 한다 사진 17.55 참고.

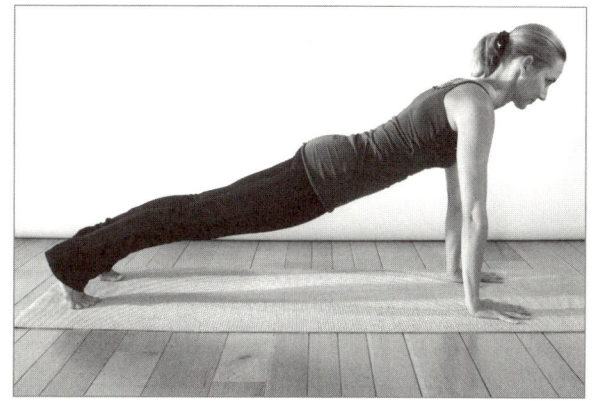

사진 17.55 널빤지 자세

견상 자세

널빤지 자세에서 숨을 내쉬면서 엉덩이를 들어 올려 133쪽에서 설명한 대로 견상 자세를 한다 사진 17.56 참고. 자세를 유지한 채 5번 호흡한다.

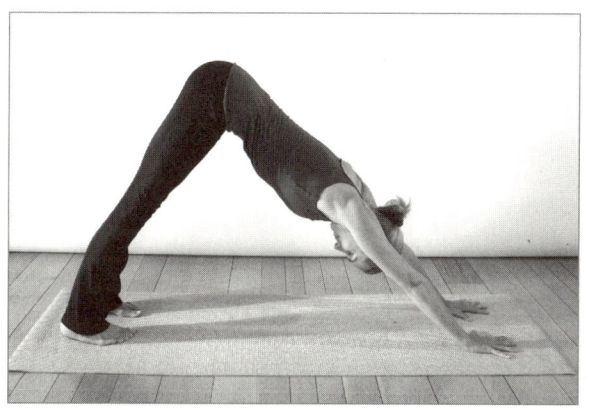

사진 17.56 견상 자세

런지 자세 - 오른발을 앞으로

견상 자세에서 숨을 들이쉬면서 오른발을 앞으로 보내서 런지 자세를 한다 사진 17.57 참고. 144쪽에서 설명한 방법을 참고한다. 숨을 내쉬면서 등과 허리를 낮춰 런지 자세를 한다. 숨을 들이쉬면서 두 팔을 위로 들어 올리고 3~5번 호흡한다 사진 17.58 참고.

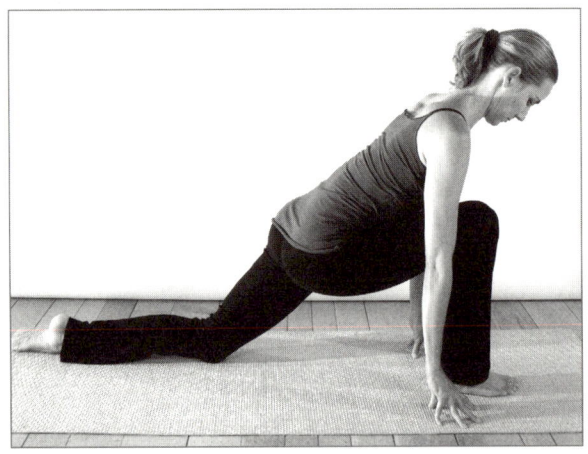

사진 17.57 손으로 바닥을 짚은 런지 자세

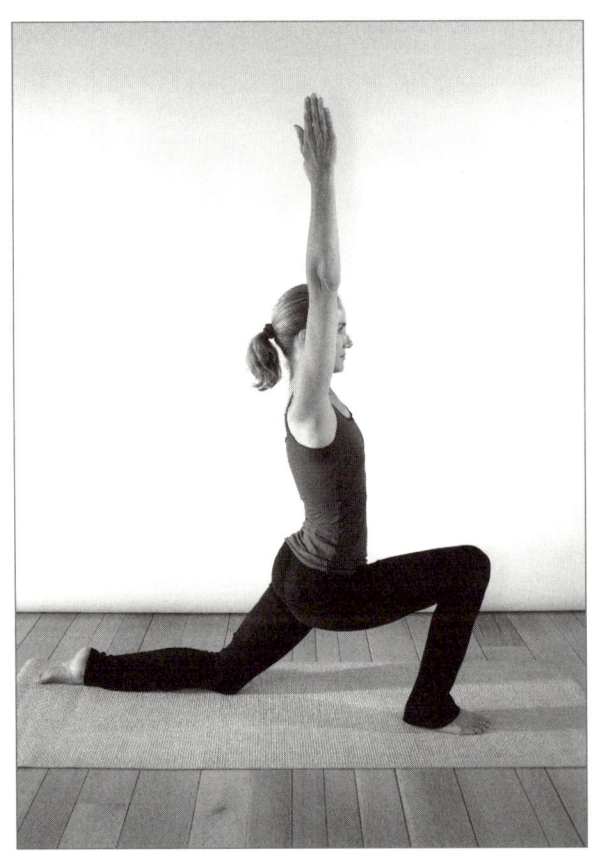

사진 17.58 팔을 위로 들어 올린 런지 자세

스탠딩 전굴 자세

숨을 내쉬면서 두 손으로 바닥을 짚는다. 숨을 들이쉬면서 뒤로 나가 있던 발을 앞으로 가져와 다리를 펴고 두 발을 나란히 놓는다. 143쪽에서 설명한 대로 가슴을 들어 올린다 사진 17.59 참고. 숨을 내쉬면서 상체를 구부려 전굴 자세를 한다 사진 17.60 참고. 이 자세로 호흡을 3~5번 한다.

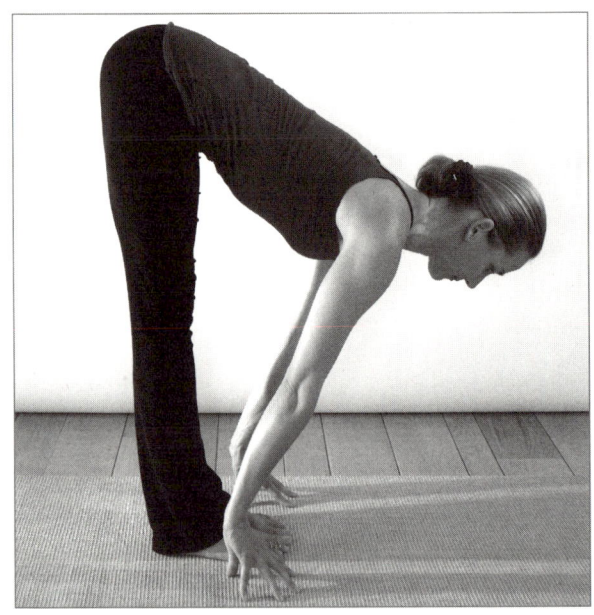

사진 17.59 스탠딩 전굴 자세에서 가슴을 든 자세

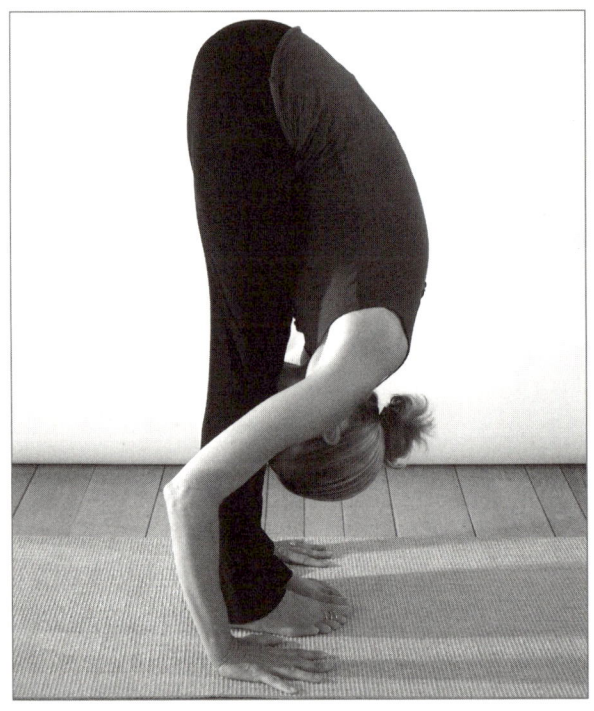

사진 17.60 스탠딩 전굴 자세

산 자세

숨을 들이쉬면서 몸을 일으켜 산 자세를 하고 142쪽에서 설명한 대로 두 팔을 머리 위로 들어 올린다 사진 17.61 참고. 숨을 내쉬며 두 팔을 내려서 합장한다 사진 17.62 참고.

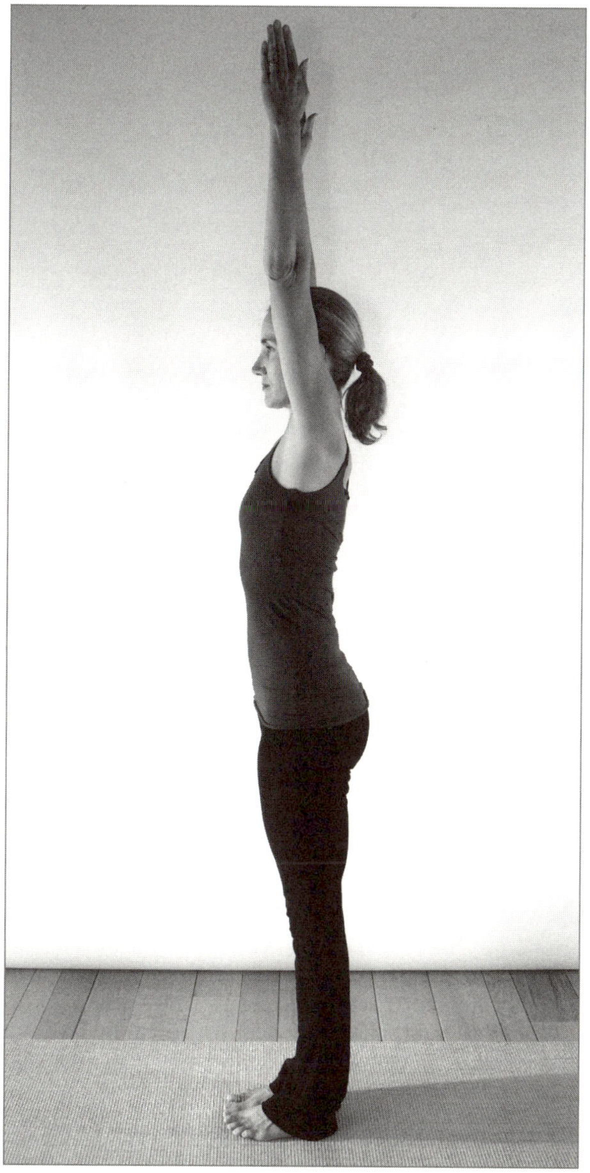

이상의 자세들을 하면 몸의 중심부를 지나는 모든 주요 근육들을 늘이고 강화해 준다. 어깨 근육, 가슴 근육, 옆구리와 등의 거근 구조나 장기를 올리는 데 작용하는 근육으로, '올림근'이라고도 함과 넓은 근육, 허벅지 뒤쪽 근육, 대퇴사두근, 다리의 내전근 모음근과 외전근 벌림근 등이 거기 포함된다.

태양 경배 자세 양요가 프로그램을 3~5번 정도 더 반복한다. 이어서 런지 자세의 변형을 몇 가지 소개할 텐데, 각 변형 자세별로 강화해 주는 부위가 약간씩 다르다. 태양 경배 자세 프로그램마다 각기 다른 런지 자세를 해도 좋다. 런지 자세를 유지하면서 호흡을 5~10번 정도 한다.

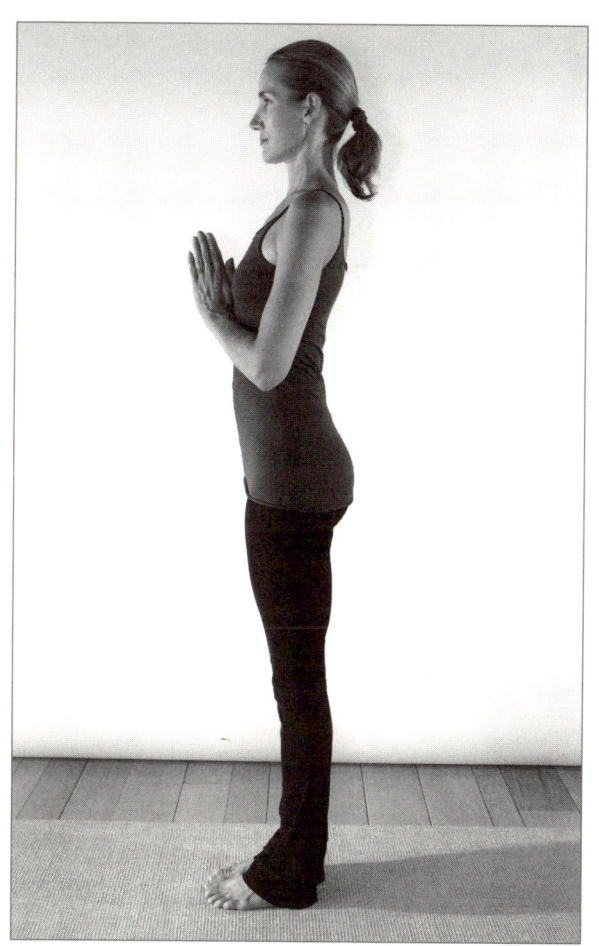

사진 17.61 산 자세에서 팔을 머리 위로 든 자세

사진 17.62 산 자세

런지 자세 변형 1 - 런지 트위스트

런지 자세와 동일한 방식으로 자세를 잡고, 숨을 들이쉴 때 두 손을 가슴 앞에서 합장한다. 숨을 내쉬면서 오른쪽 팔꿈치를 왼쪽 허벅지 바깥쪽에 올려놓는다. 합장을 하고 두 손을 서로 밀면서 몸통을 왼쪽으로 비튼 상태로 가슴을 든다 사진 17.63에는 몸통을 오른쪽으로 비튼 모습이 나와 있다. 왼발을 바닥에 단단히 대고 오른쪽 엉덩이에 힘을 주고 오른쪽 어깨는 아래로 내린다. 허벅지는 계속 힘을 준다. 이 상태로 호흡을 3~5번 한다.

숨을 내쉬면서 합장했던 손을 풀고 바닥을 짚는다. 그리고 반대 방향으로 한 번 더 반복한다. 런지 트위스트는 몸통 앞뒤의 모든 근육을 사용하여 장기에 마사지해 주는 효과를 줄 뿐 아니라 양쪽 어깨 사이의 마름근을 늘여 준다.

런지 자세 변형 2 - 런지 후굴 자세

런지 자세와 동일한 방식으로 자세를 잡고, 숨을 들이쉴 때 두 손으로 엉덩이를 받친다. 이때 손가락이 위쪽을 향하게 한다. 팔꿈치는 밖으로 벌어지지 않게 안으로 모으고 가슴을 들어 올리며 머리를 뒤로 젖힌다. 엉덩이를 아래로 낮추면서 양쪽 옆구리를 길게 늘인다. 오른쪽 엉덩이에 힘을 주고 왼쪽 발로 바닥을 지지한 채 몸을 아래로 낮춘다. 이 자세는 가슴 근육과 복부 근육 등 몸 앞쪽의 근육을 늘여 주고, 광배근 넓은등근, 척주기립근, 승모근 등 몸 뒤쪽의 근육을 강화해 준다. 목에 통증이 있거나 불편하면 머리를 뒤로 젖히지 말고 똑바로 들고 정면을 바라본다.

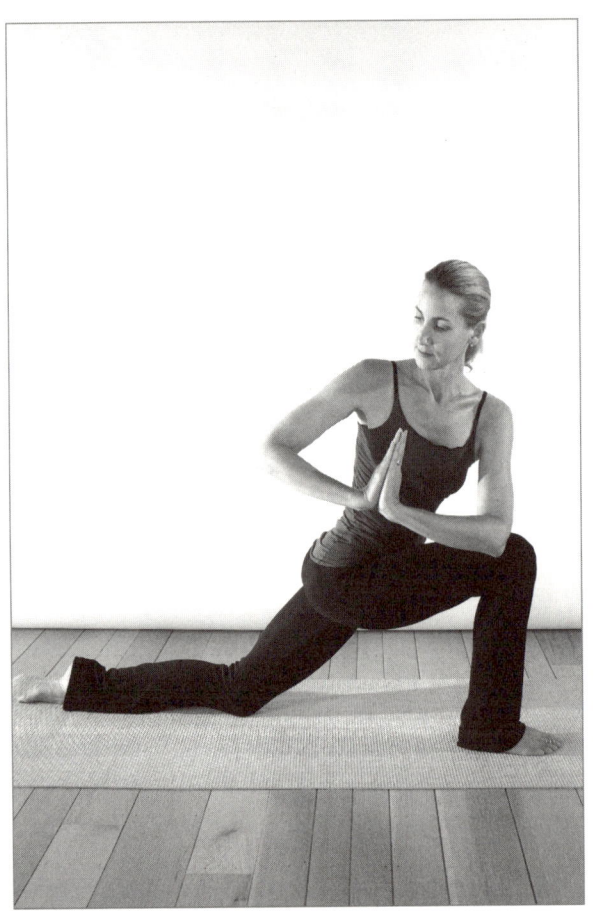

사진 17.63 런지 트위스트

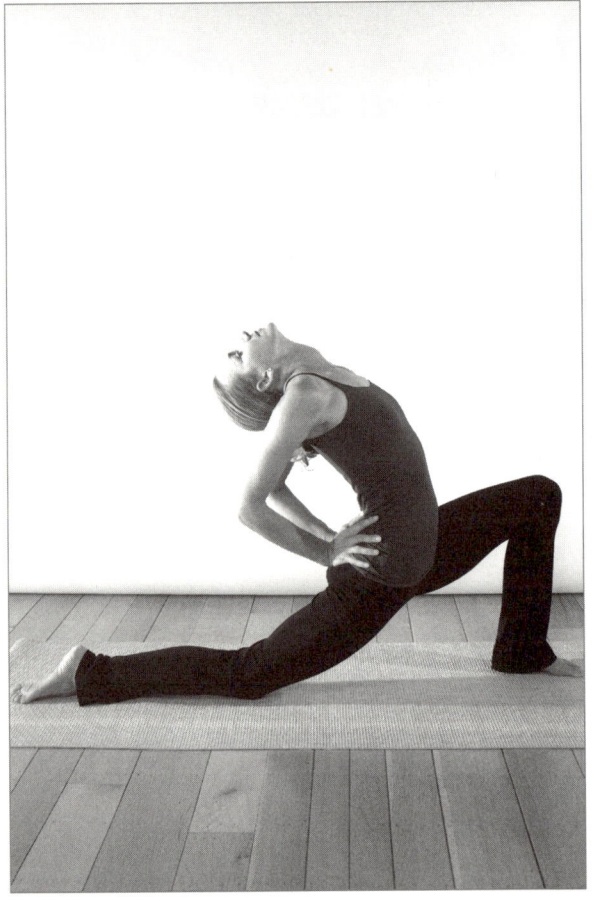

사진 17.64 런지 후굴 자세

런지 자세 변형 3 - 런지 자세에서 발을 엉덩이에 댄 자세

런지 자세와 동일한 방식으로 자세를 잡고 숨을 들이쉬면서 오른손으로 오른쪽 발을 잡아 천천히 오른쪽 엉덩이 쪽으로 가져온다 사진 17.65 참고. 오른쪽 엉덩이에 힘을 주고 발가락은 쫙 편다. 발을 강제로 몸 쪽으로 잡아당기지 말고, 오른쪽 허벅지 위쪽으로 숨이 천천히 빨려 들어가는 것을 상상하며 3~5번 호흡한다. 이 변형 자세는 허벅지 앞쪽 근육인 대퇴사두근을 길게 늘여 준다.

런지 자세 변형 4, 5 - 다리를 벌리거나 찢은 런지 자세

런지 자세와 동일한 방식으로 자세를 잡고 숨을 들이쉬면서 왼발을 무릎보다 더 앞쪽 바닥에 내려놓는다. 두 손은 바닥을 짚거나 블록을 놓고 그곳을 짚는다. 오른쪽 엉덩이에 계속 힘을 주면서 엉덩이는 아래로 내리고 가슴을 들어 올린다 사진 17.66 참고. 왼발을 앞쪽으로 더 멀리 놓을 수 있으면 왼쪽 종아리와 허벅지 뒤쪽을 바닥에 내려놓고 오른쪽 다리는 허벅지와 정강이 앞쪽을 바닥에 내려놓는다 사진 17.67 참고. 이 두 가지 런지 변형 자세는 내전근, 외전근 등 다리 안쪽 근육과 허리 양쪽과 엉덩이 근육을 길게 늘여 준다.

자세가 끝나면 숨을 들이쉬면서 복근을 이용해 왼발을 뒤로 가져온다. 이어서 널빤지 자세를 한다.

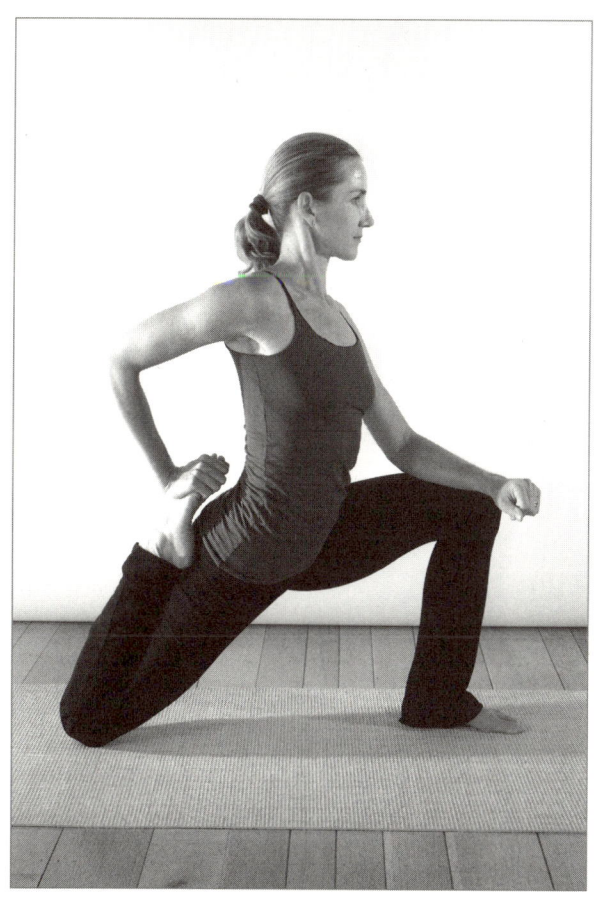

사진 17.65 런지 자세에서 발을 엉덩이에 댄 자세

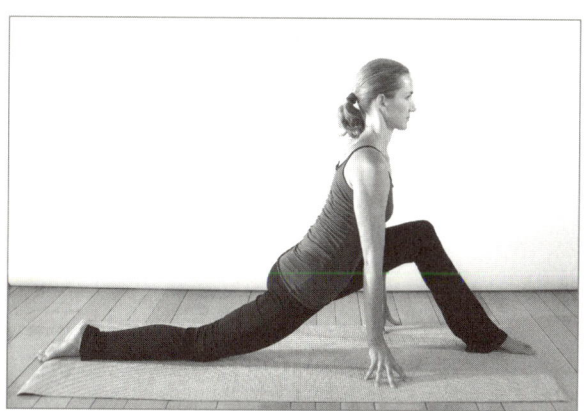

사진 17.66 다리를 벌린 런지 자세

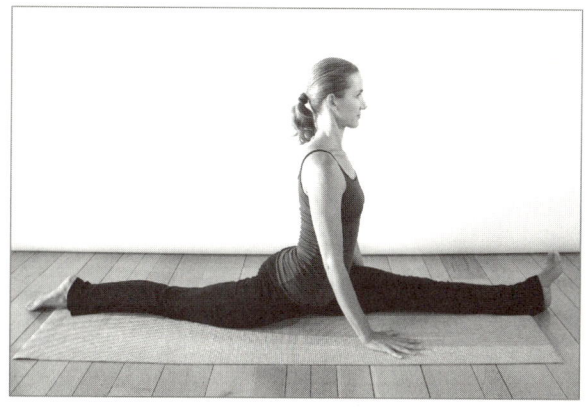

사진 17.67 다리를 찢은 런지 자세

신장을 자극하고 양기를 몸의 중심으로 보내는 프로그램

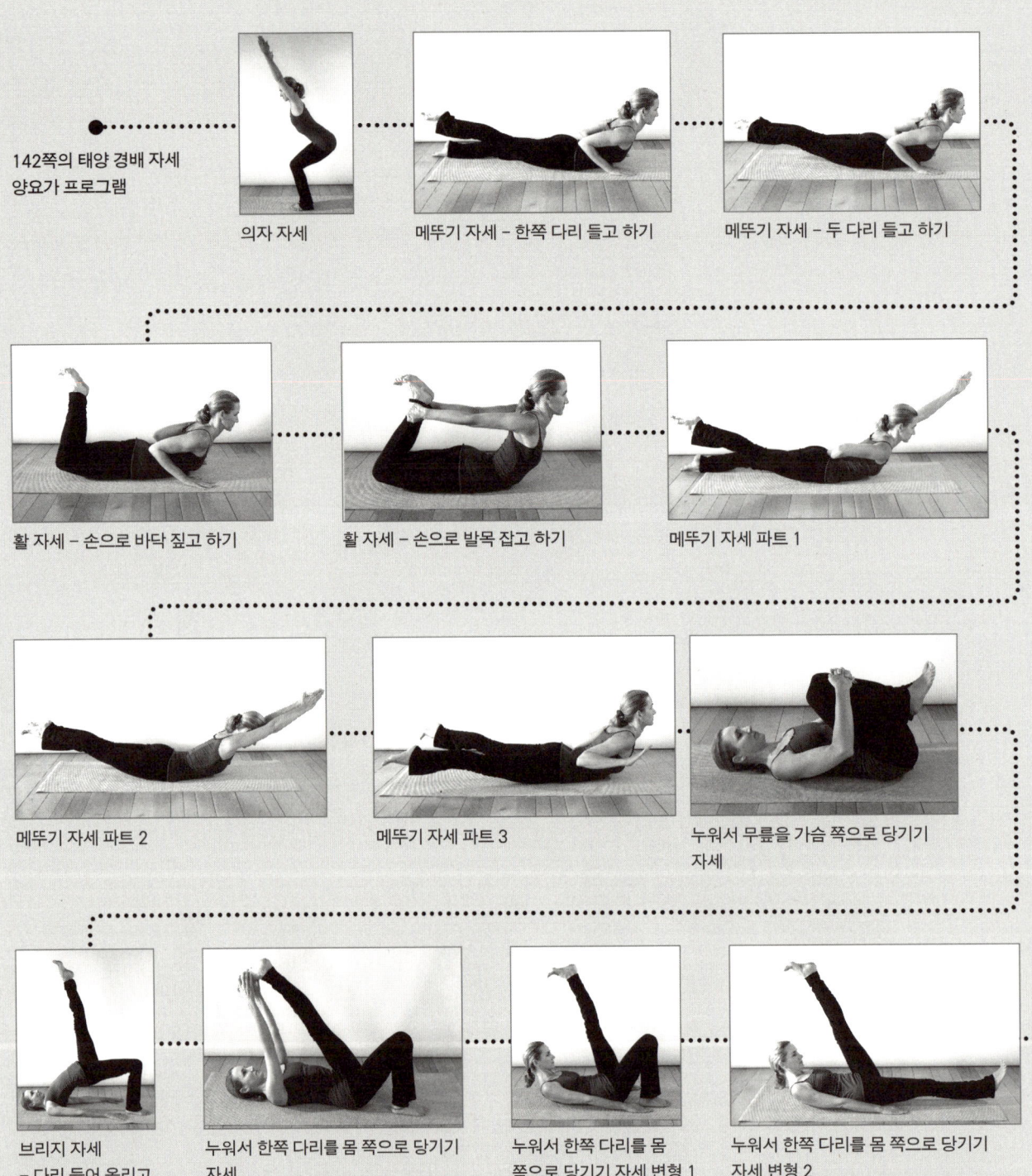

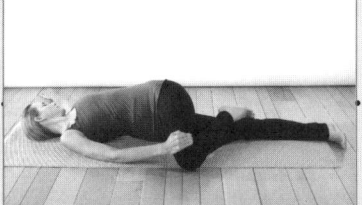
누워서 척추 비틀기 자세

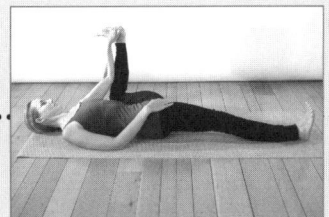
반 행복한 아기 자세

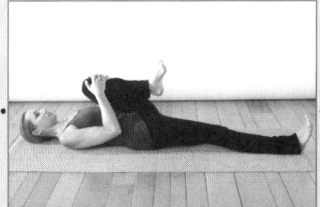
누워서 한쪽 무릎을 가슴 쪽으로 당기기 자세

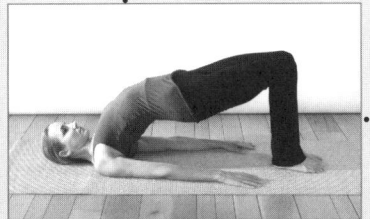
브리지 자세 – 발과 무릎을 붙이고 하기

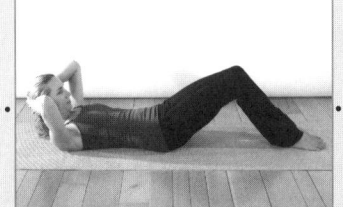
복근과 엉치뼈 강화 자세

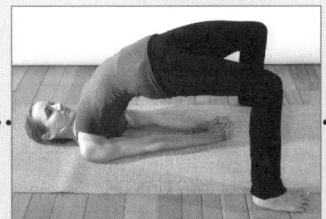
브리지 자세 – 발과 무릎을 넓게 벌리고 하기

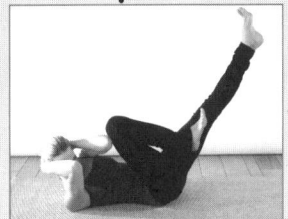
다리 들고 하는 복근 강화 자세

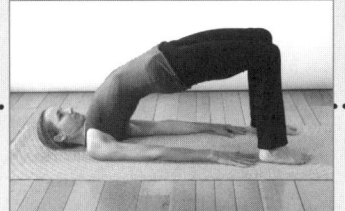
브리지 자세 – 발을 엉덩이 너비로 벌리고 하기

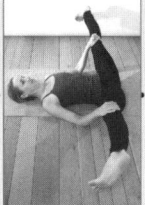
누워서 다리 찢기 자세

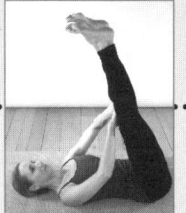
누워서 다리 찢기 자세 파트 2

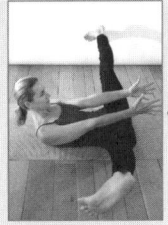
누워서 다리 찢기 자세 파트 3

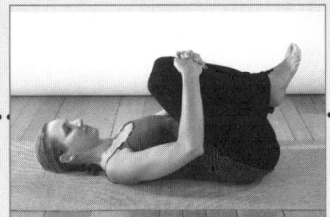
누워서 무릎을 가슴 쪽으로 당기기 자세

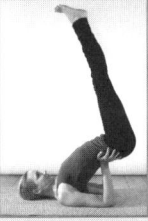
초보자용 어깨로 서기 자세

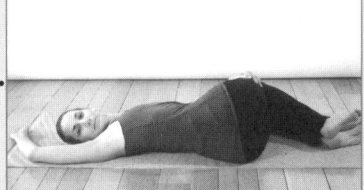
누워서 척추 비틀기 자세

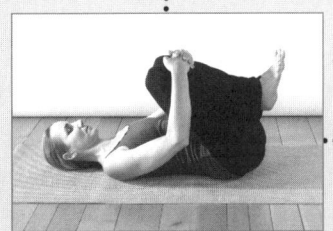
누워서 무릎을 가슴 쪽으로 당기기 자세

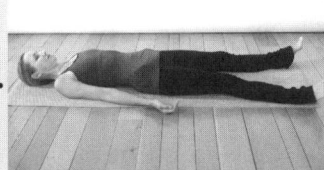
송장 자세

태양 경배 자세 양요가 프로그램

142쪽에 나와 있는 태양 경배 자세 양요가 프로그램을 다 한다. 1~5세트 하고 나서 다음 자세로 넘어간다.

의자 자세 웃카타아사나, Utkatasana

산 자세에서 숨을 들이쉬면서 두 팔을 머리 위로 들어 올린다. 그리고 숨을 내쉬면서 무릎을 굽혀 스콧 자세를 만들고 허리를 살짝 아치형으로 만든다 사진 17.68 참고. 좌골을 아래로 말아 넣지 말고 매트 뒤쪽으로 당긴다. 이렇게 하면 허리를 보호하고 강화할 수 있다. 두 팔은 어깨 너비로 벌리고 머리는 두 팔 사이에 넣고 양쪽 무릎은 서로 붙인다. 이 상태로 호흡을 6~8번 한다.

숨을 내쉬며 스탠딩 전굴 자세를 하고, 숨을 들이쉬면서 가슴을 들어 올리고, 숨을 내쉬면서 오른발을 뒤로 보내고, 숨을 들이쉬면서 왼발도 뒤로 보내서 널빤지 자세를 만든다. 숨을 내쉬며 푸시업 자세를 한 다음 배를 바닥에 대고 엎드린다.

메뚜기 자세

엎드린 자세로 두 손으로 가슴 양옆 아래쪽 바닥을 짚는다. 숨을 들이쉬면서 머리와 가슴, 오른쪽 다리를 든다 사진 17.69 참고. 오른쪽 다리를 살짝 안쪽으로 회전시킨 상태로 오른발로 에너지를 내보내고 발가락을 쫙 편다. 왼쪽 무릎뼈를 들면 왼쪽 다리도 움직일 수 있지만 왼쪽 발은 바닥에 대고 뜨지 않게 한다.

숨을 내쉬면서 오른쪽 다리와 머리를 바닥에 내린다. 숨을 들이쉬면서 왼쪽 다리로 동일한 과정을 반복한다. 여기까지가 한 세트로, 총 3~5세트를 한다.

다음에는 숨을 들이쉬면서 머리, 가슴, 두 다리를 바닥에서 들어 올린다 사진 17.70 참고. 발가락을 쫙 펴고 다리를 살짝 안쪽으로 회전시키면서 발이 몸에서 멀어지도록 곧게 편다. 그 상태로 호흡을 3~5번 한다. 숨을 내쉬면서 내려온다. 1~3세트 반복한다.

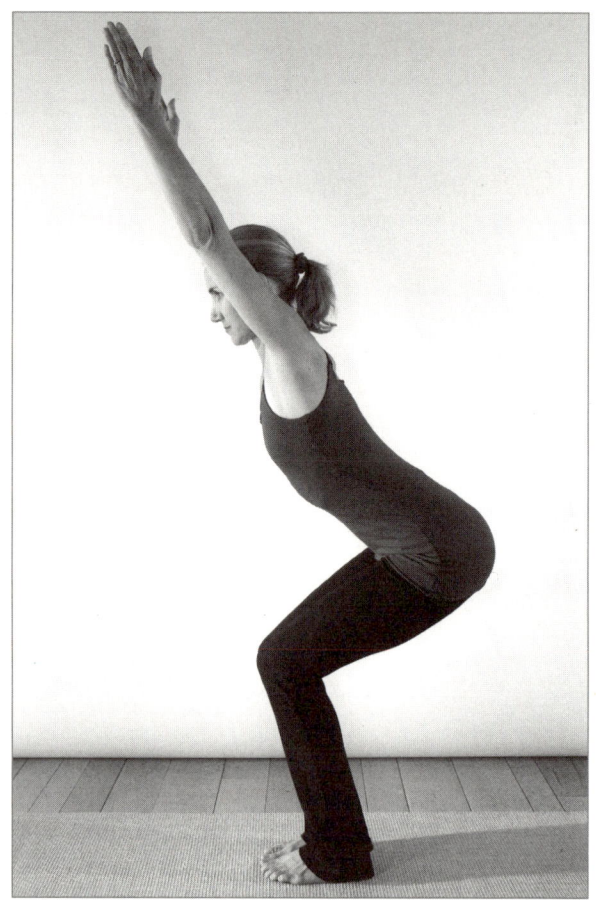

사진 17.68 의자 자세

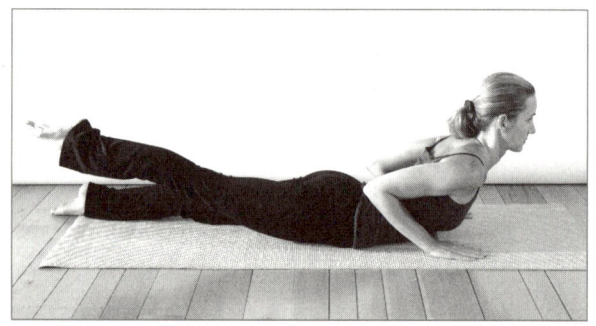

사진 17.69 메뚜기 자세 - 한쪽 다리 들고 하기

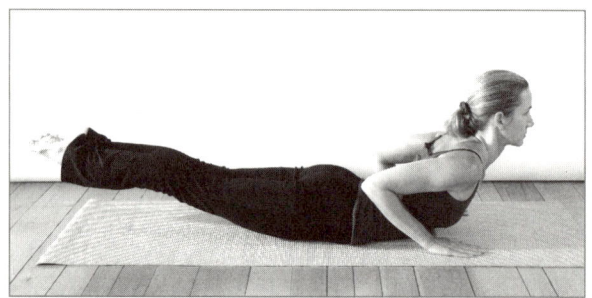

사진 17.70 메뚜기 자세 - 두 다리 들고 하기

활 자세 - 손으로 바닥 짚고 하기

엎드린 상태로 두 손으로 가슴 양옆 바닥을 짚고 팔꿈치를 갈비뼈에 붙인다. 무릎을 뒤로 90도 각도로 접고 두 발은 붙인다. 꼬리뼈를 바닥 쪽으로 내리고, 숨을 들이쉬면서 머리, 가슴, 두 다리를 천장 쪽으로 들어 올린다 사진 17.71 참고. 그 상태로 호흡을 3~5번 하고, 허벅지 안쪽에 힘을 준다. 턱을 들지 말고 이마와 수직이 되게 한다.

숨을 내쉬며 바닥으로 내려온다. 1~3번 반복한다.

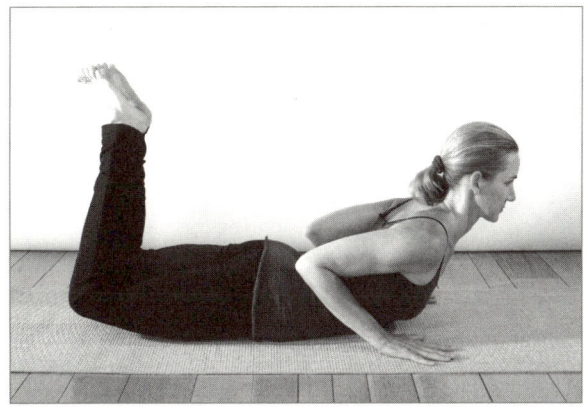

사진 17.71 활 자세 - 손으로 바닥 짚고 하기

활 자세 - 손으로 발목 잡고 하기

엎드린 상태로 치골을 바닥에 붙이고 숨을 들이쉬면서 무릎을 뒤로 접고 두 발을 엉덩이 쪽으로 들어 올린다. 손을 뒤로 보내 발목 바깥쪽을 잡는다. 그다음 숨을 들이쉴 때 허벅지 안쪽에 힘을 주고 머리, 가슴, 허벅지를 들고, 체중을 갈비뼈가 아니라 치골에 싣는다 사진 17.72 참고. 이 자세로 3~5번 호흡한다. 이 자세를 할 때 무리는 하지 말고 호흡의 리듬을 놓치지 않으면서 올라올 수 있는 만큼만 올라온다.

숨을 내쉬면서 가슴과 머리를 내린 다음 천천히 발목을 잡았던 손을 놓는다.

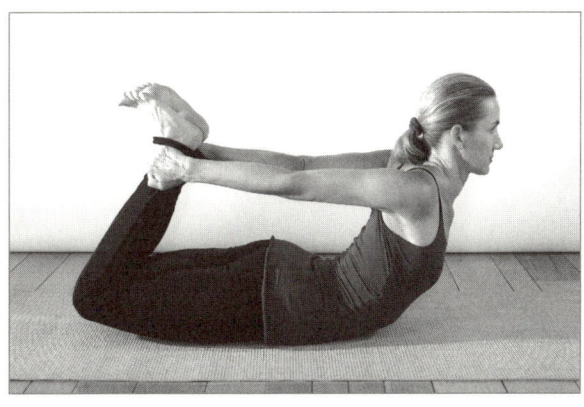

사진 17.72 활 자세 - 손으로 발목 잡고 하기

메뚜기 자세

엎드린 채 손바닥이 천장을 향하게 한 상태로 두 손을 엉치뼈 위에 놓는다. 숨을 들이쉬면서 왼팔을 앞으로 뻗어 위로 올리며 머리, 가슴, 오른쪽 다리를 든다 사진 17.73 참고. 머리는 들어 올린 왼팔과 동일 선상에 놓고, 오른쪽 발가락을 쫙 펴고 오른쪽 다리로 에너지가 빠져나가도록 한다. 숨을 내쉬면서 앞으로 뻗었던 왼팔을 가져오고 오른쪽 다리를 내리고 왼뺨을 매트에 댄다. 그다음에 숨을 들이쉬면서 이번에는 오른팔을 앞으로 뻗어 올리고 왼쪽 다리를 든다. 숨을 내쉬면서 오른팔을 뒤로 다시 가져오고 왼쪽 다리를 내리고 오른쪽 뺨을 매트에 댄다. 좌우 양쪽을 각 3~5번씩 반복한다.

그다음에는 숨을 들이쉬면서 두 팔을 앞으로 쭉 뻗어 올리고 두 다리를 들어 올리며 발가락을 쫙 편다 사진 17.74

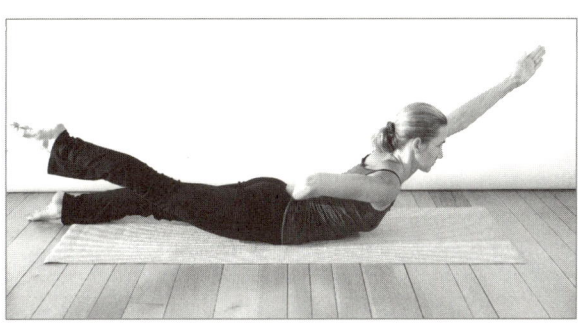

사진 17.73 메뚜기 자세 파트 1

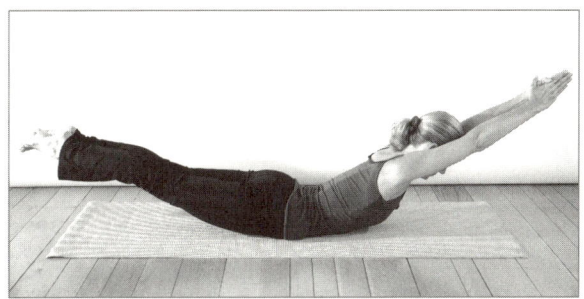

사진 17.74 메뚜기 자세 파트 2

참고. 머리 또는 귀는 들어 올린 팔과 같은 높이가 되게 한다. 숨을 내쉬면서 팔꿈치를 접고 손가락을 펴고 다리를 벌리고 발가락을 편다 사진 17.75 참고. 숨을 들이쉬면서 팔을 펴고 두 손을 가까이 대고 두 다리는 든 채로 한데 모은다. 숨을 내쉬면서 다시 팔꿈치를 접고 손가락을 펴고 다리를 벌리고 발가락을 편다. 그 상태로 호흡을 3~5번 한다.

내려올 때는 숨을 내쉬면서 팔을 뒤로 당겨서 두 손을 다시 엉치뼈 위에 놓는다. 그리고 머리와 가슴과 다리를 내린다.

누워서 무릎을 가슴 쪽으로 당기기 자세

등을 바닥에 대고 누워서 깍지 낀 두 손으로 무릎을 가슴 쪽으로 당긴다 사진 17.76 참고. 엉치뼈와 어깨는 바닥에 대고 턱도 당긴다. 그 자세로 3~5번 호흡한다.

브리지 자세 - 다리 들어 올리고 하기

누워서 무릎을 세워 접은 다음 두 발을 엉덩이 너비만큼 벌려 무릎 밑에 놓는다. 두 팔은 편 채 몸 양옆 바닥에 놓고 손바닥으로 바닥을 짚는다. 그 상태로 왼쪽 다리를 위로 쭉 뻗어 올린다. 발가락을 쫙 펴서 발을 통해 에너지가 밖으로 나가도록 한다. 숨을 들이쉬면서 오른발로 바닥을 밀면서 엉덩이를 들어 올린다 사진 17.77 참고. 그다음에 숨을 내쉬면서 엉덩이와 다리를 바닥으로 내린다. 여기까지를 6~8번 반복한다. 마지막에는 엉덩이와 가슴을 들어 올린 상태로 호흡을 6~8번 한다. 숨을 내쉬면서 내려온다. 다리를 든 채로 다음 자세로 넘어간다.

누워서 한쪽 다리를 몸 쪽으로 당기기 자세

숩타 파당구스타아사나, Supta Padangusthasana

앞 자세에 이어서 왼쪽 다리를 든 채로 두 손으로 왼쪽 허벅지 뒤쪽이나 무릎, 종아리, 발 중 한 곳을 잡는다 사진 17.78 참고. 이때 끈을 왼발 바닥에 대고 끈 양쪽을 두 손으로 잡아도 된다. 엉치뼈는 아래로 내린 채로 다리는 쭉 펴고 들어 올린 발을 머리 쪽으로 가져온다. 이 동작들을 하

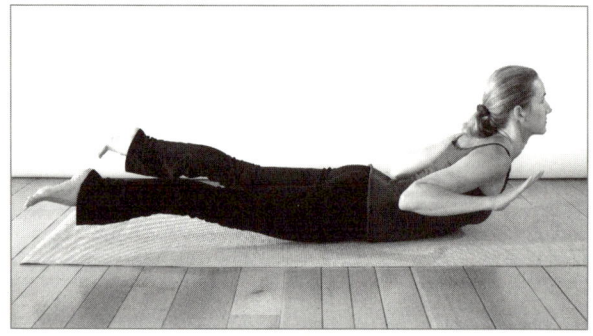

사진 17.75 메뚜기 자세 파트 3

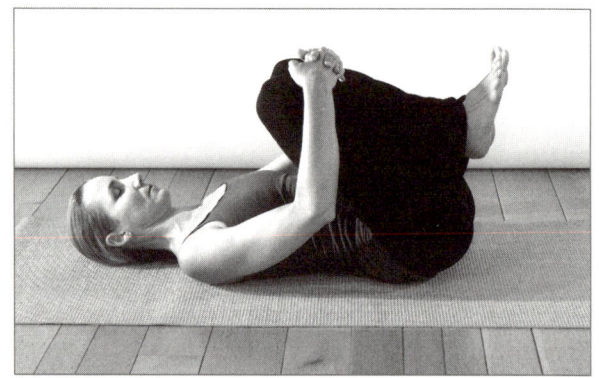

사진 17.76 누워서 무릎을 가슴 쪽으로 당기기 자세

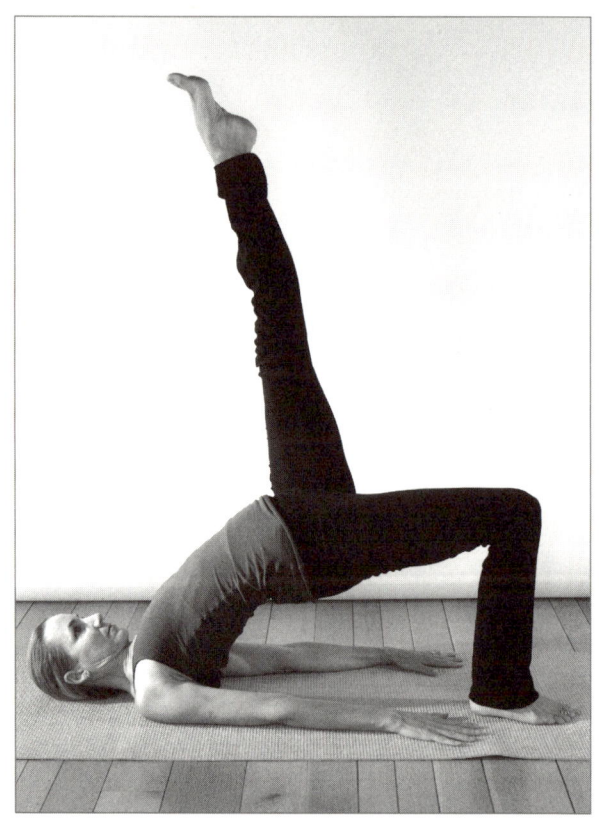

사진 17.77 브리지 자세 - 다리 들어 올리고 하기

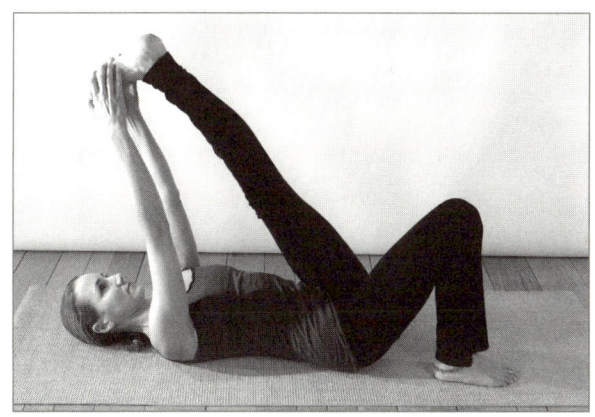

사진 17.78 누워서 한쪽 다리를 몸 쪽으로 당기기 자세

면서 왼쪽 엉덩이는 갈비뼈에서 멀어지게 하고 다리는 살짝 안쪽으로 회전시킨다. 이 상태로 8~10번 호흡한다. 그러고 나서 숨을 들이쉬면서 팔을 내려 엉덩이 좌우 양옆 바닥을 짚고 다리는 들어 올린 상태를 유지한 채 머리와 등 위쪽을 들어서 이마를 왼쪽 다리 쪽으로 민다 사진 17.79 참고.

오른쪽 무릎을 세우지 않고 쭉 편 채 바닥에서 몇 센티미터 들어 올리고 허리는 바닥에 단단히 댄 채 이 자세를 할 수도 있다 사진 17.80 참고. 그 상태로 호흡을 8~10번 한다. 숨을 내쉬면서 머리를 내리고 왼쪽 무릎을 가슴 쪽으로 구부리면서 다음 자세로 넘어간다.

누워서 척추 비틀기 자세

가슴 쪽으로 당겼던 왼쪽 무릎을 아래로 내리고, 왼발을 오른쪽 무릎 안쪽에 놓는다. 오른쪽 다리를 똑바로 편 상태로 척추를 오른쪽으로 비튼다. 왼팔은 어깨와 같은 높이로 바깥으로 펼치고 왼손 손바닥으로 바닥을 짚고, 머리를 왼쪽으로 돌린다. 왼쪽 어깨 뒤쪽을 바닥에 댄 상태로 왼쪽 무릎을 오른쪽으로 최대한 넘길 수 있는 만큼 넘긴다 사진 17.81 참고. 왼쪽 무릎이 바닥에 닿지 않는다면 그 밑에 쿠션을 받친다. 이 자세로 호흡을 8~10번 한다. 숨을 들이쉬면서 무릎을 다시 중앙으로 가져온다. 그리고 다음 자세로 넘어간다.

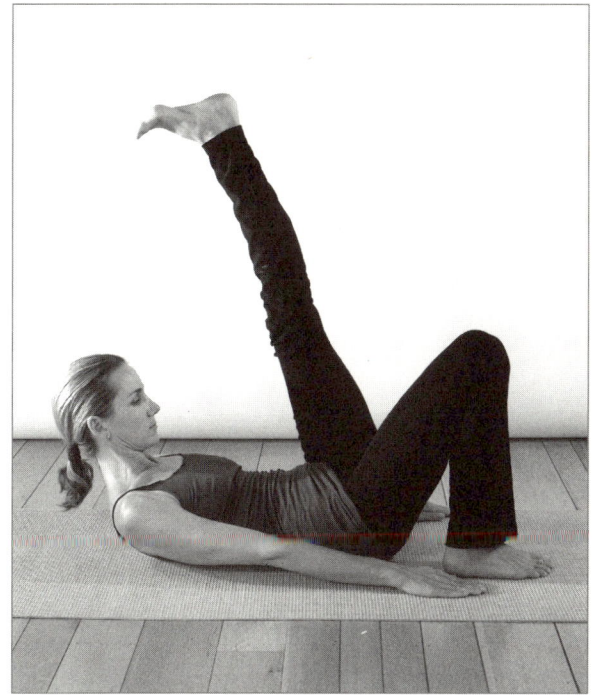

사진 17.79 누워서 한쪽 다리를 몸 쪽으로 당기기 자세 변형 1

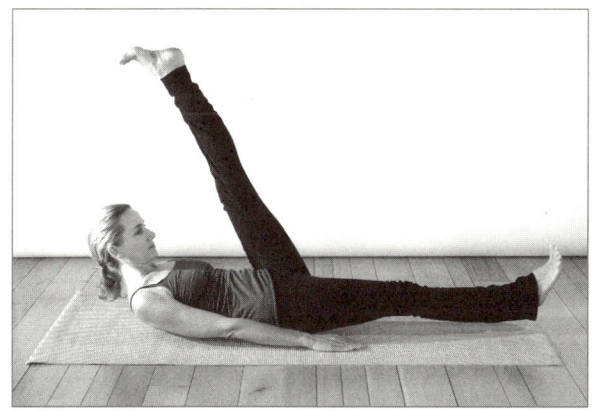

사진 17.80 누워서 한쪽 다리를 몸 쪽으로 당기기 자세 변형 2

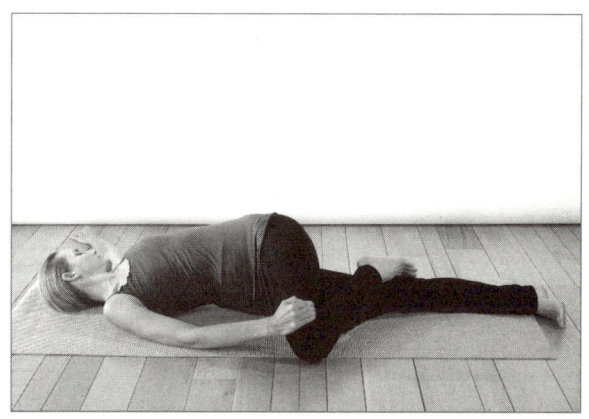

사진 17.81 누워서 척추 비틀기 자세

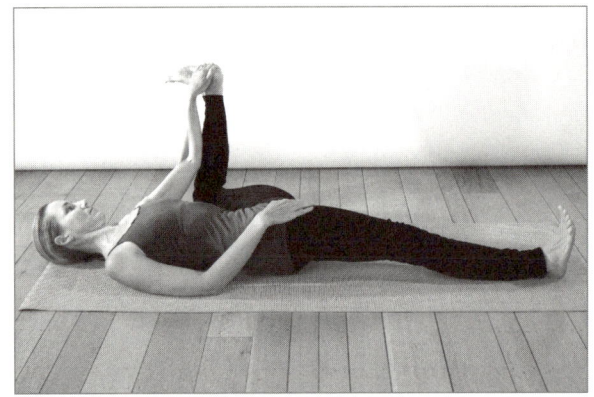

사진 17.82 반 행복한 아기 자세

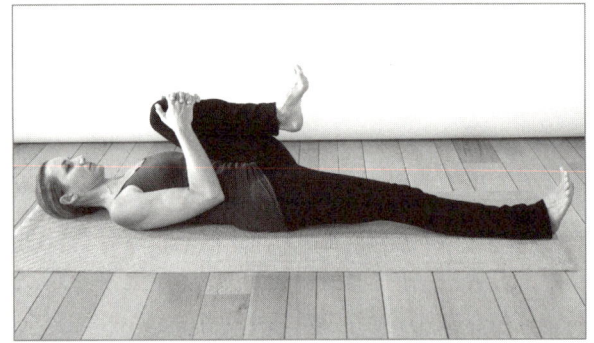

사진 17.83 누워서 한쪽 무릎을 가슴 쪽으로 당기기 자세

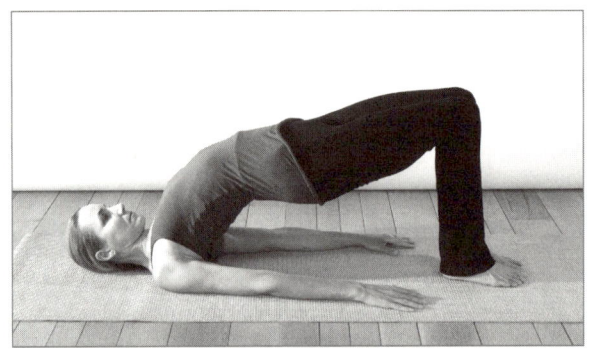

사진 17.84 브리지 자세 - 발과 무릎을 붙이고 하기

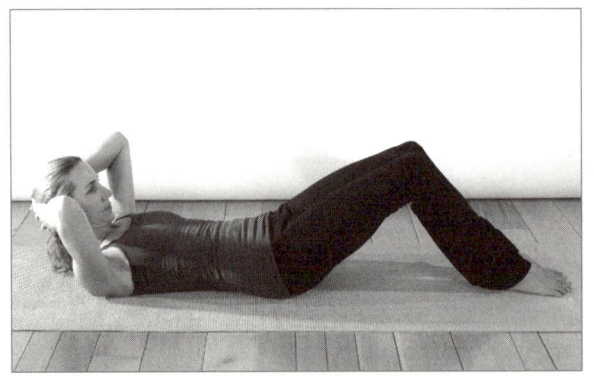

사진 17.85 복근과 엉치뼈 강화 자세

반 행복한 아기 자세 아르다 아난다 발라아사나, Ardha Ananda Balasana

누워서 왼쪽 무릎을 구부린 자세에서 왼발을 몸 쪽으로 당겨서 왼손을 발바닥의 아치 부근에 댄다. 왼발은 왼쪽 무릎 위에 오게 하고, 오른손으로 오른쪽 골반을 눌러 엉덩이가 바닥에서 뜨지 않게 한다 사진 17.82 참고. 이 자세로 호흡을 8~10번 한다. 숨을 내쉬면서 왼발을 풀고 다음 자세로 넘어간다.

누워서 한쪽 무릎을 가슴 쪽으로 당기기 자세 아르다 아파나아사나, Ardha Apanasana

숨을 들이쉬면서 왼쪽 무릎을 가슴 쪽으로 당겨와 깍지 낀 손으로 감싼다 사진 17.83 참고. 오른쪽 다리는 쭉 펴고 어깨는 아래로 내린다. 이 자세로 호흡을 6~8번 한다. 숨을 내쉬면서 무릎을 감쌌던 손을 풀고 왼쪽 다리를 내린다. 그다음에는 '브리지 자세 - 다리 들어 올리고 하기'부터 이 자세까지 다섯 가지 자세를 오른쪽 다리를 들고 반복한다.

브리지 자세 - 발과 무릎을 붙이고 하기

바닥에 등을 대고 누운 상태로 무릎을 세우고 두 발을 무릎 아래에 놓는다. 두 손은 몸 양옆 바닥에 놓고 숨을 들이쉬면서 엉덩이와 가슴을 들어 올린다 사진 17.84 참고. 엉덩이는 가능한 한 높이 들어 올리고 양쪽 무릎은 벌어지지 않도록 서로 붙인다. 숨을 내쉬면서 상체를 내리는데, 척추를 둥글게 말아서 마디 하나씩 내려놓는다. 여기까지를 6~8번 반복한다. 마지막에는 엉덩이와 가슴을 들어 올린 상태로 호흡을 6~8번 한다. 그러고 나서 숨을 내쉬면서 바닥으로 내려온다.

복근과 엉치뼈 강화 자세

바닥에 등을 대고 누운 상태로 무릎을 세우고 두 발을 모은다. 그리고 발바닥을 바닥에서 떼지 않은 채 발을 가능한 한 멀리 보낸다. 두 손으로 머리 뒤를 받친다. 허리는 바닥에 붙이고, 숨을 들이쉬면서 팔, 어깨, 머리를 들어 올린다 사진 17.85 참고. 무리하지 않으면서 최대한 바닥에서 멀리 들어 올린다. 이 자세를 하는 동안 허리는 바닥에서 떨어지지 않도록 한다. 숨을 내쉬면서 천천히 팔과 어깨, 머리를 바닥으로 내리고, 이어서 숨을 들이쉬면서 다시 팔, 어깨, 머리를 들어 올린다. 그러기를 몇 번 반복하다가 들어 올린 자세로 6~8번 호흡한다. 숨을 내쉬면서 바닥으로 내려온다.

브리지 자세 - 발과 무릎을 넓게 벌리고 하기

바닥에 등을 대고 누운 상태로 두 손은 몸 양옆 바닥에 놓고 발은 앞쪽을 향한 채 가능한 한 넓게 벌린다. 숨을 내쉬면서 허리를 바닥으로 당기고 꼬리뼈는 치골 쪽으로 당긴다. 그다음 숨을 들이쉬면서 엉덩이를 가능한 한 높이 들어 올린다 사진 17.86 참고. 손은 손바닥이 바닥을 향한 채로 몸 옆에 두어도 되고, 두 손을 깍지 껴서 몸 아래에 두어서 양쪽 어깨뼈가 가까워지도록 해도 된다. 다리를 벌린 자세 때문에 무릎 안쪽에 부담이 느껴지면 엄지발가락 아래 튀어나온 부분이 발뒤꿈치보다 더 바깥을 향하도록 벌린다. 엉덩이를 들어 올린 채로 호흡을 6~8번 한다. 그다음에 등을 바닥으로 내리고, 무릎을 세우고 발로 바닥을 짚은 상태로. 다음 자세로 넘어간다.

다리 들고 하는 복근 강화 자세

바닥에 등을 대고 누워서 깍지 낀 손으로 머리 뒤를 받치고 양쪽 무릎을 가슴 쪽으로 당긴다. 그다음 왼쪽 다리를 위쪽으로 쭉 뻗는다. 숨을 내쉬면서 왼쪽 다리를 위로 뻗은 채로 왼쪽 팔꿈치를 오른쪽 무릎 위로 당긴다 사진 17.87 참고. 숨을 들이쉬면서 몸을 중앙으로 가져오고, 이번에는 왼쪽 무릎을 구부리고 오른쪽 다리를 쭉 편 다음 숨을 내쉬면서 오른쪽 팔꿈치를 왼쪽 무릎 위로 당긴다. 그러고 나서 몸을 중앙으로 다시 가져오는 것까지가 한 세트다.

어깨에 체중을 실어 바닥을 받치지 말고 양쪽 팔꿈치를 한데 모아 그쪽으로 체중을 집중시킨다. 총 5세트를 한다. 마지막에는 숨을 내쉬면서 두 발과 머리를 바닥에 내려놓고 무릎은 세운 상태. 손을 풀어 엉덩이 양옆에 내려놓는다.

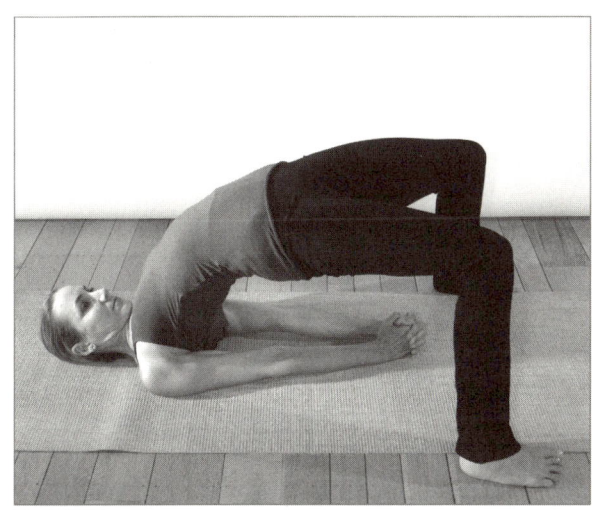

사진 17.86 브리지 자세 - 발과 무릎을 넓게 벌리고 하기

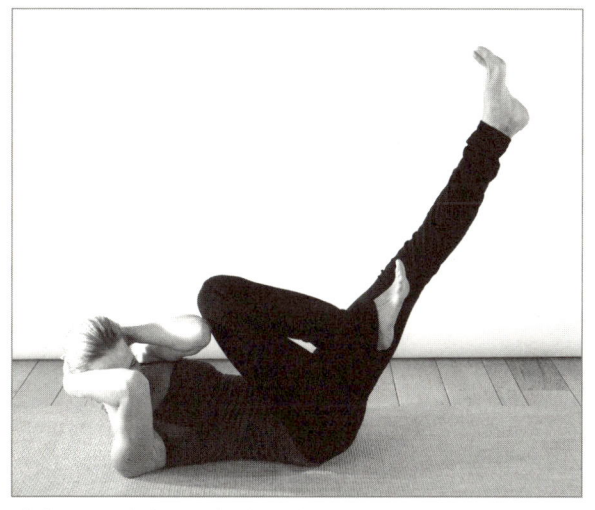

사진 17.87 다리 들고 하는 복근 강화 자세

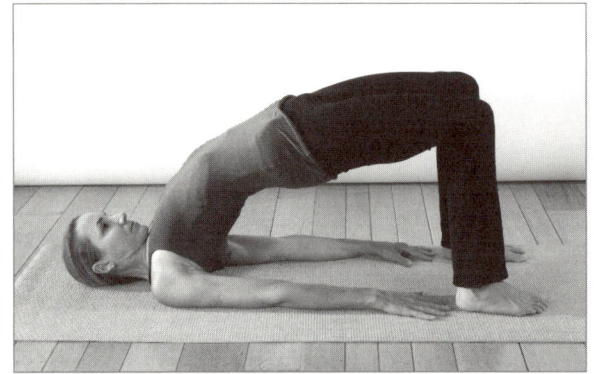

사진 17.88 브리지 자세 - 발을 엉덩이 너비로 벌리고 하기

브리지 자세 - 발을 엉덩이 너비로 벌리고 하기

두 발을 무릎 밑의 바닥에 대고 엉덩이 너비만큼 벌린다. 숨을 내쉬면서 허리를 바닥에 붙이고 두 손은 엉덩이 양 옆에 놓는다. 숨을 들이쉬면서 엉덩이를 가능한 한 높이, 하지만 불편하지 않을 정도까지만 들어 올린다. 꼬리뼈는 치골 쪽으로 당기고 허벅지 안쪽은 붙이고 두 손은 양 옆 바닥에 놓는다 사진 17.88 참고. 숨을 내쉬면서 척추를 마디 하나씩 내려놓는다. 여기까지를 6~8번 반복하고, 마지막으로 들어 올렸을 때는 그 상태로 6~8번 호흡한다. 숨을 내쉬며 몸을 내려놓는다.

누워서 다리 찢기 자세 숩타 코나아사나, Supta Konasana

누워서 두 무릎을 가슴 쪽으로 당기고 두 다리를 쭉 편 채 위로 들어 올렸다가 양쪽으로 가능한 한 넓게 벌린다 사진 17.89 참고. 두 손은 무릎 안쪽을 짚고 어깨는 바닥에 내린다. 숨을 내쉬면서 천천히 두 다리를 다시 한데 모아 위로 올리는데, 이때 두 손으로 무릎을 벌리려고 하고 두 다리는 모으려고 해서 서로 저항을 느끼도록 한다 사진 17.90 참고. 그다음에 숨을 들이쉬면서 두 다리를 다시 넓게 벌린다 무릎은 넓게 벌린 채 두 발바닥을 붙여서 바닥에 놓은 다음 이 자세를 해도 된다. 사진 17.91 참고. 여기까지 10~15번 반복한다.

맨 마지막에는 두 다리를 좌우로 넓게 벌린 상태로 숨을 들이쉬면서 머리와 등을 들고 손가락을 쫙 편 채로 두 손을 다리 사이로 뻗는다 사진 17.92 참고. 그 자세로 6~8번 호흡한다. 그리고 나서 숨을 내쉬면서 머리와 등을 바닥

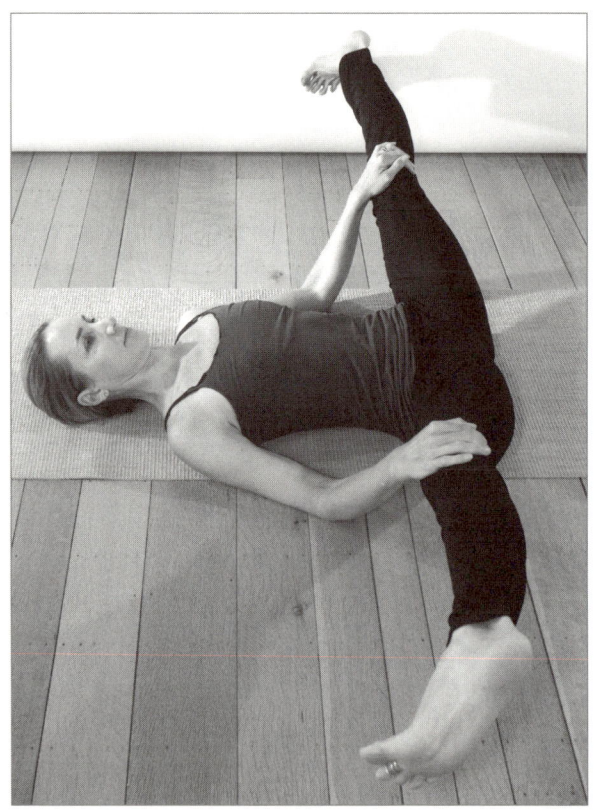

사진 17.89 누워서 다리 찢기 자세 파트 1

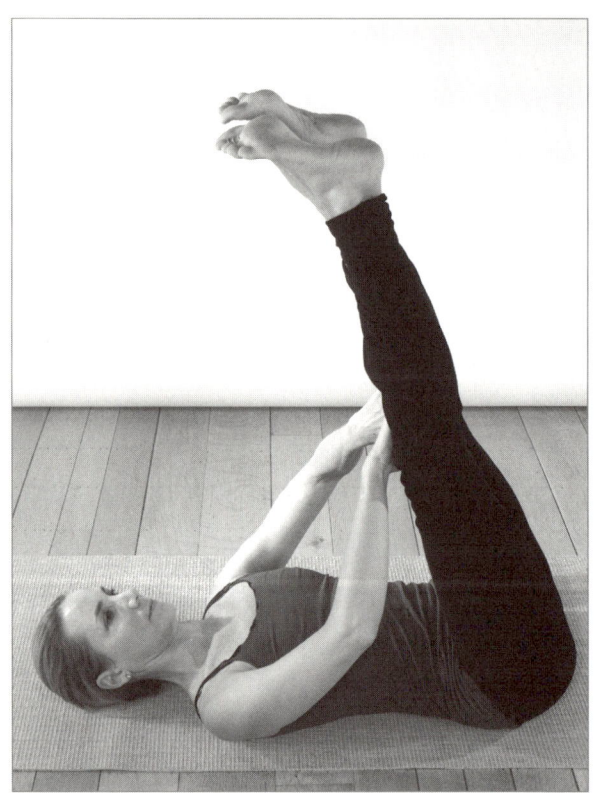

사진 17.90 누워서 다리 찢기 자세 파트 2

에 내려놓는다. 두 손을 허벅지에 올려놓고 사진 17.93 참고 호흡을 6~8번 한다. 숨을 내쉬면서 두 다리를 한데 모으고 무릎을 구부려 가슴 쪽으로 당긴다.

누워서 무릎을 가슴 쪽으로 당기기 자세

114쪽에서 설명한 대로 깍지 낀 손으로 양쪽 무릎을 가슴 쪽으로 당긴 채 휴식을 취한다 사진 17.94 참고.

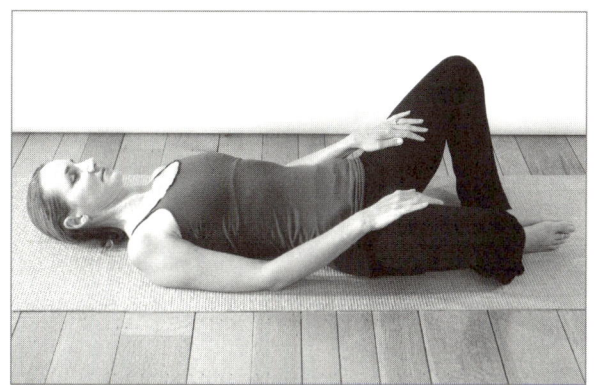

사진 17.91 누워서 다리 찢기 자세 파트 1 변형

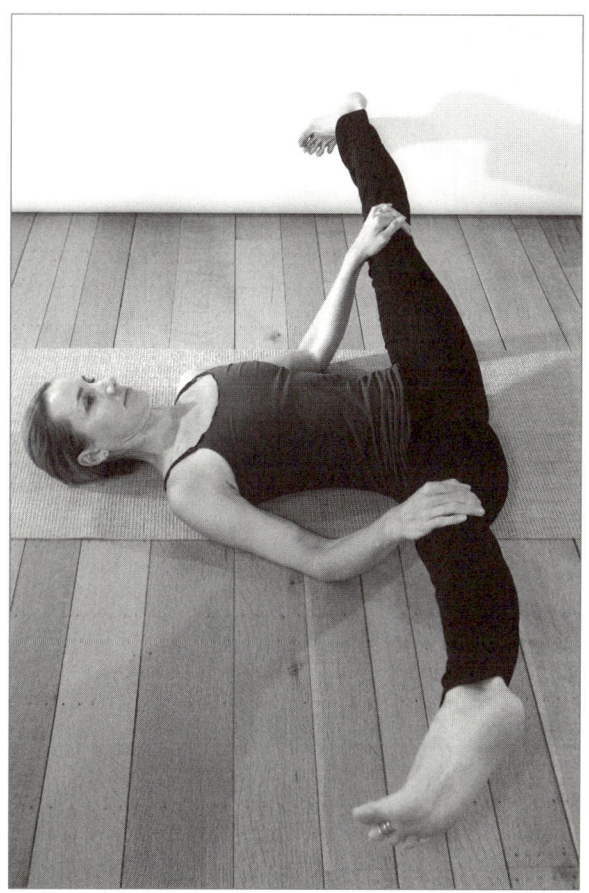

사진 17.93 누워서 다리 찢기 자세 파트 4

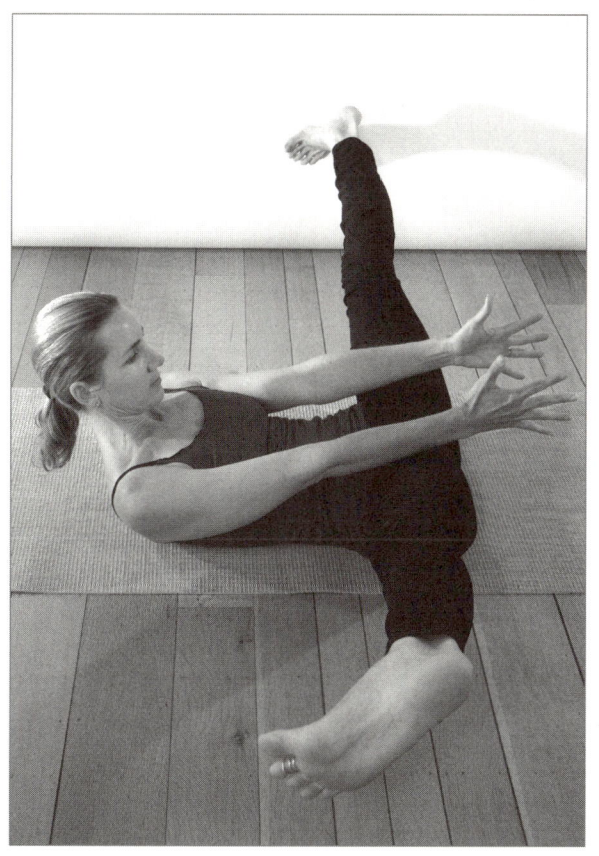

사진 17.92 누워서 다리 찢기 자세 파트 3

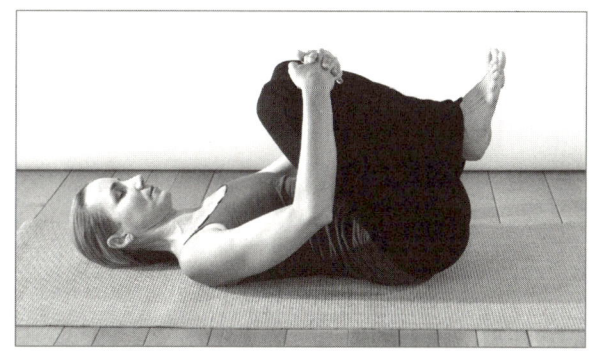

사진 17.94 누워서 무릎을 가슴 쪽으로 당기기 자세

17 인요가 수련과 균형을 이루기 위한 양요가 프로그램

초보자용 어깨로 서기 자세 비파리타 카라니, Viparita Karani

생리 시작 후 3일 이내일 때, 목을 다쳤을 때, 최근에 눈이나 귀, 부비강, 치아에 병이 났거나 고혈압 환자라면 이 동작은 하면 안 된다. 그 대신 누워서 두 다리를 벽에 대고 세운 채 휴식을 취한다 사진 17.95 참고.

누워서 무릎을 가슴 쪽으로 당기기 자세가 끝난 다음, 정강이를 들고 복근을 긴장시킨 후 무릎을 머리 쪽으로 가져온다. 팔 위쪽은 어깨 너비만큼 벌리고 두 손은 아래 허리를 받친다. 다리를 곧게 뻗어 발바닥의 엄지발가락 밑 둥글게 튀어나온 부분을 밀어내면서 위로 들어 올린다 사진 17.96 참고. 등을 가슴 쪽으로 밀고 위팔로 바닥을 밀어낸다. 목 뒤를 살짝 들어서 목 근육이 무리하지 않도록 하고, 턱은 가슴에 붙이지 않는다.

이 자세를 할 때 손목에 하중이 너무 주어지는 것 같으면 엉치뼈 밑에 블록을 받치고 두 팔은 몸 양옆에 내려놓거나 두 손을 깍지 낀다 사진 17.97 참고.

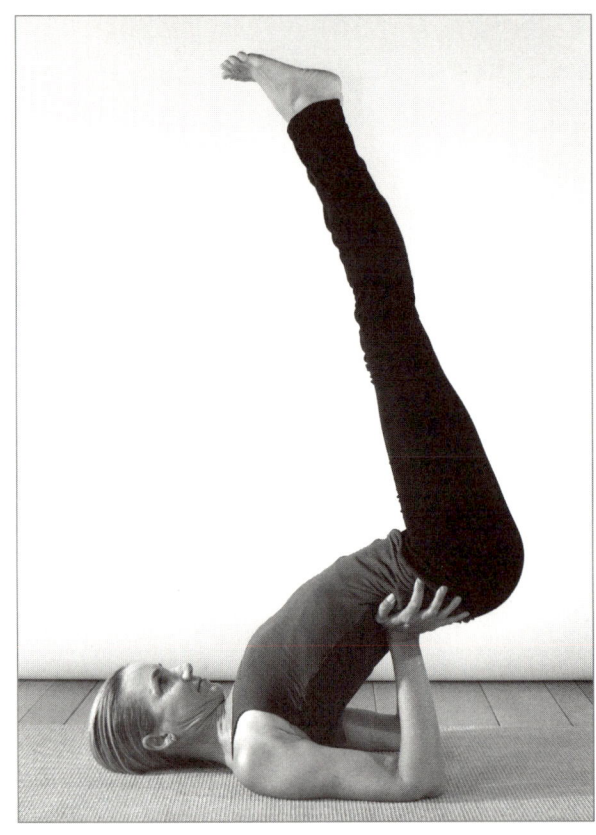

사진 17.96 초보자용 어깨로 서기 자세

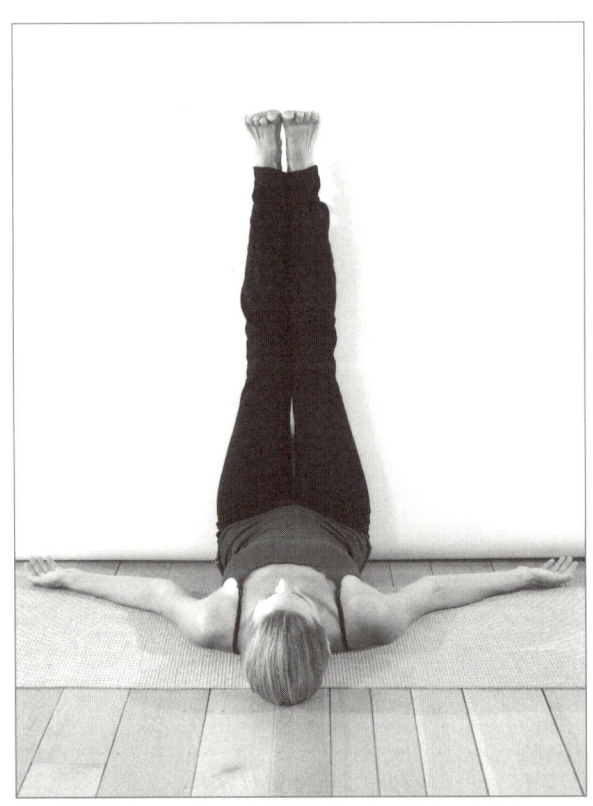

사진 17.95 누워서 벽에 다리 올리기 자세

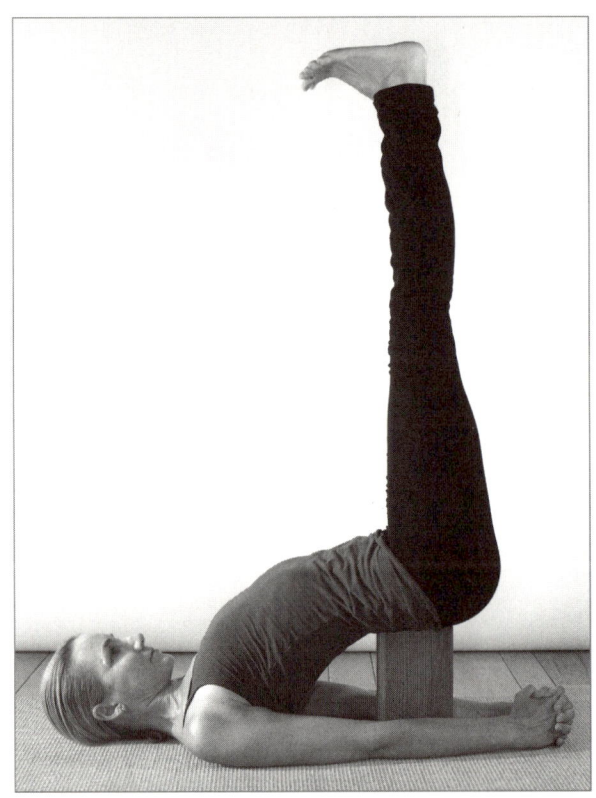

사진 17.97 초보자용 어깨로 서기 자세 변형

다리를 들어 올린 자세로 10~20번 호흡한다. 숨을 내쉬면서 복근의 힘과 손을 이용해서 무릎을 가슴 쪽으로 구부리고 천천히 등을 굴려서 바닥에 내려놓는다. 무릎을 세운 채 두 발로 바닥을 짚고 천천히 고개를 좌우로 움직인다. 그다음에 무릎을 가슴 쪽으로 당기고 깍지 낀 손으로 두 다리를 끌어안고 호흡하며 휴식한다.

누워서 척추 비틀기 자세

바닥에 등을 대고 누워서 두 팔을 양옆으로 벌린다. 숨을 들이쉬면서 양쪽 무릎을 가슴 쪽으로 당긴다. 숨을 내쉬면서 무릎을 왼쪽으로 넘기는데, 이때 등 오른쪽은 바닥에서 떨어지지 않게 한다. 무릎이 바닥까지 내려가지 않으면 쿠션을 받친다. 오른팔은 어깨 위로 올려서 바닥이나 쿠션 위에 내려놓는다. 고개는 오른쪽으로 돌린다. 이 자세를 1~3분 유지한다 사진 17.98 참고.

숨을 내쉬면서 위로 올렸던 팔을 원래 자리로 내린다. 그다음에 숨을 들이쉬면서 복근을 이용해서 두 무릎을 중앙으로 가져오고, 숨을 내쉬면서 두 무릎을 오른쪽으로 내린다. 이번에는 왼팔을 위로 올리고 고개를 왼쪽으로 돌린다. 이 자세도 역시 1~3분 유지한다. 숨을 내쉬면서 팔을 내린다.

누워서 무릎을 가슴 쪽으로 당기기 자세

139쪽에서 설명한 대로 숨을 들이쉬면서 복근을 이용해 두 무릎을 가슴 쪽으로 당긴다 사진 17.99 참고. 호흡을 5~10번 한다.

송장 자세

61쪽에서 설명한 대로 송장 자세로 휴식을 취한다 사진 17.100 참고.

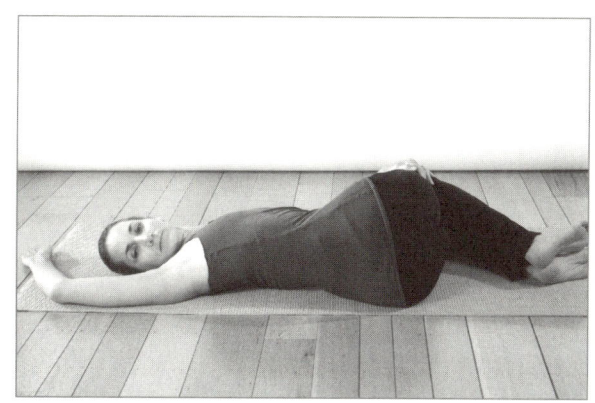
사진 17.98 누워서 척추 비틀기 자세

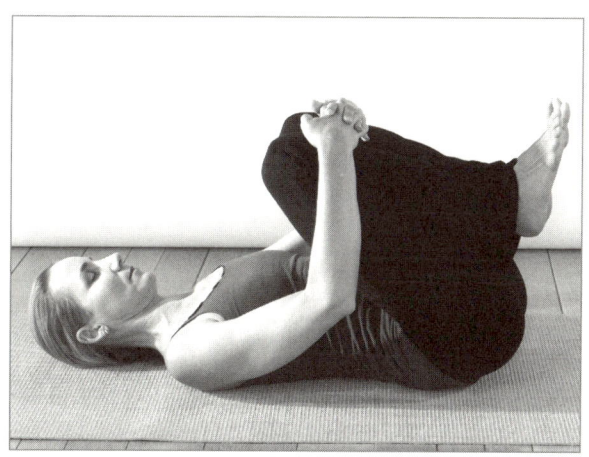
사진 17.99 누워서 무릎을 가슴 쪽으로 당기기 자세

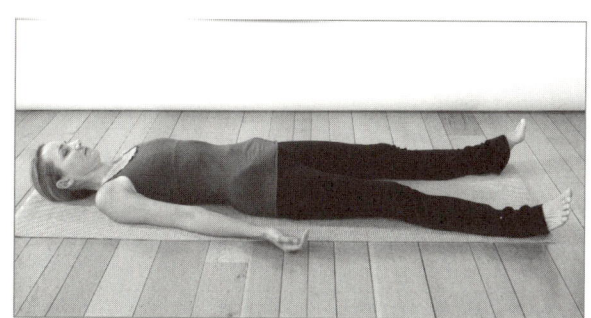
사진 17.100 송장 자세

상체와 하체의 균형을 맞춰 주는 양요가 프로그램

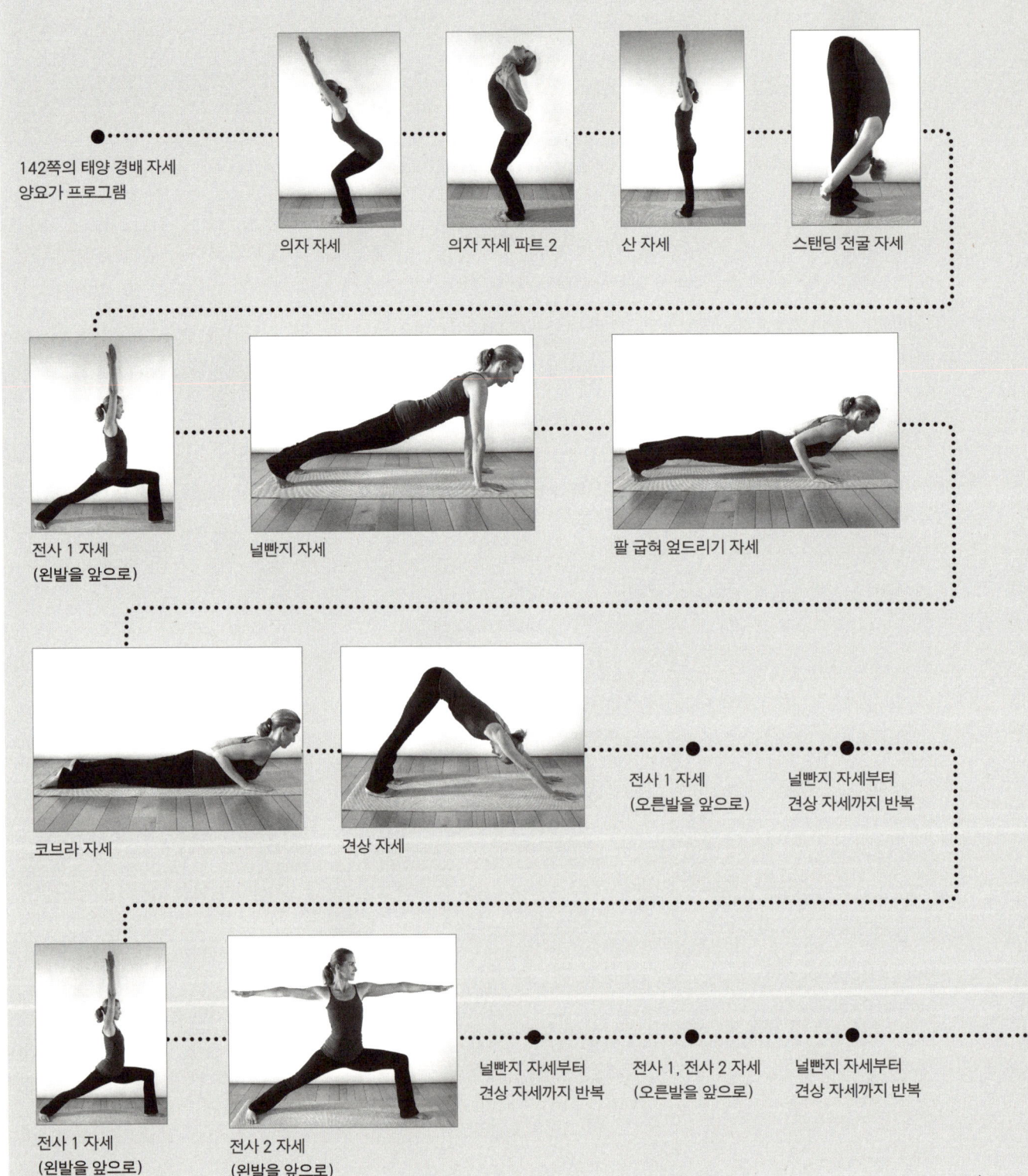

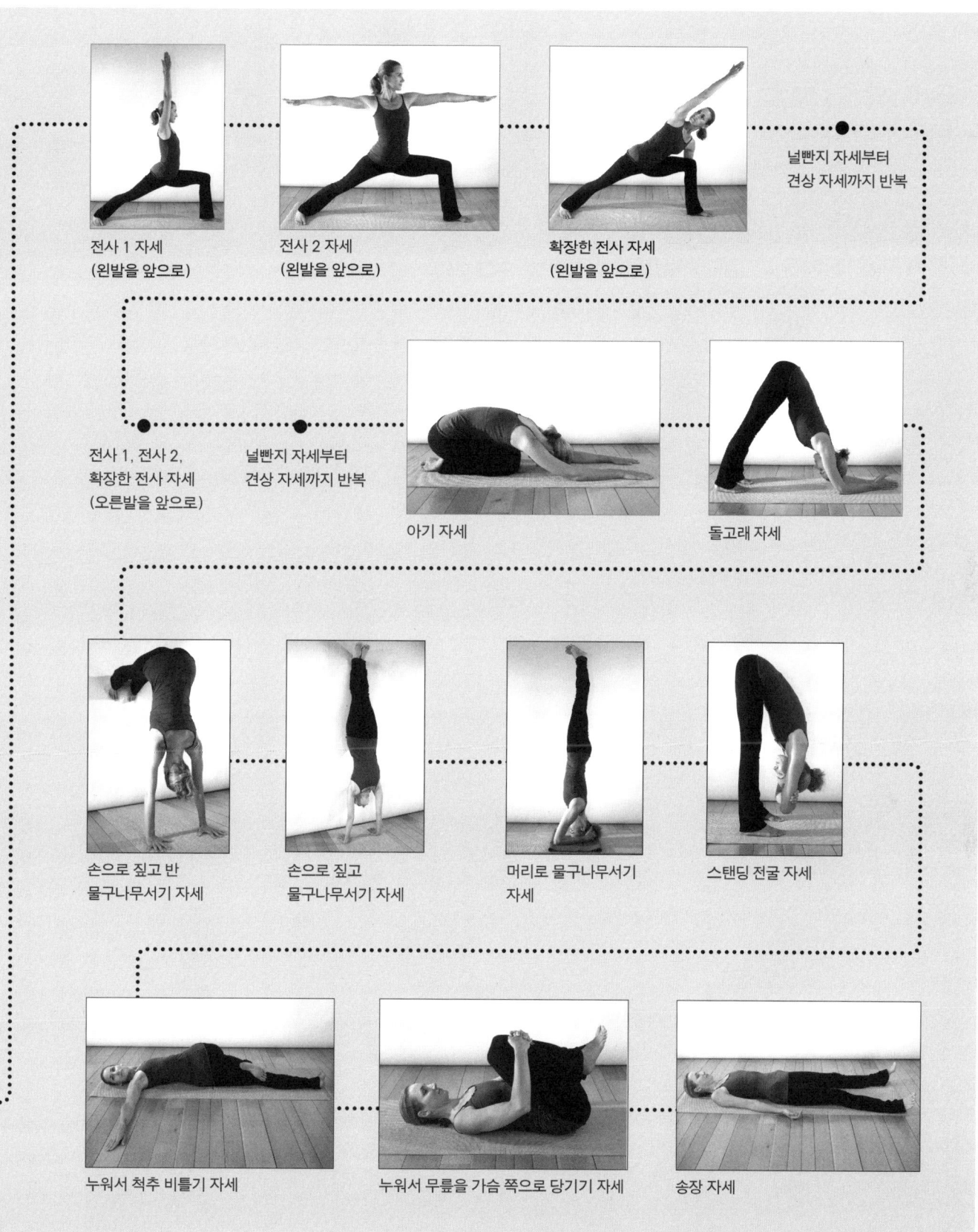

태양 경배 자세와 런지 자세

142쪽에 나와 있는 태양 경배 자세 양요가 프로그램 전체를 한다. 런지 자세 변형150~151쪽 참고은 해도 되고 하지 않아도 된다. 1~5세트를 한 후 다음 자세로 넘어간다.

의자 자세

산 자세에서 숨을 들이쉬면서 두 팔을 머리 위로 들어 올려 어깨 너비로 벌린다. 숨을 내쉬면서 무릎을 구부려서 의자 자세를 한다사진 17.101 참고. 다시 숨을 들이쉬면서 팔과 손을 더 쭉 뻗는다. 그리고 숨을 내쉬면서 팔꿈치를 접고 고개를 뒤로 떨군다사진 17.102 참고. 숨을 들이쉬면서 팔을 다시 들어 올리고 정면을 본 다음, 숨을 내쉬면서 다시 팔꿈치를 접고 고개를 뒤로 떨군다. 호흡하면서 이 동작을 6~8번 반복한다. 다 하고 나면 숨을 들이쉬면서 팔을 위로 뻗고 다리를 쭉 편다. 숨을 내쉬면서 두 손을 가슴 앞에서 합장하여 산 자세를 한다사진 17.103 참고.

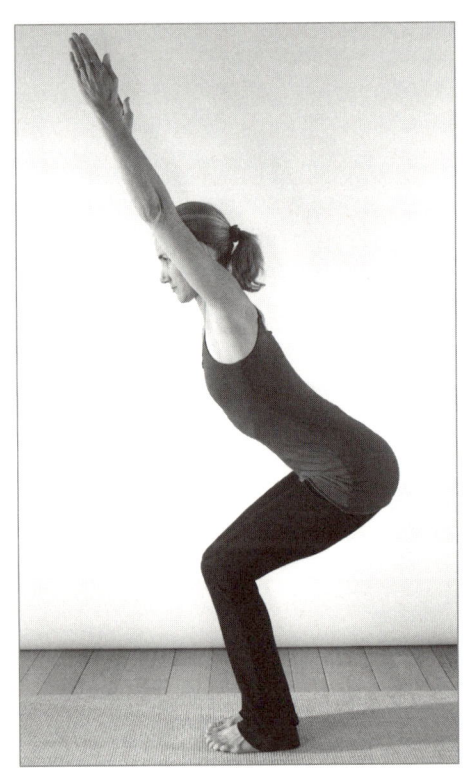

사진 17.101 의자 자세 파트 1

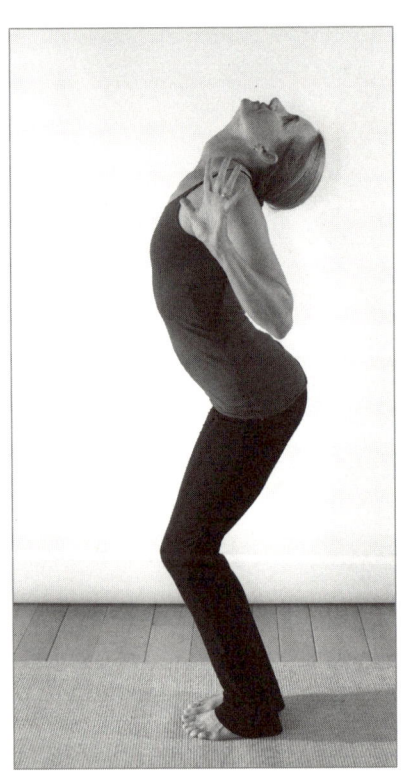

사진 17.102 의자 자세 파트 2

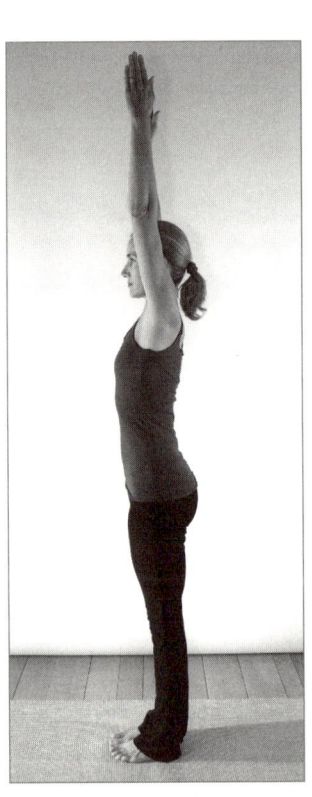

사진 17.103 산 자세

스탠딩 전굴 자세

산 자세에서 상체를 굽혀 143쪽에서 설명한 대로 스탠딩 전굴 자세_{사진 17.104 참고}를 한다. 이 자세를 1분 정도 유지한다.

전사 1 자세 비라바드라아사나 I, Virabhadrasana I

스탠딩 전굴 자세에서 숨을 들이쉬면서 가슴을 들어 올린다. 숨을 내쉬면서 두 발을 차례대로 뒤로 보내서 널빤지 자세를 한다. 널빤지 자세에서 숨을 들이쉬고 숨을 내쉬면서 팔 굽혀 엎드리기 자세를 한다. 숨을 들이쉬면서 코브라 자세를 하고 숨을 내쉬면서 다리를 펴고 견상 자세를 한다. 그 상태에서 호흡을 5번 한다.

6번째 숨을 들이쉬면서 왼발을 두 손 사이로 가져온다. 숨을 내쉬면서 오른발의 발가락이 앞쪽을 향하게 하면서 발뒤꿈치를 내려놓는다. 숨을 들이쉬면서 몸통을 들어 올리며 두 팔을 어깨 너비로 벌려 머리 위로 들어 올리고 양손은 서로 마주보게 한다_{사진 17.105 참고}. 오른쪽 엉덩이를 앞으로 당기고 꼬리뼈를 집어넣는다. 팔을 들어 올릴 때는 옆구리에서부터 어깨까지 함께 들어 올린다. 앞으로 내민 왼발은 왼쪽 무릎 바로 밑에 두고, 오른발 바깥쪽에 힘을 줘서 런지 자세를 더 깊게 한다. 머리는 중앙에 놓고 정면을 바라본다. 이 자세로 6~8번 호흡한다.

다 하고 나면 숨을 내쉬면서 두 손을 내리고 뒤에 있는 발의 뒤꿈치를 바닥에서 뗀다. 숨을 들이쉬면서 앞에 있는 발을 뒤로 보내 널빤지 자세를 만들고, 숨을 내쉬면서 팔 굽혀 엎드리기 자세를 한다. 그리고 숨을 들이쉬면서 코브라 자세를 하고 내쉬면서 다시 견상 자세를 한다. 견상 자세로 호흡을 5번 한다. 6번째 숨을 들이쉬면서 오른발을 두 손 사이로 내밀고 전사 1 자세를 반대 방향으로 반복한다.

전사 1 자세가 끝나면 앞에서처럼 널빤지 자세, 팔 굽혀 엎드리기 자세, 코브라 자세, 견상 자세를 반복한다. 견상 자세로 5번 호흡한다.

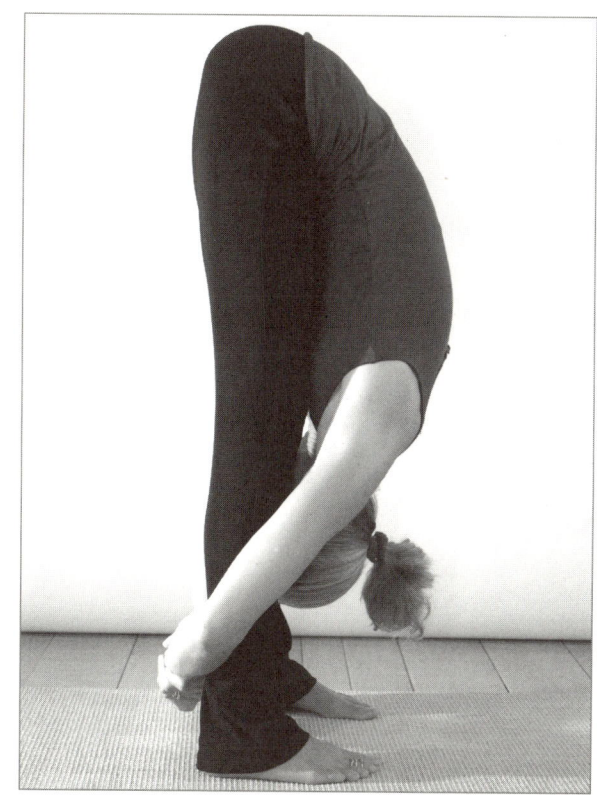

사진 17.104 스탠딩 전굴 자세

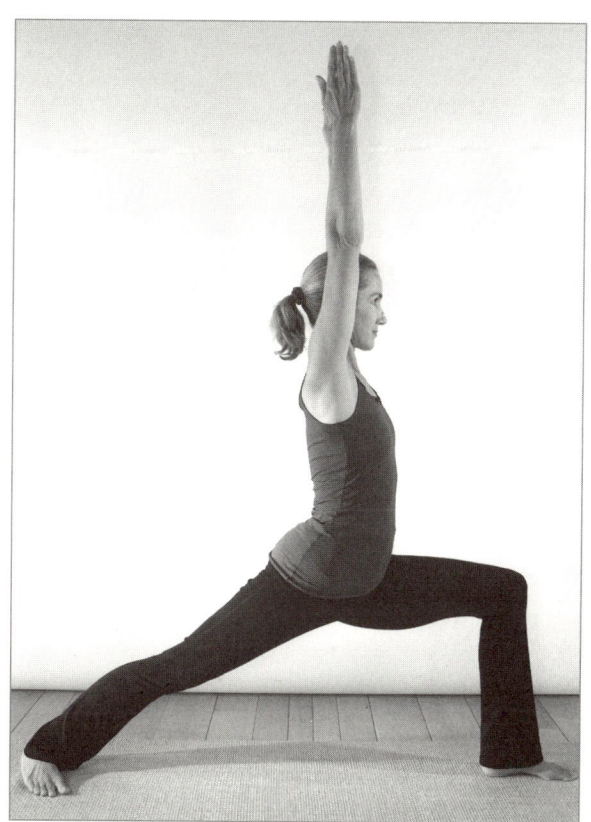

사진 17.105 전사 1 자세

전사 2 자세 | 비라바드라아사나 II, Virabhadrasana II

견상 자세에서 숨을 들이쉬면서 왼발을 앞으로 내밀고 전사 1 자세를 하고 호흡을 한 번 한다. 숨을 들이쉬고 내쉬면서 앞으로 내민 발을 조금 더 앞으로 내밀고 엉덩이를 옆으로 돌린다. 그리고 두 팔을 어깨 높이에서 양쪽으로 벌려서 전사 2 자세를 만든다 사진 17.106 참고. 척추는 곧게 세워 두 다리 사이 중앙에 오게 하고 꼬리뼈는 살짝 집어넣고 왼발 쪽으로 향하게 한다. 엉덩이는 넓게 벌리고 왼쪽 무릎 바로 밑에 왼발이 오게 한다. 허벅지는 당기고 가슴은 들어서 허리에서 멀어지게 하며 어깨는 아래로 내린다. 시선은 왼손 손가락이 가리키는 쪽을 부드럽게 응시한다. 이 자세로 6~8번 호흡한다.

그리고 나서 숨을 내쉬면서 두 손으로 왼발 좌우 바닥을 짚고 뒤쪽 발 오른발의 뒤꿈치를 든다. 숨을 들이쉬면서 널빤지 자세를 하고 내쉬면서 팔 굽혀 엎드리기 자세를 한다. 다시 숨을 들이쉬면서 코브라 자세를 하고, 또 숨을 내쉬면서 견상 자세를 한다. 견상 자세에서 호흡을 5번 한다. 6번째 숨을 들이쉬면서 오른발을 두 손 사이로 보내 전사 1 자세를 하고, 이어서 전사 2 자세를 한다.

앞에서처럼, 자세를 마치면 숨을 내쉬면서 두 손으로 오른발 좌우를 짚고 숨을 들이쉬면서 널빤지 자세를 하고, 내쉬면서 팔 굽혀 엎드리기 자세를 하고, 들이쉬면서 코브라 자세를 하고, 내쉬면서 견상 자세를 한다. 견상 자세에서 호흡을 5번 한다.

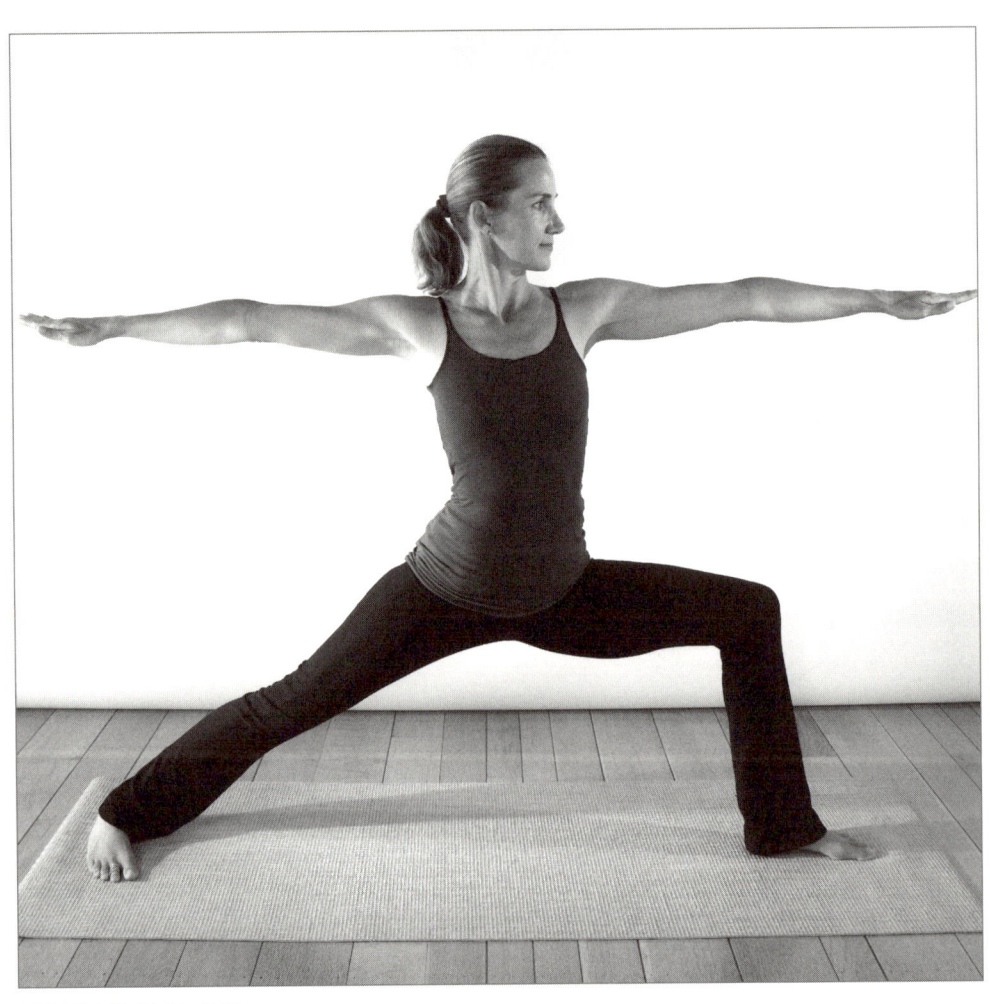

사진 17.106 전사 2 자세

확장한 전사 자세 파르스바코나아사나, Parsvakonasana

견상 자세에서 숨을 들이쉬며 왼발을 앞으로 보내어 전사 1 자세를 하고 호흡을 한 번 한다. 전사 1 자세에서 숨을 들이쉬고 내쉬면서 앞에 있는 왼발을 조금 더 앞으로 내밀고 엉덩이를 옆으로 돌리고 두 팔을 어깨 높이로 내려서 옆으로 벌려서 전사 2 자세를 하고 호흡을 한 번 한다.

그러고 나서 숨을 들이쉬고 내쉬면서 몸통과 왼팔을 옆 아래로 내리고, 오른팔을 들어서 귀를 지나 머리 위로 향하게 한다. 손바닥은 바닥을 향하게 한다. 왼손 손가락은 바닥을 짚어도 되고 사진 17.107 참고 왼발 옆에 블록을 놓고 짚어도 된다. 아니면 왼팔 팔꿈치를 왼쪽 무릎 위에 놓고 오른팔을 오른쪽 어깨 위로 똑바로 뻗어도 된다 사진 17.108 참고.

왼쪽 무릎은 왼쪽 발목 바로 위에 두고 오른쪽 허벅지 안쪽은 힘을 주어 대퇴골 쪽으로 당겨서 왼쪽으로 런지할 때 오른쪽 다리가 왼쪽으로 움직이려는 것을 막는다. 왼발 안쪽으로 바닥을 누르면서 체중을 오른발 바깥쪽으로 옮긴다. 갈비뼈를 천장 쪽으로 돌리고 오른팔 아래쪽은 회전시켜 바닥을 향하게 한다. 팔 밑에서 천장을 올려다보며 몇 번 호흡하고, 바닥을 내려다보면서 몇 번 호흡하기를 번갈아 가며 할 수 있다. 이 자세로 6~8번 호흡한다.

다 하면 앞에서와 같은 방식으로 숨을 내쉬면서 두 손으로 발 좌우를 짚으며 뒤에 있던 발의 뒤꿈치를 떼고, 숨을 들이쉬면서 널빤지 자세, 내쉬면서 팔 굽혀 엎드리기 자세, 들이쉬면서 코브라 자세, 내쉬면서 견상 자세를 한다. 견상 자세에서는 호흡을 5번 한다.

그다음에는 오른쪽 다리를 앞으로 내밀고 전사 1 자세, 전사 2 자세, 확장한 전사 자세를 반복한다.

다 하고 나면 앞에서와 같은 방식으로 숨을 내쉬면서 두 손으로 발 좌우 바닥을 짚으며 뒤에 있던 발의 발뒤꿈치를 떼고, 숨을 들이쉬면서 널빤지 자세, 내쉬면서 팔 굽혀 엎드리기 자세, 들이쉬면서 코브라 자세, 내쉬면서 견상 자세를 한다. 견상 자세에서는 호흡을 5번 한다.

지금까지의 자세를 모두 끝낸 다음에는 아기 자세로 5~10번 호흡하면서 쉰다.

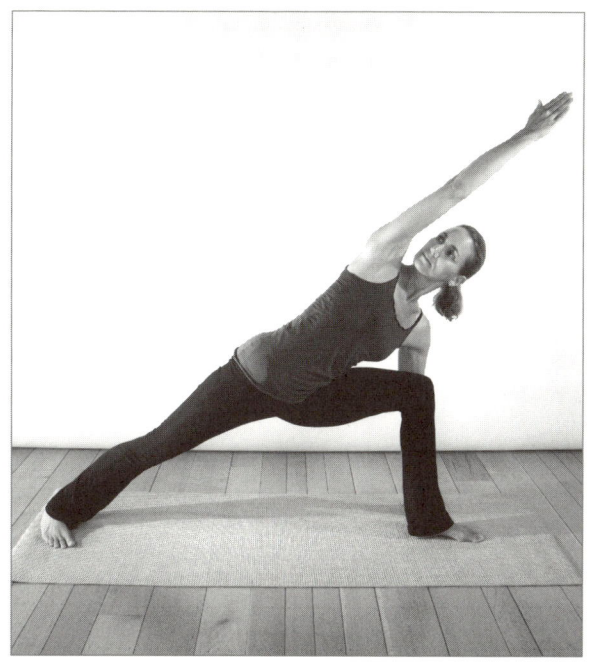

사진 17.107 확장한 전사 자세

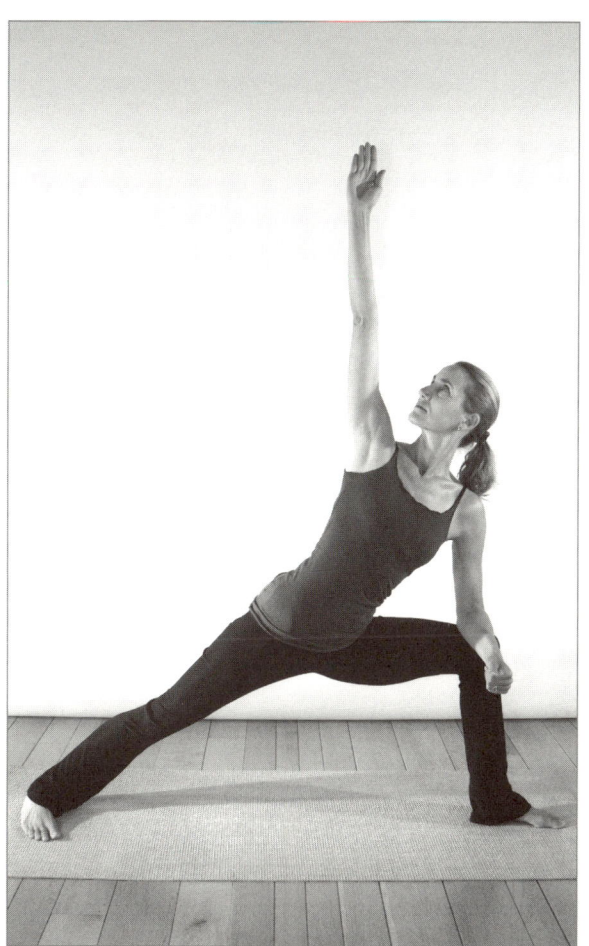

사진 17.108 확장한 전사 자세 변형

돌고래 자세 아르다 핀차 마유라아사나, Ardha Pincha Mayurasana

아기 자세에서 가슴을 일으키고 팔꿈치를 바닥에 대고 어깨 너비만큼 벌리고 두 손을 가볍게 서로 맞댄다. 숨을 들이쉬면서 무릎을 들고 엉덩이를 위로 올리고 가슴은 다리 쪽을 향하게 한다 사진 17.109 참고. 머리에 긴장을 풀고 어깨는 팔꿈치에서 멀어지게 하고 몸통은 다리 쪽으로 당긴다. 그 자세로 6~8번 호흡한다. 숨을 내쉬면서 무릎을 바닥에 내린다.

다시 몸을 일으켜 돌고래 자세를 한 다음 숨을 들이쉬면서 오른쪽 다리를 뒤로 들어 올린다. 이때 좌우 엉덩이의 높이는 같게 유지해야 한다. 다리를 올린 쪽의 엉덩이가 더 높이 올라가지 않도록 조심한다. 발가락을 펼친 채 오른쪽 다리를 더욱 길게 늘인다 사진 17.110 참고. 체중은 어깨, 팔, 손에 고루 분배하고 팔 아래쪽에 체중을 싣지 않도록 한다. 이 자세로 3~6번 호흡한다. 그리고 숨을 내쉬면서 오른쪽 다리를 내린다. 왼쪽 다리로 같은 동작을 반복한다. 다리의 방향을 바꿔서 다시 하기 전에 돌고래 자세로 있어도 되고 아기 자세로 호흡하면서 쉬어도 된다.

다시 돌고래 자세를 하는데, 이번에는 엉덩이를 들어 올린 다음 두 발을 매트 폭보다 넓게 벌린다 사진 17.111 참고. 팔 아래쪽에 체중이 실리지 않고 다리 쪽으로 실리도록 하면서 호흡을 6~8번 한다. 숨을 내쉬면서 아기 자세를 한다.

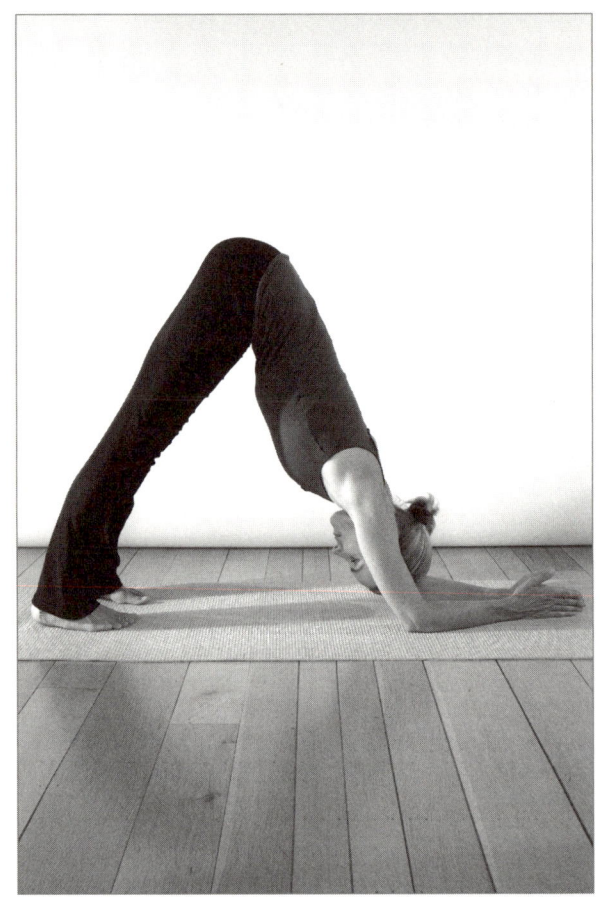

사진 17.109 돌고래 자세 파트 1

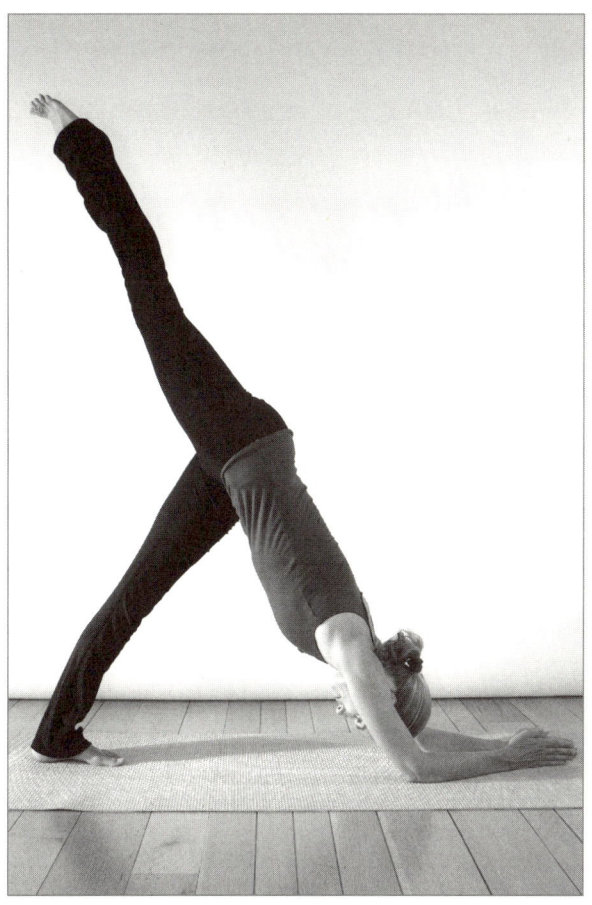

사진 17.110 돌고래 자세 파트 2

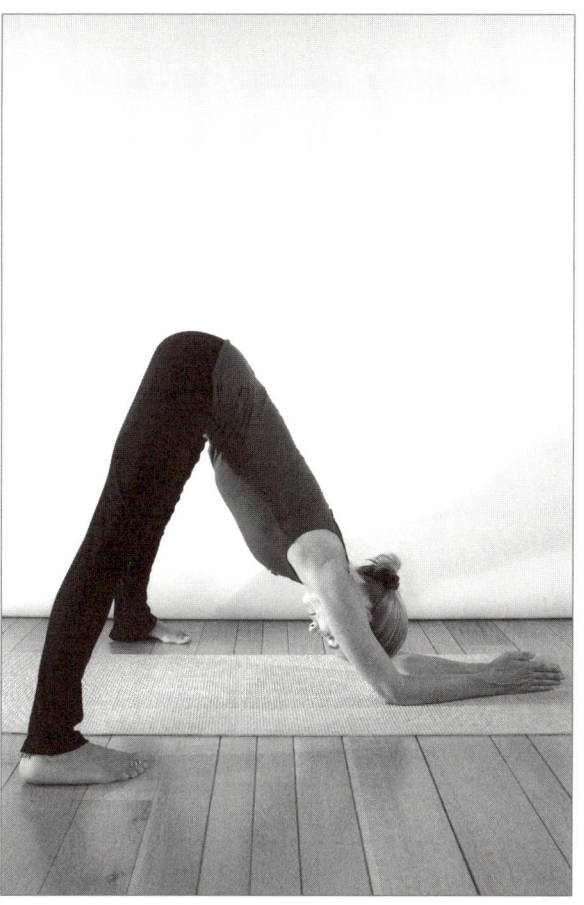

사진 17.111 돌고래 자세 파트 3

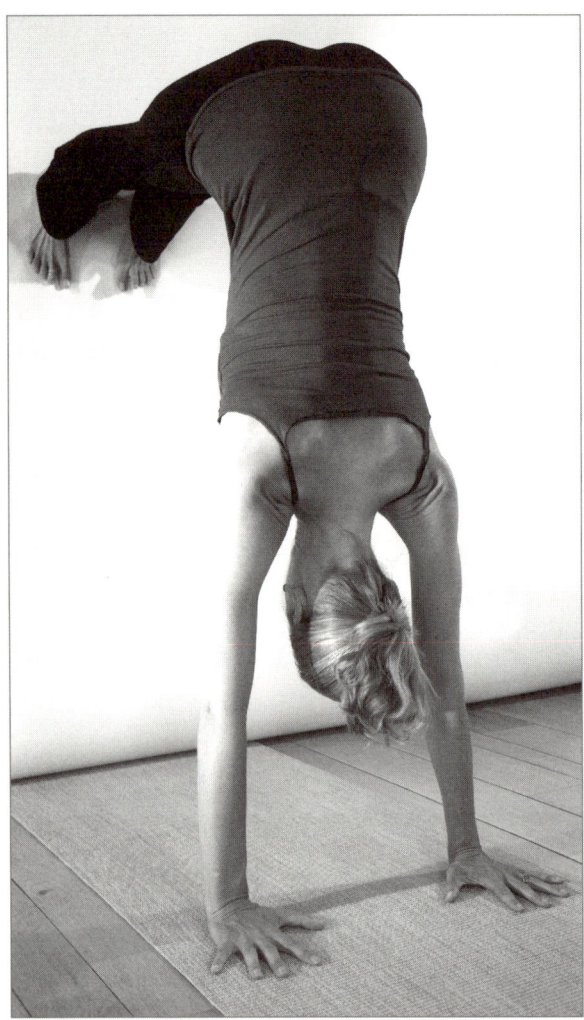

사진 17.112 손으로 짚고 반 물구나무서기 자세

손으로 짚고 반 물구나무서기 자세 아르다 아도 무카
브르크샤아사나, Ardha Adho Mukha Vrksasana

견상 자세로 발뒤꿈치를 벽에 댄다. 그다음 두 손으로 바닥을 짚고 벽 쪽으로 좀 더 다가간다. 숨을 들이쉬면서 무릎을 구부린 채 오른발을 벽에 대고 엉덩이 높이 정도까지 올린다. 다시 숨을 들이쉬면서 왼쪽 다리를 들고 왼발을 오른발 옆 벽에 댄다. 숨을 내쉬면서 천천히 다리를 곧게 펴고 가슴은 벽 쪽으로 가져간다. 이때 체중을 팔꿈치와 손목에 실으면 안 된다. 어깨는 손목 바로 위에 오도록 한다 사진 17.112 참고.

이 자세로 호흡을 8~10번 한다. 숨을 내쉬면서 무릎을 구부리고 오른발을 먼저 바닥에 내리고 이어서 왼발을 내린다. 그리고 아기 자세로 호흡하면서 쉰다.

손으로 짚고 물구나무서기 자세 아도 무카
브르크샤아사나, Adho Mukha Vrksasana

이 자세를 처음 몇 번 할 때는 선생님의 도움이 필요하다. 벽을 바라본 상태로 손가락을 벽에서 한 뼘 정도 떨어진 곳에 놓고 견상 자세를 한다. 발을 손 쪽으로 한 발자국 가까이 가져오고, 숨을 들이쉬면서 오른쪽 다리를 허공으로 들어 올린다. 들어 올린 다리는 똑바로 편 상태를 유지한다. 숨을 내쉬면서 왼쪽 무릎을 구부린다. 숨을 들이쉬면서 있는 힘껏 오른쪽 다리를 든다. 이어서 왼쪽 다리를 들고 두 다리를 모아서 발이 벽에 닿게 한다. 다리를 차서 올릴 때 체중은 벽 쪽으로 옮겨 간다 사진 17.113 참고.

몸이 수직으로 서면 팔과 다리가 서로 멀어지게 하고, 다리에 힘을 주고 발가락을 쫙 편다. 균형을 잡기가 쉽지 않다면 바닥을 보는 것이 좋다. 정수리를 바닥 쪽으로 향하게 편하게 두고 균형 잡는 데 벽을 이용해도 된다.

이 자세로 6~8번 호흡한다. 내려올 때는 한쪽 다리를 벽에 댄 채 숨을 내쉬면서 반대쪽 다리를 천천히 바닥으로 내리는데, 바닥에 발을 디딜 때는 무릎을 굽혀서 바닥에 발이 닿을 때 탄성이 느껴지도록 한다. 반대쪽 다리도 내린 다음 아기 자세로 호흡하면서 쉰다.

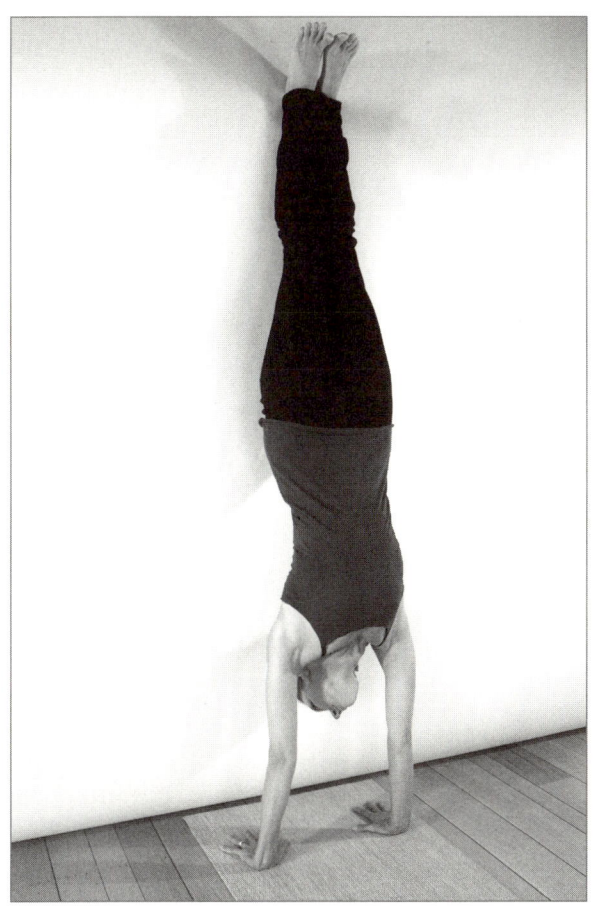

사진 17.113 손으로 짚고 물구나무서기 자세

머리로 물구나무서기 자세 시르사아사나, Sirsasana

처음 몇 번 이 자세를 할 때는 숙련된 선생님 앞에서 하기 바란다.

아기 자세에서 팔꿈치를 바닥에 두고 양손으로 반대쪽 팔꿈치를 감싸서 어깨 너비만큼의 위치를 잡는다. 팔꿈치 위치를 잘 고정시키고 양손을 앞으로 보내 엄지손가락이 위로 오게 깍지를 단단히 낀다. 몇 번 접은 매트 위에 정수리를 놓고 균형 잡을 자신이 없다면 벽 가까이에서 체중을 정수리 앞쪽에 싣는다. 돌고래 자세에서처럼 무릎과 엉덩이를 들어올리고 몸통은 다리 쪽으로 밀고 어깨는 귀에서 멀어지게 한다. 다리에 힘을 주어 곧게 펴고, 발가락 끝으로 바닥을 짚는다 파트 1, 사진 17.114 참고. 몇 주 동안은 여기까지만 연습한다.

몇 주 연습한 뒤에는 몇 번 호흡하면서 한쪽 다리를 위로 들어 올려 보는데, 이때 좌우 엉덩이는 수평을 이루도록 하고 몸의 나머지 부분도 앞에서 설명한 대로 정렬한다 파트 2, 사진 17.115 참고. 이렇게 했을 때 허벅지 뒤쪽 근육이 너무 당기면 바닥에 대고 있는 다리는 무릎을 구부리고, 들어 올린 다리는 계속 똑바로 펴놓는다.

각 단계마다 호흡을 8~10번 하고 나서 숨을 내쉬면서 다리를 내리고, 숨을 들이쉬면서 반대쪽 다리를 들어 올린다. 아기 자세를 하고 몇 번 호흡하며 쉰다.

머리로 물구나무서기 자세를 할 수 있더라도, 물구나무서기 자세를 하기 전에 파트 1과 파트 2를 연습하면 자세를 제대로 하는 방법을 상기할 수 있다.

머리로 물구나무서기 자세를 온전히 하려면 처음에는 숙련된 선생님 앞에서 연습하는 것이 좋다. 자세를 제대로 하는 것이 무척 중요하기 때문이다. 이 자세를 이미 할 수 있는 사람이라면, 앞에서 설명한 대로 두 팔과 머리를 바닥에 놓고 들이쉬는 숨에 한쪽 다리를 위로 들어올린다. 잠시 멈춰 숨을 내쉬고, 복근을 이용하여 체중을 두 팔에 고르게 분배한다. 숨을 들이쉬면서 반대쪽 다리를 들어올리고 머리 위에서 두 발을 붙인다 사진 17.116 참고. 받치고 있는 아래팔에 힘을 주고, 어깨는 위로 올리고, 갈비뼈는 집어넣고, 옆구리는 길게 늘이고, 꼬리뼈는 집어넣고, 허벅지는 뒤로 보내고, 두 발은 위로 들어 올린다. 계속해서 몸에 주의를 기울이면서 자세를 바르게 한다.

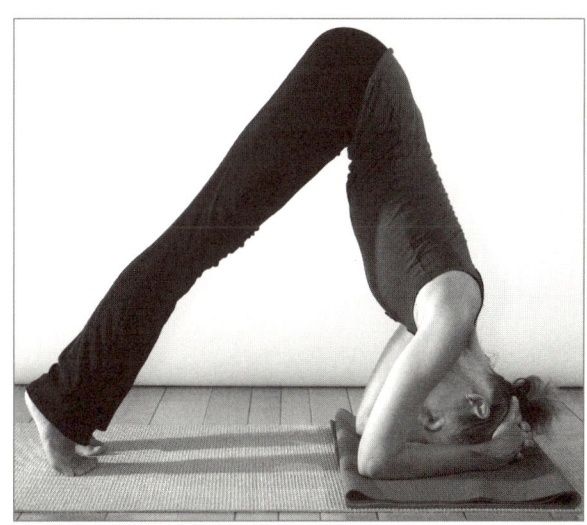

사진 17.114 머리로 물구나무서기 자세 파트 1

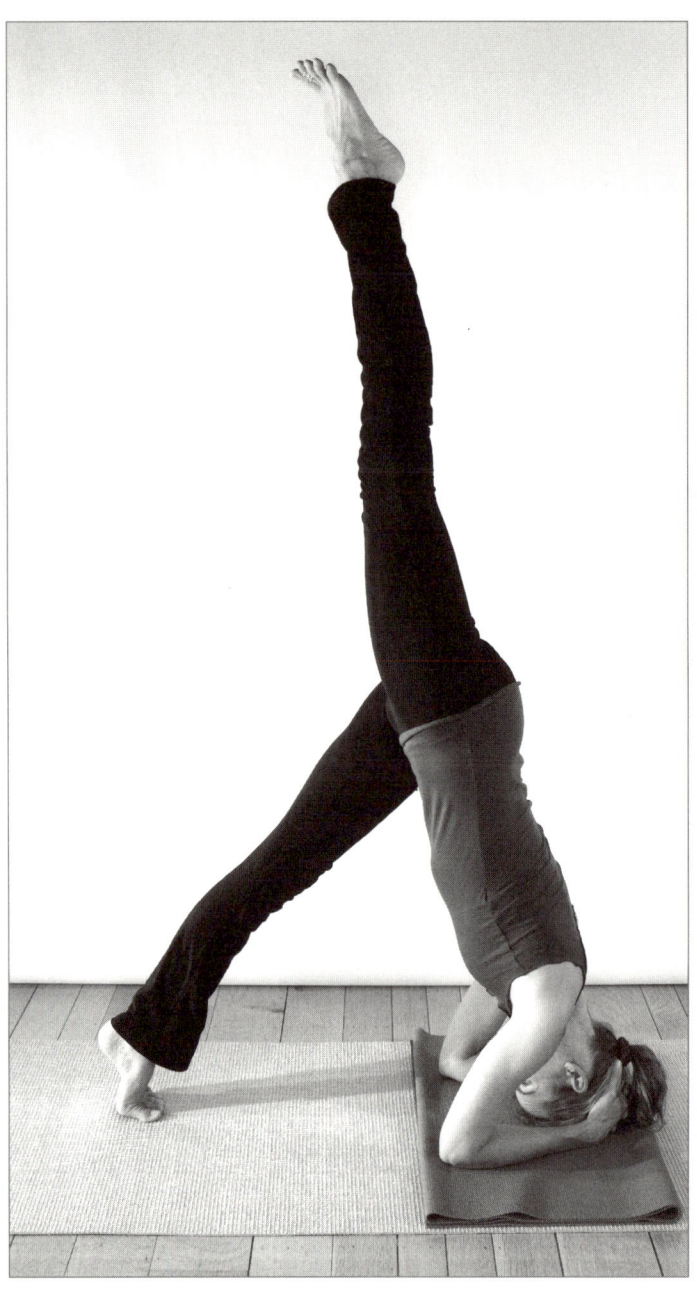

사진 17.115 머리로 물구나무서기 자세 파트 2

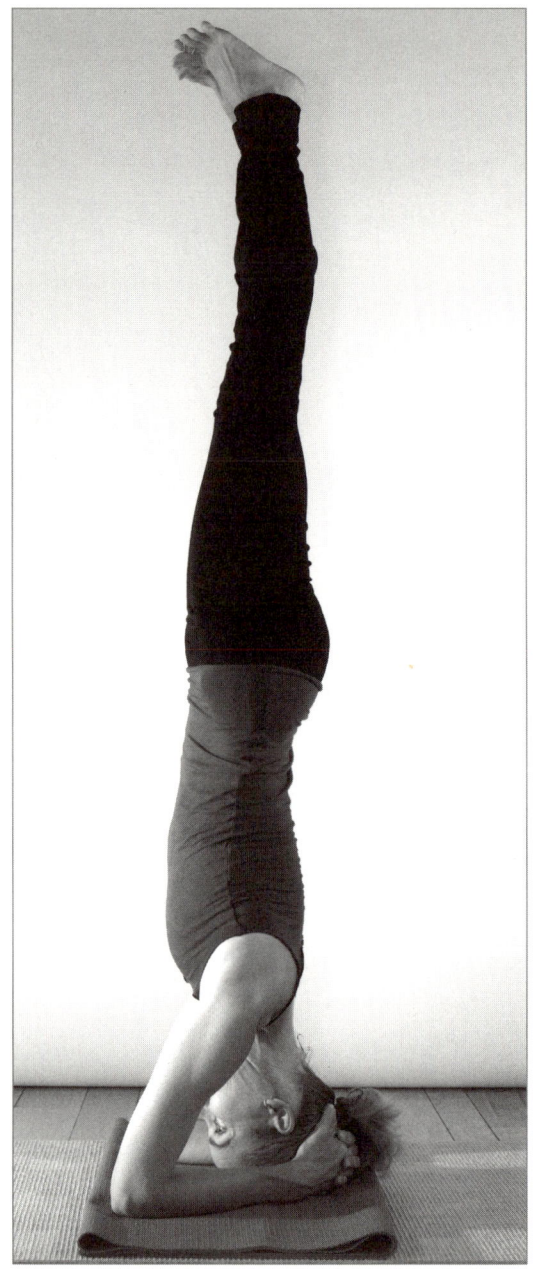

사진 17.116 머리로 물구나무서기 자세 파트 3

자세를 1~3분 유지한다. 숨을 내쉬면서 내려오는데, 발은 앞으로 보내고 엉덩이는 뒤로 빼면서 복근을 이용해 다리를 바닥으로 내린다. 내려오는 동안에도 어깨는 바닥에서 멀어지게 유지해야 한다. 아기 자세로 최소한 호흡을 5번 하면서 쉰다.

스탠딩 전굴 자세

143쪽에서 설명한 대로 스탠딩 전굴 자세 사진 17.117 참고를 한다. 양손으로 팔꿈치를 잡고 자세를 1분간 유지한다.

누워서 척추 비틀기 자세

바닥에 등을 대고 누워서 오른쪽 무릎을 몸통 쪽으로 끌어당기고 왼쪽 다리는 똑바로 뻗는다. 오른팔은 몸에 수직이 되게 오른쪽으로 뻗어 바닥을 짚는다. 숨을 내쉬면서 오른쪽 무릎을 왼쪽 다리 위로 보낸다. 이때 오른쪽 등은 바닥에서 떨어지지 않게 한다. 왼손은 오른쪽 무릎 위에 놓고, 오른쪽 엉덩이는 오른쪽 갈비뼈에서 멀어지게 한다. 고개를 돌려서 오른쪽을 바라본다. 그 상태로 10번 호흡한다 사진 17.118 참고.

10번 호흡한 후 내쉬는 숨에서 오른쪽 무릎을 오른쪽으로 가져오고 오른 다리를 쭉 뻗는다. 숨을 들이쉬면서 다리 방향을 바꾸어 왼쪽 무릎을 몸통 쪽으로 가져오고 숨을 내쉬면서 앞에서처럼 몸을 비트는데, 이번에는 왼쪽 무릎을 오른쪽 다리 위로 보내고 왼팔과 등 위쪽은 왼쪽 바닥에 붙인다. 오른손은 왼쪽 허벅지에 놓고 왼쪽 엉덩이는 왼쪽 갈비뼈에서 멀어지게 한다. 그 상태로 10번 호흡한다. 숨을 내쉬면서 몸을 푼다.

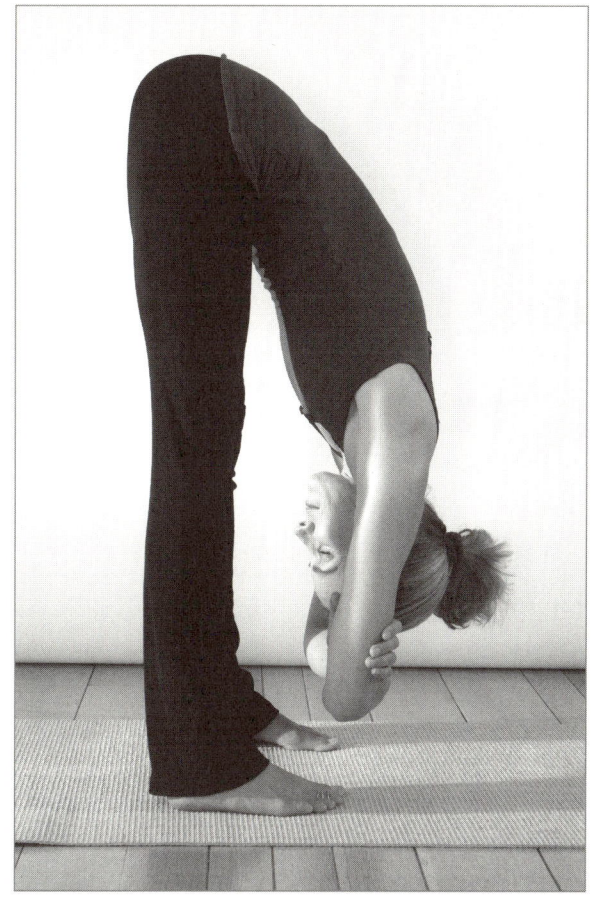

사진 17.117 스탠딩 전굴 자세

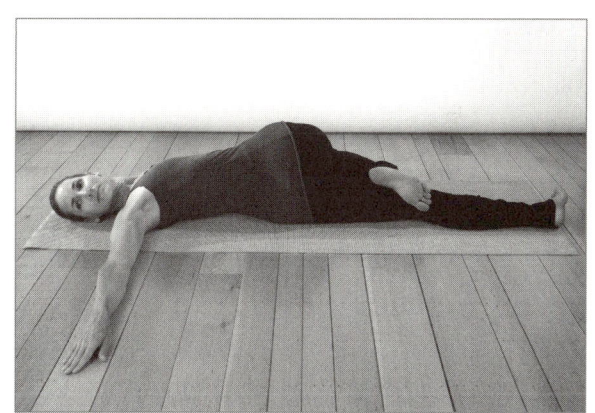

사진 17.118 누워서 척추 비틀기 자세 – 한쪽 다리 펴고 하기

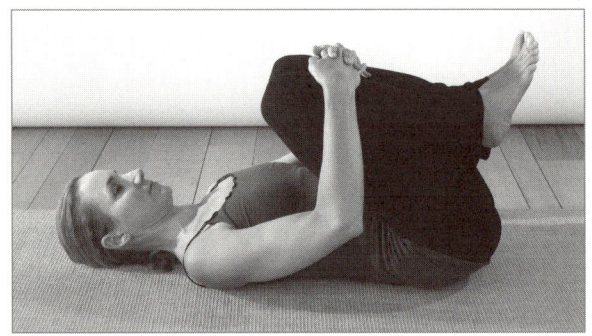

사진 17.119 누워서 무릎을 가슴 쪽으로 당기기 자세

누워서 무릎을 가슴 쪽으로 당기기 자세

등을 바닥에 대고 누워서 양쪽 무릎을 가슴 쪽으로 당기고 깍지 낀 손으로 종아리 위쪽을 감싼다 사진 17.119 참고. 손으로 종아리 위쪽을 감싸기가 힘들다면 두 손으로 끈을 잡고 끈으로 종아리 위쪽을 감싸도 된다.

송장 자세

송장 자세를 한다 사진 17.120 참고. 모든 동작을 마친 다음에는 송장 자세로 몸의 모든 조직을 쉬게 해주는 것이 무척 중요하다. 쉬는 동안 우리 몸은 더해진 기를 소화하고 자연적인 균형 상태를 찾으려 한다. 또한 송장 자세는 명상 준비 자세로도 아주 좋다.

온몸의 긴장을 풀고 바닥에 편안히 눕는다. 심리적으로 신경 쓰이는 모든 일들을 내려놓고 아무것도 생각하지 않는다. 지금까지의 자신은 죽고 깨끗한 사람으로 새로 태어난다고 생각한다. 송장 자세를 제대로 연습하면 죽어가는 과정을 시뮬레이션하게 된다. 지금까지 애착을 가져왔던 모든 것을 내려놓는다. 자신의 몸, 사랑하는 사람들, 성취한 일들, 소유물, 살아온 삶, 계획하고 있는 모든 일들까지. 그렇게 모든 것을 놓아 버리면 자기 앞에 펼쳐진 미지의 세계에 마음을 열 수 있다. 몸의 긴장을 완전히 풀고 바닥에 누워 눈을 감고 낮잠을 자는 것이 아니다. 어떤 생각에도 방해받지 않는 고요하게 깨어 있는 상태로 들어간다. 억지스럽거나 부자연스러운 모든 것들과 자신에 대한 생각을 놓아 버리고 모든 것을 받아들이는 마음을 키운다. 이렇게 몸과 마음에서 모든 긴장을 풀어 버리고 맑게 깨어 있는 상태는 명상의 기초가 된다.

송장 자세는 5~15분 정도 해야 한다. 그래야 몸과 마음의 모든 것을 놓아 버릴 수 있다. 혹시 송장 자세에서 잠이 든다면 에너지를 많이 소모하는 힘겨운 삶을 사는 사람이라면 그러기 쉽다. 명상에 들어가기 전에 자기 본성의 양적 측면, 즉 깨어 있고 주의를 기울이는 측면에 생기를 불어넣을 수 있는 프라나야마 수련을 잠깐 하면 도움이 된다.

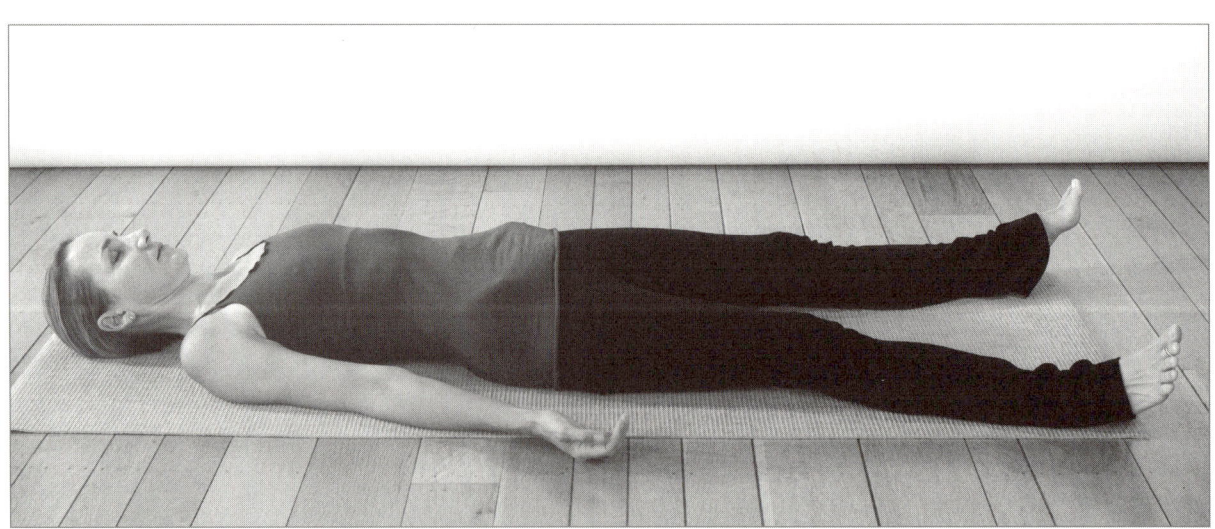

사진 17.120 송장 자세

18
프라나야마

'프라나'는 '생명력'을 뜻하고, '야마'는 '향상시키다', '바꾸다'라는 뜻이다. 프라나야마는 호흡의 세 가지 측면인 들이쉬는 숨 푸라카, puraka, 내쉬는 숨 레차카, rechaka, 그 사이에 호흡을 잠시 멈추는 것 쿰바카, kumbhaka을 변화시켜서 활력과 집중력을 높이는 수련이다. 프라나야마는 정신을 차분하게 만들고 진정시켜 주기 때문에 명상에 앞서 할 수 있는 아주 좋은 수련이다. 또한 경락을 막고 있는 장애물들을 없애는 데 도움을 주고, 혈액에서 독소를 제거하고, 폐에서 탁한 공기를 없애 준다. 체내에 리드미컬한 압력이 가해지면 뇌척수액의 순환을 자극해 뇌세포와 각종 샘腺에 정제된 에너지가 공급되고, 뇌가 최상의 능력을 발휘할 수 있게 된다. 그리고 이산화탄소가 효율적으로 배출되면서 흡수된 산소가 충분히 공급되어 몸 전체가 강화된다. 프라나야마는 특히 불면증이나 우울증이 있거나 정신적으로 긴장이 심한 직업을 가진 사람들에게 권할 만하고, 심장 질환을 관리하는 데에도 도움이 되는 것으로 알려져 있다.

일반적으로 이 수련은 자격을 갖춘 선생님과 함께 해야 한다. 올바른 수련법을 알지 못하면 프라나와 관련한 우리 몸의 민감한 시스템을 오히려 방해할 수 있기 때문이다. 여기서 소개하는 것은 간단하지만 효과적인 기법들로, 고갈된 생명력의 원천에 균형을 되찾게 해주고 정신을 맑게 해 명상을 시작할 동기를 부여해 줄 것이다. 교호 호흡은 다른 수련을 하기 전후에 하면 좋다. 나는 요가 동작이나 명상을 하기 전에 이 수련을 한다. 여러분도 시간 여유가 있다면 요가 동작을 하고 나서 명상을 하기 전에 다음에서 제안하는 수련을 한 가지 이상 하기 바란다.

이다 나디, 핑갈라 나디, 수슘나 나디

좌우 콧구멍을 번갈아 막으면서 한쪽 콧구멍으로만 하는 호흡은 우리 몸의 음 에너지와 양 에너지가 들어 있는 두 가지 주요 나디인 '이다 나디 Ida Nadi'와 '핑갈라 나디 Pingala Nadi'를 활성화하고 조화롭게 해준다. 나디는 중국 전통 의학에서 기가 흐르는 통로인 경락에 비유할 수 있다. 이다 나디와 핑갈라 나디가 몸 좌우에 있는 방광 경락에 해당한다고 말하는 사람들도 있다. 한편 독맥이 핑갈라 나디와 비슷하고 따뜻함, 태양, 양 에너지, 임맥이 이다 나디와 비슷하다고 차가움, 달, 음 에너지 말하는 사람들도 있다.

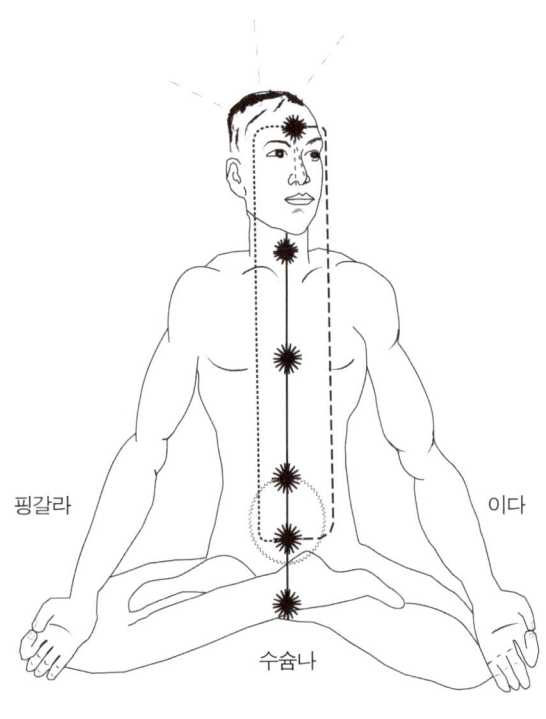

주요한 3개의 나디

핑갈라 나디와 이다 나디는 우리 몸에서 양전하와 음전하가 위치한 곳이다. 우리 몸의 에너지를 음적 특성과 양적 특성 차원에서 어떻게 설명할 수 있는지는 앞에서 이미 살펴보았다. 우리 몸을 음과 양으로 구분하는 방법은 여러 가지가 있다. 허리를 기준으로 몸의 위쪽 절반을 양으로, 아래쪽 절반을 음으로 볼 수 있다. 몸을 좌우로 나눈다면 왼쪽으로 움직이는 에너지는 대개 음으로, 오른쪽으로 움직이는 에너지는 양으로 여긴다. 그 반대로 주장하는 지역도 있고, 여성의 경우 오른쪽이 음이고, 남성의 경우 왼쪽이 음이라고 말하는 사람들도 있다. 여기서는 간단히 인도의 전통 요가에 따라 왼쪽을 음(이다 통로)으로, 오른쪽을 양(핑갈라 통로)으로 생각하겠다.

이 두 통로의 기원도 전통에 따라 각기 다르게 설명하고 있다. 일부 전통에서는 두 통로가 아랫배(스바디스타나 차크라)에서 시작되어 서로 만나지도, 다른 차크라들로 가지도 않고, 척추를 따라 나선형으로 올라가 아즈나 차크라에서 중앙 통로(수슘나 나디, Sushumna Nadi)와 만난 다음 다시 갈라져서 좌우 콧구멍에서 각각 끝난다고 한다. 한편, 제일 밑에 있는 차크라인 물라다라 차크라에서 시작되어 중앙 통로의 좌우로 각기 똑바로 올라가 제3의 눈이라고 불리는 아즈나 차크라에서 만난 다음 콧구멍으로 내려간다는 주장도 있다. 어느 쪽이든, 이다 나디와 핑갈라 나디는 우리의 이원적인 정신 상태와 연관되어 있는 서로 반대되는 두 가지 에너지를 순환시킨다.

의식적으로 두 통로 중 한쪽으로만 먼저 기를 보내고 그다음에 나머지 통로로 기를 보내면, 어지러워져 있던 에너지를 균형 잡히고 조화로운 상태로 만들 수 있다. 그리고 호흡을 참을 때 에너지가 몸 중앙부의 차크라(마니푸라 차크라)에 모이게 된다. 그러면 우리 몸 중심부에서 좌우, 앞뒤, 안과 밖의 에너지를 서로 연결해 에너지의 소용돌이가 활기를 띠게 될 뿐 아니라 수슘나 나디(중앙 통로)도 활기를 띠게 되어 깊고 고요한 명상의 의식 속으로 들어가게 된다.

우리 몸속 에너지의 슈퍼하이웨이라 할 수슘나 나디는 몸의 중심을 따라, 골수를 통해 모든 차크라를 지나 머리 꼭대기로 올라간 다음 이마 아래로 내려와 콧구멍에서 끝나는 이다 나디와 핑갈라 나디와 만난다(요가 수련자들 중에는 수슘나가 척추 내부로 지나가지 않고 척추 바로 앞의, 몸의 중심과 더 가까운 곳을 지나간다고 하는 사람들도 있다). 이다 나디와 핑갈라 나디에 주의를 기울이는 목적은 그 두 통로가 균형을 이룰 때 우리의 의식이 수슘나 나디로 합쳐지기 시작해 좀 더 쉽게 명상으로 나아갈 수 있기 때문이다. 프라나야마 수련 가운데 좀 더 고급 수련은 잠들어 있는 내면의 확장 가능성을 자극해 존재의 가장 미묘한 영역을 더 깊이 이해할 수 있게 해준다. 이런 기술을 개발하려면 잘 지도해줄 수 있는 선생님을 찾는 것이 중요하다.

교호 호흡

교호 호흡이란 좌우 콧구멍으로 번갈아 가며 하는 호흡이다. 교호 호흡을 하는 방법은 다음과 같다. 허리를 똑바로 세우고 편안하게 앉는다. 척추의 축을 길게 늘이고 머리를 어깨 위에 똑바로 놓는다. 턱과 이마가 수직으로 일직선에 놓이도록 한다. 20장 마음챙김 명상 수련에서 소개할 명상 자세 중 한 자세로 앉아도 된다.

오른손의 둘째와 셋째 손가락을 붙이고 넷째 손가락을 새끼손가락 바깥쪽으로 넘긴다 사진 18.1 참고. 이렇게 하면 양쪽 콧구멍을 번갈아 가며 막고 동시에 이마 중앙의 제3의 눈을 부드럽게 누를 수 있다.

오른쪽 콧구멍을 막으려면 오른쪽 콧구멍 옆을 엄지로 누르고 둘째, 셋째 손가락 끝으로 제3의 눈을 누른다 사진 18.2 참고. 왼쪽 콧구멍으로 천천히 숨을 들이쉬고 내쉬기를 5번씩 하는데, 들이쉬기와 내쉬기를 각각 5초씩 한다. 그러고 나서 네 번째 손가락으로 왼쪽 콧구멍을 막고, 오른쪽 콧구멍을 막았던 엄지를 들고 오른쪽 콧구멍으로 천천히 5번 호흡한다 사진 18.3 참고.

이제 '콧구멍 번갈아 호흡하기 9세트'를 시작한다. 엄지로 오른쪽 콧구멍을 막고 왼쪽 콧구멍으로 천천히 숨을 들이쉬고 천천히 숨을 내쉰다. 그다음 다시 천천히 숨을 들이쉬고 나서 빠르게 숨을 내쉰다. 이렇게 4번의 숨이 한 세트다. 3세트를 한다. 그다음 왼쪽 콧구멍을 막고 엄지를 들고 오른쪽 콧구멍으로 3세트를 호흡한다. 각 세트의 리듬은 '천천히 들이쉬고, 천천히 내쉬고, 천천히 들이쉬고, 빨리 내쉼'이라는 것을 기억하자. 오른쪽 콧구멍과 왼쪽 콧구멍으로 각각 3세트씩 호흡한 다음 오른손을 내리고 두 콧구멍으로 동시에 3세트를 호흡한다. 이렇게 하면 9세트를 하는 것이다. 왼쪽으로 숨을 내쉴 때는 탐욕을 내보내고 오른쪽으로 숨을 내쉴 때는 모든 증오를 내보낸다고 상상한다. 양쪽 콧구멍으로 숨을 내쉴 때는 모든 망상과 착각을 내보낸다고 상상한다.

9세트를 하고 나면 숨을 들이쉬고 10초 정도 숨을 참는다. 그러고 나서 아주 천천히 숨을 내쉬고, 숨을 다 내쉰 다음 다시 5~10초 동안 숨을 참는다. 마지막에는 천천히 온몸을 이용한 우짜이 호흡 3번으로 마무리한다.

이 짧지만 강력한 수련은 배꼽에 있는 차크라를 깨워 주기 때문에 하루를 시작할 때 하면 좋다. 그 차크라는 우리가 잠을 자는 동안 활동을 쉬며 우리가 힘을 얻는 주된 에너지가 모여 있는 곳이다.

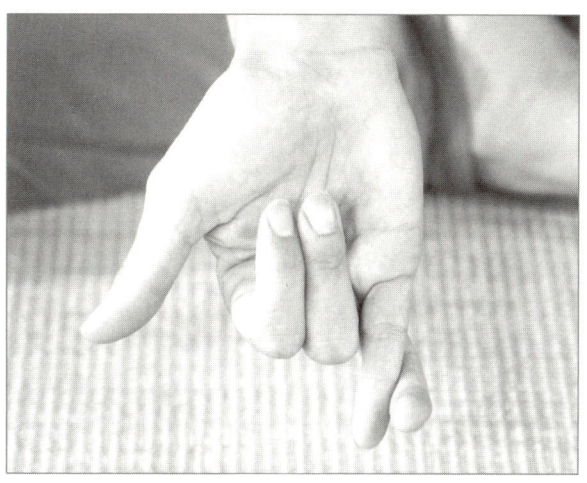

사진 18.1 교호 호흡을 위한 손 모양(나디 쇼다나, Nadi Shodhana)

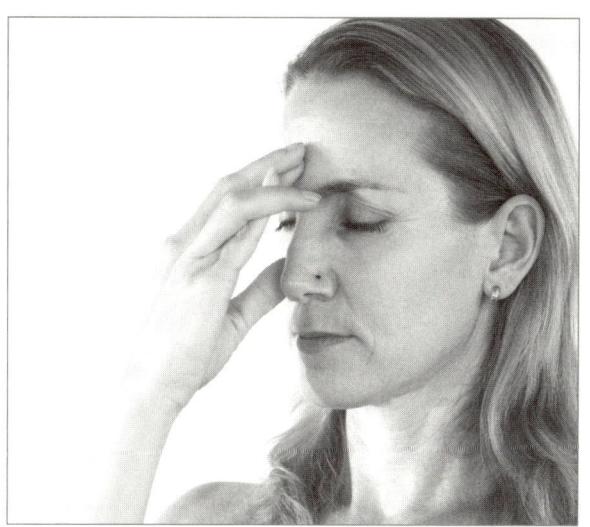

사진 18.2 왼쪽 콧구멍으로 호흡하기

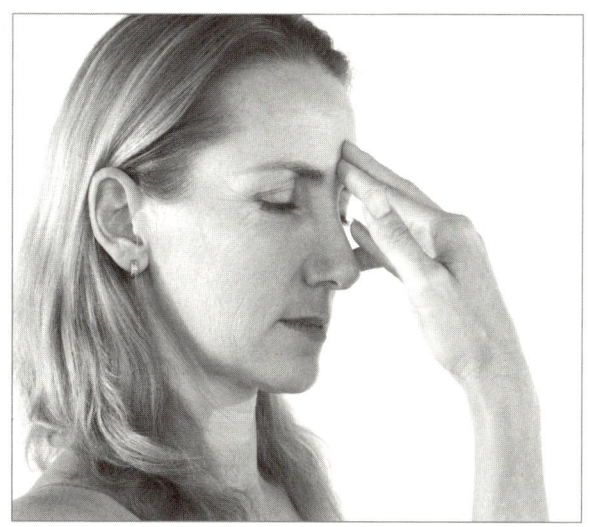

사진 18.3 오른쪽 콧구멍으로 호흡하기

18 프라나야마

풀무 호흡 바스트리카, Bhastrika

우선, 엄지로 오른쪽 콧구멍을 막고 둘째, 셋째 손가락으로 제3의 눈인 이마 중앙을 누른 다음 왼쪽 콧구멍으로 5번 호흡한다. 이렇게 호흡하는 동안 숨을 들이쉴 때는 골반저에 있는 왼쪽 통로로 주의를 집중하고 내쉴 때는 흉부 왼쪽으로 주의를 돌린다. 이다 나디를 따라 호흡하면서 심리적으로 자기 본성의 사색적이고 수용적인 측면, 즉 음적 측면을 느껴 본다.

호흡을 5번 다 하고 나면 넷째 손가락으로 왼쪽 콧구멍을 막고 엄지로 막고 있던 오른쪽 콧구멍을 열어 같은 방법으로 5번 반복한다. 이번에는 숨을 들이쉴 때는 오른쪽 통로에 주의를 집중하고 내쉴 때는 오른쪽 흉부에 주의를 집중하며 핑갈라 나디로 드러나는 양적 측면을 느껴 본다. 이상의 호흡을 좌우 각각 3번 반복한다.

이제 오른쪽 콧구멍을 막고 왼쪽 콧구멍으로 숨을 들이쉬고, 빠른 속도로 30번 '풀무질하듯' 호흡한다. 조절이 잘 안 되면 횟수를 줄여도 된다. 빠른 속도로 호흡하기 힘들다면 빠른 속도로 10번 호흡하고, 잠시 멈췄다가 숨을 들이쉬고, 다시 빠른 속도로 10번 호흡한다. 이렇게 왼쪽 콧구멍으로 30번 빠른 속도로 호흡하고 나서 넷째 손가락으로 왼쪽 콧구멍을 막고 오른쪽 콧구멍으로 같은 방법으로 30번 호흡한다. 오른쪽까지 다 하고 나면 오른손을 내리고 양쪽 콧구멍으로 천천히 우짜이 호흡을 한다. 마지막으로 숨을 들이쉬고 나면 자신에게 적당하다고 느껴지는 만큼 숨을 멈춘다. 처음에는 10~50초가 평균적이다.

숨을 멈춘 상태쿰바카로 골반저 밑부분인 회음부를 조임으로써 프라나를 몸의 중심에 봉인한다. 숨을 멈추고 있는 동안에 우리가 의식을 집중하는 부위로 에너지가 더 확실하게 이동한다. 숨을 멈춘 동안 체내의 활동을 통해 그 부위를 봉인함으로써 내부를 진공 상태로 만들면 프라나가 소멸되는 것을 막을 수 있다. 이것을 '반다bandha, 수축, 잠금'를 한다고 한다. 반다는 프라나의 흐름을 재분배해 주고 향상시켜 줄 뿐 아니라 내부의 마사지를 통해 장기를 건강하게 해준다. 반다는 신경을 자극하고 규제하며, 정체된 피를 없애 주고, 몸 중심부의 프라나의 흐름을 방해하는 에너지의 매듭인 그란티granthis를 풀어 준다.

물라 반다는 척추에 있는 에너지 통로의 아랫부분을 잠가 준다. 물라 반다를 하려면 골반저로 주의를 집중해야 한다. 골반저의 회음은 항문과 생식기 사이에 있는 작은 다이아몬드 모양의 근육이다. 이 부위는 기의 다리 역할을 해서 흩어지는 음기를 더 높은 곳에 있는 에너지 센터로 보내 준다. 음기는 그곳에서 양기와 만난다. 회음은 모든 장기의 바탕이며, 회음부가 약해지면 에너지가 새어 나간다. 에너지가 새어 나가지 않고 몸속으로 다시 들어가면 심신이 안정되기 시작한다.

물라 반다를 하는 법은 간단하다. 화장실에 가고 싶은 것을 참는 것처럼 골반저를 조이면 된다. 그 부위를 제대로 인식하려면 당기는 것과 밀어 내리는 것을 번갈아 가며 해야 할 수도 있다. 그동안 호흡을 몇 번 해도 된다. 숨을 들이쉬면서 주의를 뿌리 쪽으로 보낸다. 숨을 다 들이쉬고 나면 숨을 멈추고 회음을 몸의 중심으로 끌어 올린다괄약근을 조이는 것보다는 가볍게 해야 한다. 그런 다음 숨을 내쉬면서 끌어 올렸던 회음을 부드럽게 아래로 끌어 내린다. 물라 반다는 골반저를 미묘하게 끌어 올리는 행위다. 물라 반다를 몇 번 반복한다. 물라 반다와 프라나야마를 함께 계속한다.

머리도 에너지가 쉽게 빠져나가는 곳 중 하나다. 잘란다라 반다Jalandhara Bandha를 하면 목구멍에서 에너지가 위로 올라가지 못하도록 막아서 몸통에 가둬 둘 수 있다. 잘란다라 반다는 기도를 막고 목구멍의 신경과 선을 눌러서 심장 박동을 느리게 만들고, 에너지 통로의 맨 윗부분을 밀폐한다. 잘란다라 반다는 갑상선과 부갑상선의 기능을 향상시키는데, 그 두 가지는 신진대사에 직접적인 영향을 준다.

잘란다라 반다를 하는 법은 다음과 같다. 턱을 아래로 내려서 턱이 흉골의 맨 윗부분과 만나게 한다사진 18.4 참고. 턱이 흉골 윗부분에 닿지 않으면 어깨를 살짝 올려서 흉골이 위로 올라오게 한 후 턱과 만나게 한다.

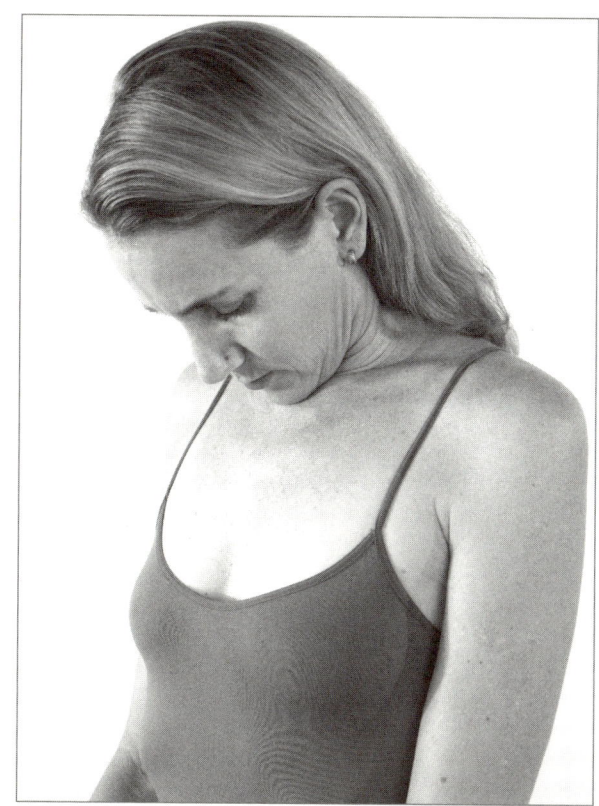

사진 18.4 잘란다라 반다

숨을 내쉴 때는 천천히 의식적으로 닫았던 것을 풀어서 숨을 한 번에 내쉬지 않도록 한다. 반다는 튜브의 양쪽 끝을 막는 것처럼 체내에 압력을 만들어 낸다. 반다를 풀면 기를 경락과 경혈점으로 빨아들여 몸 전체의 시스템을 정제된 에너지로 씻어 준다.

잘란다라 반다는 3번 반복한다.

교호 호흡과 숨 멈추기를 결합한 호흡

2개의 주요 통로를 청소했으니 이번에는 각 통로를 각각 살펴보면서 에너지를 에너지 센터에 일시적으로 붙잡았다가 음 에너지와 양 에너지가 한데 섞이게 해보자.

우선 엄지로 오른쪽 콧구멍을 막고 왼쪽 콧구멍으로 숨을 들이쉰 다음, 넷째 손가락으로 왼쪽 콧구멍을 막고 오른쪽 콧구멍으로 숨을 내쉰다. 그다음에는 오른쪽 콧구멍으로 들이쉬고 왼쪽 콧구멍으로 내쉰다. 숨은 들이쉴 때 5초, 내쉴 때 5초 정도의 속도로 한다.

위의 호흡을 3세트 반복한다. 그러고 나서 네 번째에서 왼쪽 콧구멍으로 5초 동안 숨을 들이쉬고 5초 동안 숨을 참았다가, 오른쪽 콧구멍으로 5초 동안 내쉰다. 그러고 나서 오른쪽 콧구멍으로 숨을 들이쉬고, 5초간 숨을 참았다가 왼쪽 콧구멍으로 5초 동안 숨을 내쉰다. 여기까지가 한 세트다. 이상을 3세트 반복한다. 왼쪽으로 5초 동안 들이쉬고, 5초 동안 숨을 참고, 오른쪽으로 5초 동안 내쉰다. 1:1:1의 비율이다.

위의 호흡을 힘들지 않게 3세트 반복할 수 있다면 다른 반다를 추가할 수 있다. 어느 정도 시간이 지나면 쿰바카를 10초로 늘리고 내쉬는 숨도 10초로 늘린다. 왼쪽 콧구멍으로 5초 동안 들이쉬고, 10초 동안 숨을 참고, 오른쪽 콧구멍으로 10초 동안 숨을 내쉰다. 1:2:2의 비율이다. 그러고 나서 반대쪽으로 1:2:2의 비율로 반복한다.

모토야마 히로시 박사는 25세트를 편안하게 할 수 있기 전까지는 비율을 늘리는 것을 권하지 않는다. 처음 시작할 때 참고할 수 있는 좋은 지표는 숨을 참은 시간과 동일한 시간만큼 숨을 내쉴 수 있는지를 보는 것이다. 즉, 5초 동안 숨을 들이쉬고 10~15초 동안 숨을 참았으면 내쉬는 것도 10~15초 동안 할 수 있어야 한다. 에너지 바디가 강해지면 1:4:2의 비율로 호흡할 수도 있다. 즉, 5초 동안 들이쉬고 20초 동안 숨을 참고 10초 동안 내쉬는 것이다. 힘들지 않게 여러 세트를 할 수 있게 되면 숨을 내쉰 뒤에도 쿰바카를 추가할 수 있다.

물라 반다와 잘란다라 반다를 이용해 숨을 참을 때는 숨을 내쉬고 나서 세 번째 반다인 우디야나 반다Uddiyana Bandha, '우디야나'는 '다시 날아 오름'이라는 뜻를 추가할 수 있다. 우디야나 반다는 배를 수축시키는 것으로, 정체된 기를 위로 끌어 올리는 데 도움을 주기 위해 몸속 관의 압력을 늘린다. 이 반다는 혈액 순환과 흡수를 자극함으로써 내장기관, 근육, 신경, 선을 탄력 있게 해준다. 심장은 부드럽게 조여지고, 위쪽으로 압력이 만들어져서 횡격막과 모든 호흡근을 강화해 준다. 또한 소화, 배설, 흡수 시스템을 강화시켜 주고 산소 흡수와 이산화탄소 배출을 원활하게 해준다.

우디야나 반다를 하는 법은 다음과 같다. 숨을 다 내쉬

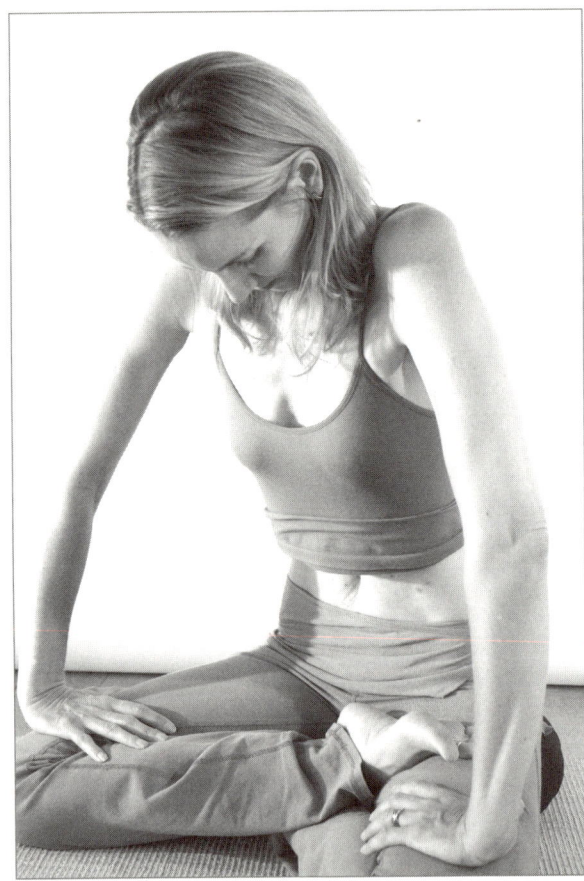

사진 18.5 우디야나 반다

고 나서 숨을 멈춘다. 폐에서 공기가 다 빠져나갔으면 몸을 조금 앞으로 기울이고 갈비뼈 밑에 있는 복강을 최대한 수축시킨다 사진 18.5 참고.

물라 반다, 잘란다라 반다, 우디야나 반다 세 가지를 함께 이용하는 것을 '마하 반다 Maha Bandha'라고 한다. 이것은 콧구멍에 손가락을 대고 할 수도, 대지 않고 할 수도 있다. 하지만 반드시 숨을 내쉰 후에 해야 한다. 3개의 반다를 결합하면 몸 중심에서 압력이 만들어진다. 그리고 압력을 풀어 주면 프라나가 몸 전체로 퍼지면서 몸 전체 시스템에 탄력을 더해 주고, 긴장을 풀어 주고, 젊음을 되찾게 해준다. 세 반다를 함께 이용하면 위쪽의 공기와 아래쪽의 공기를 몸 중심으로 집중시키는 데도 도움이 된다. 두 에너지가 배꼽에서 만나면 자연스럽게 일상적인 근심은 뒤로 하고 좀 더 정제된 의식을 키울 수 있다.

일반적으로, 숨을 내쉬고 나서 숨을 참을 수 있는 시간은 숨을 들이쉰 후 참을 수 있는 시간보다 짧을 것이다. 숨을 내쉬고 나서 5초 동안 숨을 멈추는 연습을 하고, 천천히 부드럽게 숨을 들이쉰다. 숨을 참았을 때 숨이 가빠지면 다음 세트에는 숨을 참는 시간을 줄인다.

이 세트의 시간 비율은 1:2:2:1이다. 즉, 왼쪽 콧구멍으로 들이쉬기 5초, 숨 멈추기 10초, 오른쪽 콧구멍으로 내쉬기 10초, 숨 멈추기 5초다. 그다음에는 오른쪽 콧구멍으로 들이쉬기 5초, 숨 멈추기 10초, 왼쪽 콧구멍으로 내쉬기 10초, 숨 멈추기 5초다. 이상을 3세트 반복한다.

카발라바티 호흡 Kapalabhati, 정뇌 호흡, 불의 호흡

카팔라바티 호흡은 요가에서 많은 찬사를 받는 호흡이다. 빠른 속도의 프라나야마로 체내에서 리드미컬한 마사지 효과를 내어 뇌액의 순환을 자극하고 척추와 뇌에서 압축과 이완이 일어나도록 한다. 이런 자극은 횡격막과 폐가 아래위로 움직이게 해 심장과 혈액의 순환을 향상시키는데, 그러면 오염된 가스를 씻어 내는 데 도움이 된다. 그리고 비강과 부비강을 따뜻하게 해주어 과도한 점액을 없애고 감기와 호흡기 장애에 대한 저항력을 키우는 데 도움이 된다. 변비와 소화를 개선해 주고 대사율을 높이며 신경계를 강화해 줌으로써 기능이 부진한 시스템을 자극해 주고 부신 아드레날과 기타 호르몬을 분비하는 기관을 정상화하는 데에도 도움이 된다. 또한 카발라바티 호흡은 몸과 두뇌에서 프라나의 움직임을 가속화하여 신체의 활력을 높이고 정신을 명료하게 해준다.

카발라바티 호흡법은 다음과 같다. 먼저 코를 풀어서 비강을 비운다. 그다음 편안하게 똑바로 앉는다 195쪽 참고. 우짜이 호흡을 천천히 3번 한다. 한 손을 배에 갖다 대고 배의 움직임을 느껴 본다. 숨을 충분히 들이쉬고, 내쉴 때는 코를 푸는 것처럼 빠르게 뿜어내듯 내쉰다. 들이쉬는 숨은 짧게 하고, 내쉬는 숨에 중점을 둔다. 우짜이 호흡을 할 때처럼 목구멍의 앞쪽을 막으면 안 되고 성대를 밀어내도 안 된다. 숨을 내쉴 때는 빠르게 사각거리는 소리가 나지만 숨을 들이쉴 때는 아무 소리도 나지 않는다. 숨을 빠르게 내쉴 때 몸통이 좌우로 흔들리지 않도록 자세를 잘 유지해야 한다. 척추는 움직이지 않고 가만히 있고 배는 호흡에 따라 들어갔다 나왔다 한다. 손으로 움직임을 확인해서 숨을 내쉴 때는 복부가 척추까지 쑥 들어가는 것을 느끼고 들이쉴 때는 긴장이 풀리는 것을 느껴 본다. 일정한 속도로 반복한다.

첫 번째 세트는 30번 내쉬는 걸로 시작하되, 숨을 내쉴 때 배가 안으로 들어가는 리듬을 놓치면 30번을 내쉬지 못했어도 멈춘다. 마지막으로 숨을 내쉴 때는 내쉬는 속도를 약간 늦춰서 숨을 전부 내보내고, 그다음에 천천히 깊은 우짜이 호흡으로 숨을 들이쉬고, 충분히 들이쉬었을 때 숨을 잠시 멈춘다.

앞에서 설명한 대로 물라 반다와 잘란다라 반다를 이용해서 10~30초간 숨을 참는다. 적당한 시간 동안 숨을 멈춘 다음, 숨을 내쉴 때는 우짜이 호흡을 이용해서 천천히 조심스럽게 두 반다를 풀어 준다. 이것을 마치면 깊이 숨을 들이 마시고 내쉬는 호흡을 3번 하면서 정리한다.

이 수련을 계속하면 폐와 호흡근이 강해져서 빠르게 내쉬는 숨의 양을 쉽게 늘릴 수 있다. 몇 주 동안 꾸준히 수련하면 한 세트에 숨을 50~100번 내쉴 수도 있다. 숨을 쉰 숫자를 세는 좋은 방법은 주먹을 살짝 쥐고 허벅지에 주먹을 놓는 것이다. 내쉬기를 10번 할 때마나 손가락을 하나씩 편다. 이 방법을 이용하면 자신에게 알맞은 횟수를 알아낼 수 있다. 그것은 사람에 따라, 수련 기간에 따라 다르다. 최소 몇 주 동안은 편하게 내쉴 수 있는 횟수를 유지하고, 그다음에 내쉬는 횟수를 늘린다.

쿰바카 호흡

앞서 교호 호흡 부분에서 쿰바카를 통해 주의를 집중하는 부위로 더 많은 기를 보낼 수 있고, 혈액의 산소 공급도 증가시킬 수 있다는 것을 알았다. 쿰바카 호흡은 다른 요가 수련을 한 후 추가해서 할 수도 있고, 이 수련만 따로 할 수도 있다.

허리를 펴고 똑바로 앉아서 우짜이 호흡을 깊게 3번 하고 정신을 중앙 통로 수슘나에 집중한다. 그다음 5초 동안 숨을 들이쉬고 다 들이쉬었으면 10초 동안 숨을 참는다. 숨을 참는 동안 물라 반다와 잘란다라 반다를 하고, 음 에너지와 양 에너지가 만나는 배꼽 부근에 정신을 집중한다. 각자 역량에 따라 10~50초 동안 숨을 참는다. 무리하지 않는다. 숨을 내쉴 때는 반다를 풀고 천천히 고르게 숨을 내쉬어 10초 정도 쉰다. 이때 부담이 느껴지거나 숨을 내쉬는 시간이 숨을 참는 시간보다 훨씬 짧다면, 숨을 멈추는 시간을 짧게 한다.

여기서 비율은 1:2:2다. 3세트 반복한다.

이 수련을 몇 달 하고 나면 숨을 내쉬고 나서 숨을 참는 것을 3세트 추가할 수 있다. 숨을 내쉬고 나서 숨을 참는 것은 숨을 들이쉬고 나서 참는 것보다 어렵다. 따라서 숨을 내쉬고 나서 참는 것은 힘들지 않은 정도로 시작한다. 예를 들어, 5초 동안 숨을 들이쉬고, 10초 동안 내쉬고, 그다음에 5초 동안 숨을 멈춘다. 쿰바카 호흡을 할 때는 우디야나 반다뿐 아니라 물라 반다와 잘란다라 반다도 포함시킨다. 배를 수축시키고 숨을 멈추기 전에 몸속에서 공기를 모두 비워 내야 하는 것을 잊지 말자. 여기서 비율은 1:2:1이다. 3세트 반복한다.

마하 반다

여기서 설명한 프라나야마를 몇 달 수련하고 나면 숨을 쉴 때마다 숨을 참는 것을 3세트 해볼 수 있다. 명심할 점은 절대 무리를 해서는 안 되고 숨을 참은 뒤에는 숨을 참은 시간만큼 숨을 쉬어야 한다는 것이다. 숨을 들이쉰 다음에 물라 반다와 잘란다라 반다를 하고, 숨을 내쉬고 나서 숨을 참을 때는 우디야나 반다를 할 수 있다. 그러면 마하 반다가 이루어진 것이다.

들이쉬기 5초, 숨 참기 10초, 내쉬기 10초, 숨 참기 5초다. 비율은 1:2:2:1이다. 3세트 반복한다.

19
불교와 마음챙김

마음챙김 수련은 붓다의 가르침에서 기인한 것이다. 마음챙김이라는 개념은 2500년도 더 된 것으로, 팔정도八正道, 중생이 깨달음의 경지인 열반의 세계로 나아가기 위해서 수행해야 하는 8가지 길로, 정견正見, 정사유正思惟, 정어正語, 정업正業, 정명正命, 정념正念, 정정진正精進, 정정正定 의 하나로 성문화되어 있다. 팔정도 중 '정념正念'이 마음챙김에 해당한다. 마음챙김은 명상의 한 방법인 위파사나vipassana 수련에 요약되어 있는 하나의 태도이자 기법이다. '파사나'는 '보기'나 '인식하기'라는 뜻이고, '위'는 '특별한 방법'을 뜻한다. 즉, 위파사나는 깊이 뿌리박힌 편견과 취향을 벗어던지고 삶을 바라보고 이해하는 기술을 가리킨다. 위파사나의 편협하지 않은 시각은 만물의 근본에 깔린 본성을 통찰하는 힘을 키워 준다. 마음챙김은 그런 시야를 갖게 해주는 수련이다. 팔정도의 근본 원리들에 익숙해지면 마음챙김 수련을 하는 데 도움이 된다.

포괄적이면서도 진보적인 붓다의 가르침은 진정한 행복에 대한 성찰에서 시작한다. 붓다는 행복을 느끼고 싶은 욕망은 모든 사람이 지닌 보편적인 동기라고 지적했다. 자신에게 행복의 의미가 무엇인지, 그리고 행복을 위해 어떤 태도로 어떤 행동을 하는지에 따라 우리 삶의 질이 결정된다.

그다음에 붓다는 인간의 정신 상태를 지배하고 미숙한 환상과 행동을 부채질하는 여덟 가지 관습적인 태도를 묘사했다. 양극화된 특징을 지닌 그 태도들을 여덟 가지 세속의 법法, dharma이라고 불렀다. 이 세속의 법은 두 가지 주제로 나눌 수 있다.

- **우리가 원하는 것**
  - 쾌락
  - 칭찬
  - 인정
  - 이익

- **우리가 원하지 않는 것**
  - 고통
  - 비난
  - 불명예
  - 손실

대부분의 인간은 앞의 네 가지에 매달리고 뒤의 네 가지를 피하고자 애쓴다. 그것이 행복의 비결이라고 생각한다. 문제는 우리가 갈구하는 것과 두려워하는 것 사이에 원초적인 긴장이 존재한다는 점이다. 우리는 모든 조건이 자기 욕망에 부합해야만 행복해질 수 있다고 생각한다. 하지만 당연히 모든 일은 우리의 뜻과는 무관하게 일어난다. 이 세상에서 변하지 않는 것은 '모든 것은 변한다'는 사실 하나뿐이다. 무엇을 이루고 무엇을 손에 넣든, 상황이 바뀌면 인간은 마음의 상처를 받게 되어 있다.

붓다가 경험을 통해 얻은 단순하지만 심오한 통찰은 병, 나이 듦, 죽음과 마찬가지로 고통, 비난, 불명예, 손실도 절대 피할 수 없다는 것이다. 붓다는 이러한 삶의 속성을 우리 인간이 열등하다는 증거라거나 어떤 악한 힘에 의한 벌이라고 생각하기보다는 피할 수 없고 보편적인 것으로 받아들이는 법을 배우라고 했다. 또한 상황을 바꾸려고 애쓰기 전에 그 상황과 자신의 관계를 먼저 살펴봐야 한다고 했다. 변화를 도모하는 것이 적절할 때도 많지만, 쾌락과 칭찬에 집착한 채 불리한 상황을 부인하거나 싸우면 결코 진정한 만족을 얻을 수 없다.

붓다는 질문과 탐구의 길을 걷는 사람은 어느 정도 안정된 행복을 느낄 수 있다고 했다. 그리고 진정한 행복의 근원은 여덟 가지 세속의 법을 정신과 마음으로 모두 받아들이는 데 있다고 했다. 이것이 처음에는 불가능하게 들리겠지만, 인간은 실제로 쾌락과 고통, 이익과 손실 안에서 사는 법을 배울 수 있다. 힘겨운 경험을 없애려 하거나 부인하는 대신 그것을 피하지 않고 자신의 본질적인 취약점에 마음을 여는 법을 배울 수 있다. 명상과 비슷한 주의 집중을 통해 고통, 비난, 불명예, 손실과의 투쟁을 끝낼 가능성을 탐색할 수 있다.

이와 같은 인간 존재의 피할 수 없는 특성을 탐구하는 데 깊은 관심을 가져야만 비로소 진실한 마음챙김 수련을 할 수 있다. 살면서 겪는 모든 일들을 어떻게 하면 더 의식적으로 경험할 수 있을지를 호기심을 갖고 배워야 한다. 붓다의 가르침과 수련을 통해 삶의 덧없는 환경과 열린 마음으로 관계 맺는 법을 배울 수 있고, 존재의 더 깊은 본성을 탐구하기 위한 토대를 마련할 수 있다. 그렇게 행복의 깊은 의미를 이해할 수 있다.

불법승 삼보

인생에서 흔히 겪는 스스로와의 투쟁을 멈추는 방법은 먼저 자신이 어떤 식으로 즐거운 상황만을 추구하고 불쾌한 상황은 피하려고 하는지 인식하는 것이다. 그것은 쉽지 않은 일이므로 도움이 필요한데 붓다의 팔정도에서는 '불佛', '법法', '승僧'을 가리키는 '삼보三寶'를 통해 도움을 준다.

여기서 '불'은 붓다로 구체화된 인간의 본성을 가리킨다. 우리의 관성적인 사고와 행동 밑에는 붓다와 같은 본성, 열린 인식, 진정한 내면의 고향이 숨어 있다. 어떤 것을 경험할 때 주의를 유지하는 훈련을 하다 보면, 시간이 가면서 주의력이라는 넓은 장 안에서 휴식하는 법을 배우게 된다. 어떤 일을 겪고 무엇을 경험하든, 규제도 없고 경계도 없는 인식이라는 영역 그 자체가 안심할 수 있는 도피처가 된다.

삼보에서 '법'은 현실의 본질에 대한 붓다의 모든 가르침을 가리킨다. 자기 존재의 바탕을 인식하고 안정시키려면 이 가르침을 묵상하고 그에 따라 수련해야 한다. 법은 인식의 길 위를 계속 걸어가게 해준다. 이것은 곧 자기 본연으로 돌아가는 길이다.

'승'은 이런 구도의 길을 함께 가는 사람들을 가리킨다. 이들은 인생을 좀 더 의식적으로 살아가고자 늘 노력한다. 이들은 우리의 스승이며 멘토이며 친구로, 우리도 그 길을 함께 가도록 독려하고 우리가 넘어지면 다시 일어서도록 도와준다. 말하자면 영적 가족이라고 할 수 있다.

불법승 삼보는 우리에게 귀한 도움을 주고 평생의 피난처가 되어 주는 소중한 것이다. 무의식적인 습관적 패턴, 혹은 삼사라samsara, 윤회 속에서 헤매기보다는 삼보에 몸과 마음을 맡기면 심리적 자유를 얻을 수 있다. 이런 행복은 탐욕과 증오, 망상에서 벗어나겠다는 뜨거운 소망을 동력으로 살아가면서 삶의 불가사의에 적극적이고 직접적으로 대응할 때 얻을 수 있다. 이런 상태를 열반이라고 한다.

> 붓다들이 나타나든 나타나지 않든, 진실은 같다. 천국과 지옥은 이 세상 어디에 존재하는 것이 아니라 우리 마음속에 존재한다. – 붓다

사성제

붓다의 가르침은 몇 천 년이 지나는 동안 다양한 행동 양식과 수련 방식으로 변형되어 왔다. 하지만 모든 종파가 지닌 공통분모가 있으니 바로 '사성제四聖諦'다. 간단하지만 심오한 이 교리는 붓다가 만들어 낸 개념이 아니다. 붓다는 이런 필수적인 주제들을 한데 모아 정리하고, 고통의 본질과 고통에서 벗어날 가능성에 대해 사람들이 흔히 간과하는 점을 강조했을 뿐이다. 사성제의 네 가지 진리는 상호의존적이어서 한데 묶어 이해해야 한다. 전체를 이해하지 못하고 첫 번째 진리만 따로 떼어 들으면 수행의 길을 현실성 있고 낙관적인 길이 아닌 우울한 길로 오해할 수 있다.

사성제의 첫 번째 진리는 '고제苦諦'다. 인생은 고통이라는 것이다. 고통은 스트레스, 두려움, 긴장, 불안, 우울, 실망, 버림, 멀어짐, 화, 공포, 질투, 수치 등 수많은 모습으로 나타난다. 평생 멋진 삶을 살아왔고, 건강을 잘 지켜 왔으며, 선상한 유선자와 튼튼한 제실을 나고났더라도, 언젠가는 병들고 늙어서 죽는다. 재물이나 뛰어난 의술, 아무리 효험 있는 약도 인간을 끝까지 보호할 수는 없다. 인생에 내재된 어려움을 그대로 받아들일 줄 알게 되면 상황과 환경에 배신당했다고 느끼는 일을 줄일 수 있다. 그러면 만물을 더 솔직하게, 있는 그대로 이해할 수 있다.

사성제의 네 가지 진리에는 깊은 탐구심을 갖고 인생에 솔직하게 응답하라는 가르침이 담겨 있다. 첫 번째 진리인 고제에서 명하는 것은 자신이 고통 받는 모든 면을 탐구하라는 것이다. 검열하지 말고 자기 자신의 모든 측면에 주의를 기울이는 법을 배워야 한다. 편견 없이 주의를 기울이면 존재의 변화하는 본성을 이해하는 눈을 갖게 된다. 움직이지 않고 가만히 앉아 있는 동안에도 마음이 어떻게 산란해지는지를 숙고해 보면 모든 감각, 감정, 사고의 유동성을 어렴풋이 느낄 수 있다. 그리고 고통을 받을 때조차도 자신이 싸우는 모든 대상이 실제로는 그다지 견고하지 않다는 것을 느끼기 시작한다. 이 과정에서 고통을 좀 더 의식적으로, 있는 그대로 경험하고, 그러다 보면 점차 고통의 강도가 약해지고 결국에는 고통을 놓아 버릴 수 있게 된다.

사성제의 첫 번째 진리는 이렇게 우리가 놓인 상황을 보여 주고, 두 번째 진리는 그 원인을 설명한다. 사성제의 두 번째 진리인 '집제集諦'는 우리가 고통 받는 원인은 욕심 때문이라고 말한다. 그 욕심은 자신의 더 깊은 존재에 대한 무지에서 비롯된다. 붓다는 인간의 모든 투쟁을 탐욕이라고 정리하는데, 탐욕은 우리가 집착하는 모든 것을 가리킨다. 집착은 너무 뿌리 깊게 배어 있고 만연해서 의식하지 못하는 경우가 많다. 불편한 진실을 외면하고 부정하려는 인간의 성향도 고통의 뿌리인 집착을 보지 못하게 한다. 두 번째 진리가 명하는 것은 욕심과 집착을 버리라는 것이다. 우선 작은 것에서부터 욕심과 집착을 버리고, 나아가 단단히 자리 잡고 있는 집착하는 성향을 바꿔야 한다.

세 번째 진리인 '멸제滅諦'는 욕심과 집착을 버리고 고통을 없앨 수 있는 가능성을 가리킨다. 육체적 고통은 피할 수 없지만, 정신적 고통은 선택할 수 있다. 이것은 수행을 계속해 나갈 의욕을 주는 반가운 소식이다. 붓다는 진심으로 염원하는 사람은 진정한 자유를 얻을 수 있다고 확신했다. 그는 자신을 예로 들며 온갖 장애에도 굴하지 말고 인내하고 계속 나아가라고 독려했고, 수행의 결실로 자신의 무한한 본성을 깨닫게 될 것이라고 했다. 세 번째 진리에서 강조하는 것은 깨달음이다.

사성제의 네 번째 진리인 '도제道諦'는 진정한 행복과 고통으로부터의 자유를 경험하게 해주는 수단으로 팔정도를 제시한다. 그리고 인간이 물려받을 수 있는 진정한 유산은 출생이나 계급에 기초한 것이 아니라 자신의 근본적 본성에 대해 얼마나 이해하고 있는지에 달려 있다고 주장한다.

이상의 네 가지 진리를 자기 존재의 일부로 만들면 존엄한 인격을 갖게 될 것이다.

팔정도 중 중요한 3가지

팔정도의 여덟 갈래 길은 우리의 존재와 행동에 직접적으로 영향을 주는 매우 중요한 가르침과 수련이다. 올바로 보는 것^{정견}, 바르게 생각하는 것^{정사유}, 올바로 말하는 것^{정어}, 올바로 행동하는 것^{정업}, 올바로 목숨을 유지하는 것^{정명}, 올바로 부지런히 노력하는 것^{정정진}, 정견으로 파악한 모든 법의 본성과 모습을 올바로 기억하는 것^{정념}, 번뇌로 인한 어지러운 생각을 버리고 마음을 안정하는 것^{정정}이 팔정도다. 여덟 가지 덕목이 모두 중요하지만, 여기서는 '정견·정정진·정념' 세 가지를 집중적으로 살펴보겠다. 이 세 가지가 없으면 나머지 덕목이 우리 안에서 뿌리를 내릴 수 없기 때문이다.

● **정견**

세상을 바르게 보는 것을 말한다. 붓다는 인생을 똑똑하게 보기 위해 반드시 필요한 두 가지 측면을 아래와 같이 언급했다.

- 원인과 결과를 이해하기
- 사성제를 깊이 있게 이해하기

정견의 첫 번째 측면은 행동과 반응, 원인과 결과의 관계에 대해 깊이 생각하는 것이다. 모든 상황에는 그 상황을 만들어 낸 여러 가지 요소들이 있다. 상호의존적인 측면들이 한데 모여서 하나의 결과를 만들어 낸 것이다. 예를 들어, 나무는 본질이 통하는 요소들이 '원인'으로서 만나 만들어 낸 '결과물'이다. 바람에 날려 온 씨앗이 흙, 태양, 비로부터 영양분을 공급받아 자라난 결과가 나무다. 마찬가지로 고통 역시 수많은 원인들로 인해 생겨난 결과다. 고통의 근원과 원인을 관찰하고 원인을 줄여 나가다가 마침내 없애는 방법을 배우는 것이 수행의 정수다.

탐구는 고통을 이해하고 통찰하는 근본 수단 중 하나다. 자신을 고통에 빠지게 하는 조건들에 대해 탐험가 같은 호기심을 길러야 한다. 직면한 문제가 자신이 일으킨 것이 아닐지라도, 그 문제에 자신이 어떤 태도를 보이는지에 관심을 가져야 한다. 예를 들어, 누군가가 자신에게 행동을 바꾸라고 말할 때마다 자신이 경직된 반응을 보이는 것을 알게 되면, 마음챙김 수련을 통해 그러한 방어적 태도를 탐구하고, 꿰뚫어 보고, 완화할 수 있다. 그러면 반사적으로 반응하기보다는 어떻게 반응할지를 선택할 수 있다. 어떤 자극 앞에서 여전히 마음이 반응하더라도, 이제는 그런 내면의 반응을 바로 행동으로 나타내지 않을 수 있다. 이제 우리에겐 마음챙김 수단이 있기 때문에 내면에서 일어나는 일을 솔직하게 느낄 수 있다. 경험에 완전히 이입하는 대신 경험을 탐구할 수 있게 되어, 예전에는 고통스럽던 상황에서 다른 결과를 만들어 낼 수 있다.

정견의 두 번째 측면은 사성제의 네 가지 진리를 깊이 숙고하는 것이다. 붓다는 고통을 인간 세계에 만연해 있는 불만족이자 병이라고 불렀고, 사성제의 진리를 이해하는 것이 그 치유법이라고 했다. 사성제의 네 가지 진리를 치유의 관점에서 바라볼 수 있다. 여기서 붓다는 마치 의사와도 같다. 붓다는 모든 인간은 아프고 고통 받는다고 말했다. 사성제의 첫 번째 진리인 고제다. 두 번째 진리인 집제에서 붓다는 이 질병의 원인이 집착과 욕심이라고 진단했다. 세 번째 진리인 멸제에서는 인간에게는 그 병을 치유하고 고통에서 자유로워질 능력이 있다고 확언했다. 그 능력이 바로 지혜와 연민이다. 네 번째 진리인 도제에서는 구체적인 치료법으로 팔정도를 처방해 주었다.

아무리 믿을 만한 의사를 만났더라도 처방받은 약을 제대로 복용하지 않으면 병이 나을 수 없다. 정견을 지니려면 팔정도를 실천하여 고통을 충분히 이해하고, 떨쳐 버리고, 깨달음을 얻고, 고통으로부터 자유로워지는 수행의 길을 가야 한다.

● **정정진**

정정진은 자신을 탐구할 때 모아지는 에너지를 저장할 장소가 있어야 한다는 것과 그 에너지를 지혜롭게 사용하는 법을 배우는 것이 얼마나 중요한지를 상기시켜 준다. 붓다는 모든 일에 습관적으로 반응하는 태도를 극복하려면 성실하게 꾸준히 노력해야 한다고 말했다. 불건전한 정신 상태를 버리고 건전한 정신 상태를 함양하도록 노력해야 한다.

불건전한 정신 상태를 불교에서는 '오개五蓋, 다섯 가지 번뇌'라고 부른다. 탐욕개貪欲蓋, 끝없이 탐하는 번뇌, 진에개瞋恚蓋, 성내고 증오하는 번뇌, 수면개睡眠蓋, 마음을 어둡고 자유롭지 못하게 하는 번뇌, 도회개掉悔蓋, 마음이 들떠 망상에 빠지거나 후회하는 번뇌, 의개疑蓋, 붓다의 가르침을 의심하는 번뇌가 그것이다. 이 다섯 가지 번뇌는 우리를 억압하는 강박적인 생각들과 감정들이다.

모든 사람이 살아가면서 이 다섯 가지 번뇌를 끊임없이 겪는다. 이 번뇌들은 우리가 힘겨운 상황에 놓였을 때 적절한 반응인 양 나타날 때가 많다. 그리고 분명하게 모습을 드러낼 때도 있지만, 인식의 그림자 속을 보일 듯 말 듯 어슬렁거릴 때도 있다. 열린 마음으로 자신의 마음에 번뇌가 일어나는 패턴을 이해하면, 스스로에 대해 좀 더 잘 알게 될 수 있다.

감각적인 만족을 추구하는 것이 탐욕개의 가장 큰 요소다. 즐거운 추억이나 환상, 경험에 마음을 빼앗겨 그런 것들에 집착할 때 탐욕이 일어난다. 이런 태도는 최면을 일으키거나 도취하게 만들어서 스스로 그런 태도를 지녔음을 인식하지 못하기 쉽다.

진에개는 저항하거나, 분개하거나, 공격하거나, 안달하는 상태를 가리킨다. 다시 말해, 불쾌한 기분을 참을 수 없어 자기 자신이나 자신이 경험한 일을 부인하는 것이다. 진에개는 자신을 좀 더 면밀히 연구하는 능력을 없애 버린다. 부인하고 저항하는 대상을 관찰하는 것은 심리적으로 불가능하기 때문이다. 탐욕개와 진에개가 자기 존재와의 투쟁을 부채질하며, 인간의 번뇌는 주로 이 두 가지로 표현된다.

수면개와 도회개는 탐욕개와 진에개와 비슷하게 쌍으로 다니는 것으로, 근원적인 불만족에서 기인한 습관적인 대처 전략이다. 어떤 프로그램에 정착하지 못하고 리모컨으로 TV 채널을 이리저리 돌릴 때처럼 어떤 순간에 자극을 받지도 않고 관심도 없을 때, 우리 정신은 만족할 줄 모르는 양극단 사이에서 흔들릴 수 있다. 집착할 무언가를 간절히 찾아 헤매며 여기저기로 무모하게 뛰어 돌아다니거나, 아니면 멍한 상태에 빠지는데, 두 가지 모두 우리를 만족시키지 못한다. 수면개와 도회개는 과거에 느낀 큰 불만이나 실망이 표면으로 드러나는 것일 때가 많다. 오랜 시간 마음 깊은 곳에 쌓여온 불만과 실망은 권태와 태만 같은 미숙한 행동을 낳는다. 따분함과 정신적 나태함은 신체적 피로와 다르다. 신체적으로 충분한 휴식을 취한 뒤에도 계속되는 것이 여기서 말하는 따분함과 정신적 나태함이다.

의개는 의심하는 번뇌로, 우리를 가장 무기력하게 만들 수 있는 번뇌이다. 부정적인 자기 이미지에 스스로를 가두게 되기 때문이다. 여기서 말하는 의심은 호기심을 갖고 탐구하는 것과는 다르다. 의심은 성실한 고찰 없이 섣부른 결론으로 모든 가능성을 배제하는 닫힌 마음이다. 이러한 의심은 내면 깊은 곳의 두려움을 피하려는 생각에서 비롯된다. 그리고 비극적이게도 우리를 묶고 있는 족쇄로부터 벗어나기 위해 필요한 도움을 구하지 못하게 막는다.

수련과 명상을 하면서 자신의 내면세계와 점점 친밀해지면 자기 안의 다섯 가지 번뇌를 더 극명하게 보게 된다. 그리고 그 번뇌들이 실체가 있는 것이 아니며 자기 스스로 만들어 낸 것임을 깨닫게 된다. 설사 괴롭더라도 감정적으로 반응하거나 섣불리 판단하지 않는 직관의 시간을 통해 우리 내면의 번뇌와 부정적인 생각들의 민낯을 보게 된다. 이때 필요한 것은 자기 안에 있는 모든 괴로움을 기꺼이 인정하고 느끼려는 마음이다. 그것을 통해 우리는 감정을 조금 더 잘 다루고 여과시킬 수 있게 된다. 감정을 적대시하지 않고 따뜻함과 넉넉한 마음으로 인식할 수 있기 때문이다. 번뇌의 마음을 애정과 관심으로 걸러내어 부드럽고 희망찬 마음으로 바꿀 수 있다. 이런 식으로 다섯 가지 번뇌는 우리를 풍부한 정서적 함양과 힘으로 이끌어 주는 신성한 문이 될 수 있다.

번뇌를 해결하는 일은 이 수련에서 가장 힘든 측면 중

하나지만 그것이 초보자들이 중도에 포기하는 이유이기도 하다, 우리를 가장 자유롭게 만들어 주는 일이기도 하다. 수련을 한다고 번뇌가 없어지는 것은 아니다. 번뇌와 싸우거나 무시하는 일을 멈추는 것이다. 더 이상 먹이를 주지 않으니 굶어서 멸종하는 것이다. 이것을 찰나의 해방이라고 부른다. 식생활을 변화시켜서 모든 것에서 다른 맛이 나기 시작하는 것이다. 번뇌가 우리 안에 들어왔을 때 판단하지 않은 채 가만히 주의를 기울이면 결국 번뇌는 재앙을 일으킬 능력을 점점 잃다가 밖으로 사라진다.

자기 안에 번뇌가 생겼음을 인정하는 쉬운 방법은 그것이 나타났음을 정확히 알아보는 것이다. 예를 들어, 앉아서 호흡을 바라보고 있으면 즐거운 환상으로 빠져드는 자신을 발견할 수 있다. 거기서 빠져나오려면 그것은 탐욕이라고 속으로 말하고 다시 호흡으로 돌아온다.

내가 처음으로 S. N. 고엔카 S. N. Goenka 밑에서 10일 동안 수행하면서 위파사나 수련을 했을 때, 가장 단순한 명상법을 따르는 것이 너무나 힘들었다. 내 정신은 고통스러울 정도로 잠시도 가만히 있지 못하고 매 순간 이리저리 날뛰었다. 동시에 몸의 통증도 참기 힘들 정도였다. 나는 수행을 끝까지 해내고 내면의 고통에 무너지지 않기로 마음먹었다. 매일 동 트기 전에는 내 안에 있는 전사를 불러내 고통스러운 하루를 견뎌 낼 수 있도록 도움을 구했다. 하루가 끝날 때면 무너지지 않고, 패배를 인정하지 않고, 도망치지 않기 위해서 모든 힘을 다 동원해야 했다.

4일째쯤 되던 날에야 조금 진정이 되어 명상에 도움을 주기 위한 가르침이 귀에 들어오기 시작했다. 꼼지락거리고, 기침을 하고, 한숨을 쉬기도 하는 사람들 사이로 고엔카의 인도 억양이 뚫고 들어와 '절박한 심정'을 바라보라고 할 때, 마음이 진정되고 편안해지기 시작했다. 나 혼자만 느끼는 것 같던 감정을 그가 인정하고 언급하는 것을 듣자 무척 안심이 되었고, 끈질긴 자기 연민도 어느 정도 누그러들었다.

6일째 되는 날은 드디어 10일을 채울 수 있을 거라는 확신이 생겼고, 기대하지 않았던 평정심을 가질 수 있게 되었다는 사실에 놀라고 기뻤다. 그리고 그날 오후에야 나는 그동안 고엔카가 해온 이야기가 무엇이었는지를 제대로 들을 수 있을 만큼 정신이 맑아졌다. 그는 그때까지 '절박한 마음 desperation'에 주목하라고 한 것이 아닌 '호흡 respiration'을 바라보라고 한 것이었다. 지난 며칠간의 힘든 시간 동안 나를 지탱해 주었던 것은 다름 아닌 내 마음이었던 것이다. 그런 사실을 깨닫자 모두들 조용히 명상하고 있는 중에 그만 웃음이 터져 나왔다.

열흘간의 수행을 마친 후, 명상이 내 정신의 갈라진 틈을 열어 주고 내 안에 있는 많은 망상을 드러내 주어 그 뒤에 무엇이 있는지 볼 수 있게 해준다는 것을 깨달았다. 그리고 명상은 평생 노력할 가치가 있는 일이라는 확신이 들었다. 또한 언젠가 내가 명상을 가르치는 날이 온다면, 우리 안에 오고 가는 모든 감정에 마음을 열고 온전히 받아들임으로써 우리 내면의 고통의 시간들이 희망의 밑거름이 된다는 것을 깨닫도록 도와주리라 결심했다.

● 정념

정념은 마음챙김을 제대로 하는 것을 뜻한다. 붓다는 마음챙김의 중요성과 함께 몸과 정신을 꼼꼼하게 관찰할 필요성을 강조했다. 이 수련은 고뇌 우리가 모든 일과 사물에 반응하는 패턴의 근원을 대면하게 해주고, 궁극적으로 자신의 현명한 본성을 이해하도록 자극해 준다. 자신을 더 잘 이해하기 시작하면 습관적으로 반응하려는 충동을 누그러뜨릴 수 있다.

존재의 본질에 대한 세심한 탐구는 인식과 인식의 대상을 구분할 수 있게 해준다. 끊임없이 변화하는 것 예를 들어 호흡과 항상 곁에 있는 것 호흡에 대한 인식을 구분할 수 있게 된다. 이런 구분은 붙잡을 수 없는 것 끊임없이 변화하는 특성들에 덜 집착하게 해준다.

붓다는 깊은 산속의 호수에서부터 우는 아기에 이르기까지 이 세상에 존재하는 모든 것은 각각의 존재 이유가 있다고 했다. 즉, 모든 존재는 어떤 조건에 따라 이 세상에 존재하게 된 것이다. 그리고 모든 존재들은 세 가지 특징을 가지고 있으며, 그 세 가지 특징은 깊이 생각해 보고 탐구해 볼 가치가 있다고 했다. 그 세 가지 특징은 무상無

常, 고苦, 무아無我다. 이것을 알지 못하면 집착하고, 결국 고뇌하게 된다.

형체를 지닌 모든 존재들의 공통분모는 태어나고 죽는다는 사실이다. 모습을 지니고 있는 모든 것은 특정 조건들이 합해져서 생겨난 것이며, 존재하는 동안 변화하고, 결국 특징이 바뀌고 불안정해지면서 약화되고 소멸한다. 이런 끊임없는 탈바꿈의 순환이 '무상'의 의미다. 우리 존재의 모든 차원에서 무상을 탐구하는 것이 불교 명상의 근본 주제다. 마음챙김은 결국 변화를 인식하는 것이라고도 표현할 수 있다. 평범해 보이는 순간이 사실은 계속해서 변화하고 있다는 것을 이해하면 삶의 매 순간을 친밀하게 느낄 수 있다.

두 번째 특징인 '고'는 영원하지 않고 계속 변하는 존재는 본질적으로 믿을 수 없음을 나타낸다. 끊임없이 변화하기 때문에 그 어느 것도 똑같은 상태를 무한히 유지하지 못한다. 그런 사실을 알지 못하면 덧없이 금방 사라질 것을 영원하다고 착각하게 된다. 인간은 소중하게 생각하는 것에 집착하도록 타고났다. 그런 애착 대상을 잃어버리면 배신당했다고 느낀다. 우리가 무의식적으로 집착하는 모든 것은 그것을 잃었을 때 고통을 수반한다. 이렇게 모든 것은 변화할 수밖에 없다는 엄연한 사실에 저항하다 보면 고뇌가 일어난다. 사물과 사람이 궁극적으로 만족스럽지 않은 것은 끊임없이 변화하는 본질 때문이 아니라 그것들이 영원할 거라는 생각에 우리가 집착하기 때문이다.

세 번째 특징인 '무아'는 모든 것이 서로에게 의존하고 있음을 인식하라는 것이다. 붓다는 우주의 만물은 독립적인 개체로 따로 떨어져 존재하는 것이 아니라고 했다. 그는 현실을 영원하지 않은 상호 의존적인 것들이 한데 섞여 있는 상태라고 묘사했다. 이처럼 독립적인 본질이 없는 상태를 '무아'라고 한다. 예를 들어 우리는 나무를 다른 것들과 따로 떨어진 독립체라고 생각하지만, 숲, 흙, 태양, 공기를 없애면 나무는 존재할 수 없다. 영원하며 독립적인 나무라는 자아는 없다. 마찬가지로 '나'라는 개념은 따로 떨어져 있는 것 같지만, 나무의 여러 부분들과 마찬가지로 많은 것들이 섞여 일시적으로 만들어진 존재이며, 변화하는 특징들에 영향을 받는다. 견고한 자아라는 가설에 대해 연구하는 것이 불교의 명상 수련의 주된 동기다. 마음챙김은 인식이라는 광대한 영역을 발견하게 하고, 영원한 자아에 매달리려는 마음을 버릴 수 있게 해 준다.

마음챙김의 네 가지 기초

마음챙김 수련에는 서로 연관된 네 가지 경험의 영역이 동원되는데, 이것을 마음챙김의 네 가지 기초라고 부른다. 이 자기 성찰의 네 가지 영역은 몸, 감정, 정신, 정신의 대상이다.

● 마음챙김의 첫 번째 기초 - 몸

우리가 경험하는 일들의 유쾌한 측면과 불쾌한 측면을 모두 편견 없이 관찰할 수 있게 되면 겉보기에 독립적으로 보이는 특성들이 본질적으로는 견고한 실체가 없다는 것을 알게 된다. 경험의 한 요소를 면밀하게 살펴보면 그것은 다시 여러 가지 특징들로 나뉘고, 그 특징들은 각기 우리의 주의를 끄는 새로운 대상이 될 수 있다. 예를 들어, 허리 통증은 숨을 쉴 때마다 사나운 파도처럼 왔다가 사라지는데, 각각의 파도는 강도, 길이, 위치가 모두 다르다. 매번 다른 위치에서 다른 강도와 다른 길이로 통증이 일어났다가 사라진다.

이것이 마음챙김의 첫 번째 기초인 몸에 대한 마음챙김으로, 고통을 막으려고도, 무시하지도 않는 것이다. 쾌락의 경우도 마찬가지다. 그 대신 감각의 세계가 우리 안에서 펼쳐지는 것을 직접적이고 온전하게 경험한다. 그 감각이 유쾌하든, 불쾌하든, 혹은 평범하든 간에 모든 감각을 능동적으로 관찰한다.

● 마음챙김의 두 번째 기초 - 감정

감각의 모든 영역과 우리 몸이 경험하는 것으로 주의를 돌릴 수 있게 되었다면, 이제는 감정과 정신의 영역을 수련할 차례다. 허리의 통증에만 관심을 갖는 것이 아니라 통증을 해석하고 통증에 대한 반응에도 관심을 가질 때다. 욱신거리는 통증을 인식하는 것에서 감정적 불편을 인식하는 것으로 옮겨 가야 한다. 감정은 피할 수 없는 실망에서부터 노골적인 경멸에 이르기까지 매우 다양하다. 신체적 감각을 간섭하지 않고 그대로 지나갈 수 있게 한 것과 마찬가지로, 이제는 감정이 숨 쉴 공간을 줘야 한다. 이것이 마음챙김의 두 번째 기초인 감정에 대한 마음챙김이다. 불안감을 느낄 수도, 편안함을 느낄 수도 있다. 어느 쪽이든 그 감정에 편견 없이 온전히 주의를 기울여야 하고, 감정대로 행동하려는 습관을 억눌러야 한다.

자신이 느끼는 감정을 관찰하면서 그 감정이 내 몸 어디에 살고 있는지, 어디에 살면서 나를 몸에 대한 마음챙김으로 계속 데려가는지를 살펴본다. 자신이 느끼는 감각과 그 감각과 자신의 관계 사이의 연관성을 추적하며 감각을 하나씩 구분한다. 고통은 고통일 뿐이고, 쾌락은 쾌락일 뿐이다. 그것은 우리 두뇌가 피할 수 없는 현실이라고 등록해 놓은 것들로, 우리가 직접 지각하는 것들이다. 반면에 우리가 그런 감정들을 어떻게 느끼고 어떻게 이해하는지는 훨씬 미묘하고 파악하기 힘든 일이다.

자신이 느끼는 감정에 억눌리거나 감정에 동화되지 않기 위해서는 집중력을 길러야 한다. 그것이 호흡 수련을 하는 이유다. 숨 쉬는 것을 특별하다고 생각하는 사람은 거의 없을 것이다. 따라서 호흡에 대해서는 중립적일 수 있다. 호흡을 인식함으로써 자극에 대한 반응을 다스리는 일은 감정 패턴과 사고 패턴에 대한 마음챙김을 할 때 한층 더 필요하다. 힘겨운 정신 상태로 길을 잃고 헤매고 있을 때 호흡은 최고의 협력자가 되어 우리를 원래의 자리로 돌려보내 준다. 따분하든, 우울하든, 신이 나든, 우리 몸이 느끼는 다양한 감정을 따라가면서 매 순간 호흡을 돌아보며 주의를 유지하는 능력을 계속해서 키울 수 있다.

● **마음챙김의 세 번째 기초 - 정신**

편안하게 주의를 집중하고 있으면 비난하거나 회피하지 않고 자신을 이해하는 법을 배울 수 있다. 그리고 우리가 어떤 경험을 할 때 그 경험을 개념화하느라 눈앞의 삶을 제대로 느끼지 못하는 습관을 버리고 경험을 고스란히 느낄 수 있다. 시간이 지나면서 자신의 생각이 들어오고 나가는 것을 마치 호흡을 바라보듯 가만히 바라보는 능력을 기를 수 있다. 이것이 정신에 대한 마음챙김이다. 우리의 생각이 심오한 것이든 불경한 것이든, 마치 물 위에 글자를 쓰는 것처럼 생각이 의식을 통과하여 그대로 지나가게 놔두는 법을 배울 수 있다.

정신적으로 더욱 깨어 있게 되면서 부정적인 생각은 약화되고 긍정적인 생각은 강하게 키울 수 있다. 그리고 이렇게 긍정적이고 건강한 생각을 하고자 하는 노력은 자애롭고 자비로운 마음을 키워 준다. 이 단계에서는 이처럼 정신을 통해 마음을 훈련한다.

'자애와 자비 명상 수련'에서 사용되는 간결하고 함축적인 문구들이 많이 있다. 그중에서 다양하게 사용할 수 있는 몇 개를 골라 소개한다. 전통적으로는 먼저 스스로에게 자비가 담긴 말을 건네면서 수련을 시작한다. 그리고 용기와 자신감이 커질수록 용기를 북돋우는 말을 다른 사람들에게도 전하는 연습을 한다. 먼저 사랑하는 사람들에게 전하기 시작해 멘토나 후원자, 좋지도 나쁘지도 않은 사람, 그리고 마지막으로 적대적인 사람들에게도 전한다. 이 수련을 제대로 하면 모든 존재의 안녕과 행복을 바라는 관대한 마음을 갖게 된다.

필요한 감정을 정확히 담고 있다면 하나의 구절만 갖고 수련해도 되고, 몇 개를 번갈아 가며 수련해도 된다. 마음챙김 수련을 자비 문구로 시작해도 되고, 중간에 그 문구를 떠올려도 되고 나는 긴 요가 자세를 할 때 그 문구를 암송하곤 한다, 수련이 끝날 때 마무리로 문구를 암송해도 좋다. 수련을 시작할 때 자신에게 이 문구를 전하고, 끝낼 때는 다른 사람들에게 보내는 것도 좋다. 자비 명상을 해볼 수도 있고, 자비를 강조하는 수행에 참가할 수도 있다.

이 간단한 메시지는 두뇌에 필수적인 영양분이 되어 새로운 신경 연결 통로를 안정시켜 주고 자포자기하는 습관과 현 상태에 안주하는 습관을 없애 준다. 격식을 갖춰서 문구를 암송하든, 생각날 때마다 문구를 떠올리든,

지속적으로 자비가 담긴 문구로 정신을 적셔 주자. 그러면 평상시의 태도가 점점 바람직해지고, 바람직한 정신과 태도가 마음으로 전해질 것이다.

고전적인 자애의 기도문
- 내가/당신이 두려움과 해악에서 자유로워지기를.
- 내가/당신이 지금 그대로의 모습에 만족하기를.
- 내가/당신이 무슨 일이 일어나든 마음의 평화를 잃지 않기를.

고전적인 자비의 기도문
- 내가 외로움을 느낄 때는 다른 사람들도 외로움을 느낀다는 것을 압니다. 나의 외로움을 받아들이고 다른 이의 도움을 기꺼이 받게 하소서.
- 당신이 외로움을 느끼는 순간 나 역시도 그 감정을 느낄 수 있습니다. 우리 함께 외로움을 받아들이고 기꺼이 서로를 돕게 하소서.
- 내가 사랑을 받는다고 느낄 때 다른 사람들도 그런 감정을 느끼고 싶어 한다는 것을 압니다. 우리 모두가 충만한 사랑의 마음을 느끼게 하소서.

우리가 마음챙김 수련을 통해 변화시키려는 정신 상태는 탐욕탐.食, 성냄진.嗔, 어리석음치.痴이다. 붓다는 이 세 가지를 '삼독三毒'이라고 불렀다. 내면의 삶을 오염시키고 타고난 자비심을 발휘하는 것을 교묘히 방해하기 때문이다. 이런 습관적인 태도는 선의를 잊게 만들고 부정적으로 그런 태도를 표출하게 만든다. 그런 생각이 떠오를 때는 신경 써서 귀를 기울이되, 바람직하지 않은 생각에 동조하지 않고 변화하는 감정의 파도를 자연스럽게 타는 법을 배워야 한다. 그러면 새로운 가능성이 찾아오고, 스스로를 고뇌로부터 자유롭게 하는 치유의 길로 나아가게 될 것이다.

● **마음챙김의 네 번째 기초 - 정신의 대상**

우리 내면세계의 미묘한 측면에 주의를 집중하기 시작하면, 주의의 대상이 되는 다양한 것들을 심사숙고하는 훈련을 할 수 있다. 이것이 마음챙김의 네 번째 기초다. 마음챙김의 네 번째 기초는 다면적이기 때문에 여기서는 한 가지 측면, 즉 우리의 주변 환경에 대한 마음챙김만 분리해서 생각하도록 하겠다.

앞의 세 가지 기초는 모두 우리의 내면세계와 관련이 있지만감각, 감정, 생각, 네 번째 기초는 눈에 보이는 것, 들리는 것, 냄새, 기온 등 외부로 주의를 돌릴 수 있게 해준다. 그러면 우리는 다시 외부의 자극과 관련한 우리의 감각, 감정, 생각을 추적하게 된다. 이런 훈련을 하기 위해 적막한 지하실 같은 곳에 스스로를 격리시킬 필요가 없어진다. 그 대신 반응에 기초하여 행동하려는 평소의 충동을 억누른 채 변화하는 특징들에 자신이 어떻게 반응하는지 지켜보면서 인생이 흘러가는 대로 놔둘 수 있다. 소리가 시끄럽든 듣기 좋든, 자연스럽게 그 소리가 우리의 주의로 들어오게 하고, 아무 생각 없이 듣던 소리가 언제부터 소음에 대한 혐오감이나 혹은 좋은 소리를 듣고 싶다는 갈망으로 넘어가는지를 느껴 본다. 마음챙김의 이러한 측면은 혐오감이나 갈망이 그 자체로 별개의 것이 아니라 우리 안에 있다는 사실을 알게 해준다.

긴장을 풀고 자신이 경험하는 것에 마음을 열고 받아들이는 법을 배우면서, 자기 정신의 본성을 살피고 인식 자체에 주의를 기울이는 방법을 탐구할 수 있다. 티베트의 한 젊은이에 대한 유명한 일화가 있다. 큰 뜻을 품은 그 젊은이는 마음챙김 훈련을 몇 년 동안 받고 나서 가르침을 더 얻기 위해 스승을 찾아갔다. 스승은 그에게 다양한 감각, 감정, 생각을 뒤쫓는 대신 명상하는 모든 순간에 자신의 마음을 찾아보라고 말한다. 더욱 발전할 수 있다는 생각에 기뻐하며 젊은이는 명상을 하던 굴로 서둘러 돌아가 수련을 계속한다. 그런데 몇 달 지나지 않아 젊은이는 낙담한 채 스승을 다시 찾아왔다.

"스승님께서 제게 호흡을 따라가라고 하셨을 때, 처음에는 주의가 산만했지만 그것이 가라앉고 나자 호흡의 주기를 전보다 쉽게 따라갈 수 있었습니다. 그다음에 저의 수많은 감각, 반응, 생각을 관찰하라고 하셨을 때도 내면에서 일어나는 일들을 외부에서 일어나는 일들과 동일시하지 않고 순수하게 관찰할 수 있었습니다. 그런데 지금 저는 완전히 패배한 기분입니다. 지금까지의 수련이 아무 소용이 없었던 것 같습니다. 이제는 제 마음을 찾으려고 할 때마다 이것이 사라져 버립니다. 아무리 찾으려 해도 제 마음을 찾을 수가 없습니다!"

실의에 빠진 채 흐느끼면서 젊은이는 자신이 가르침을 제대로 받을 그릇이 못 되는 걸 용서해 달라며 자리에서 일어선다. 스승이 문밖으로 나가려는 젊은이를 불러 세우자 젊은이는 고개를 숙인 채 스승의 질책을 기다린다. 그러나 스승은 의미를 알 수 없는 미소를 띤 채 천천히 다가와 제자의 눈을 바라보며 이렇게 말한다. "너는 아주 잘하고 있다. 앞으로 평생 그렇게 수련하면 된다."

인내심을 갖고 정체성에 대한 근원적인 질문을 계속 던지다 보면, 자신의 몸, 감정, 혹은 생각을 자기 자신이라고 여기는 습관적 시각이 약해지기 시작한다. 그리고 잠시 머물렀다 사라지는 현상들보다 더 크고 무게 있는 어떤 것을 경험할 수 있게 된다.

우리가 생각하는 자아는 실제로는 실체가 없는 허상이라는 것을 처음 깨달을 때는 혼란스러울 수 있다. 그렇다고 우리가 '나'라고 부르는, 여러 가지 기능을 하는 고유한 자신이 사라지는 것은 아니다. 그러나 좋은 스승에게 적절한 도움을 받으면서 수련을 계속하면, 그런 깨달음은 경직된 사고를 풀고 자기 인식의 한계를 넘어서서 세상을 볼 수 있는 길을 닦아 줄 것이다.

20
마음챙김 명상 수련

마음챙김 수련을 시작하려면 세 가지 중요한 점을 알고 있어야 한다. 첫 번째는 자세를 잡고 집중하는 것이고, 두 번째는 한 가지에 닻을 내리고 인식하는 현상을 말로 간단히 표현하는 것이며, 세 번째는 받아들이고 놓아 버리는 것이다.

자세 잡고 집중하기

자리에 앉아서 마음챙김 수련을 시작하려면 우선 자기 몸을 잘 인식해야 한다. 최소 10분 동안 편하게 앉아 있을 수 있는 자세를 선택해 앉는다. 그런 자세 중 하나가 흔히 양반다리라고 하는 자세다. 무릎을 접은 채 다리를 옆으로 넓게 벌리고 앉아 골반 앞에서 두 발이 교차하여 발목이 서로 닿게 한다^{사진 20.1 참고}. 사타구니 근육이 당기면 양쪽

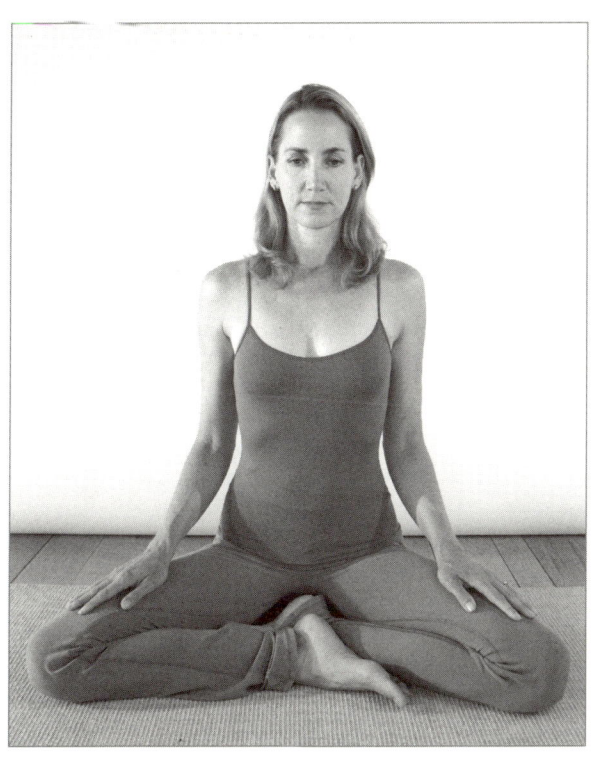

사진 20.1 양반다리 자세

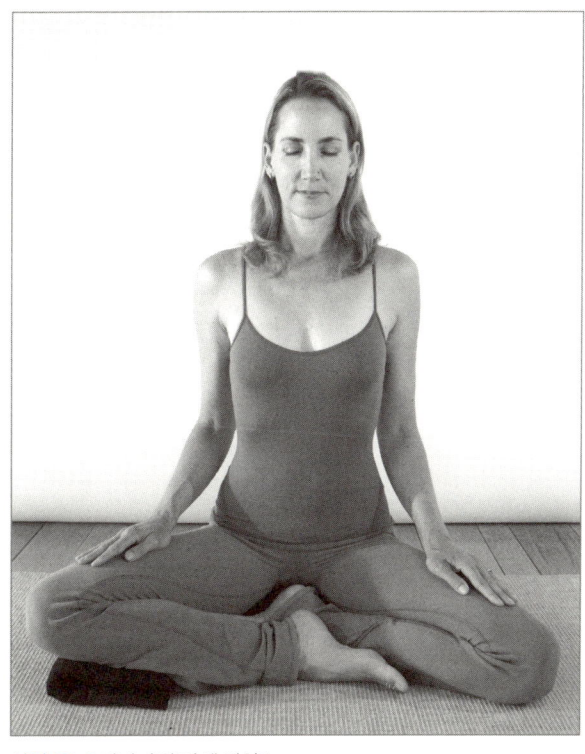

사진 20.2 양반다리 자세 변형1

20 마음챙김 명상 수련 195

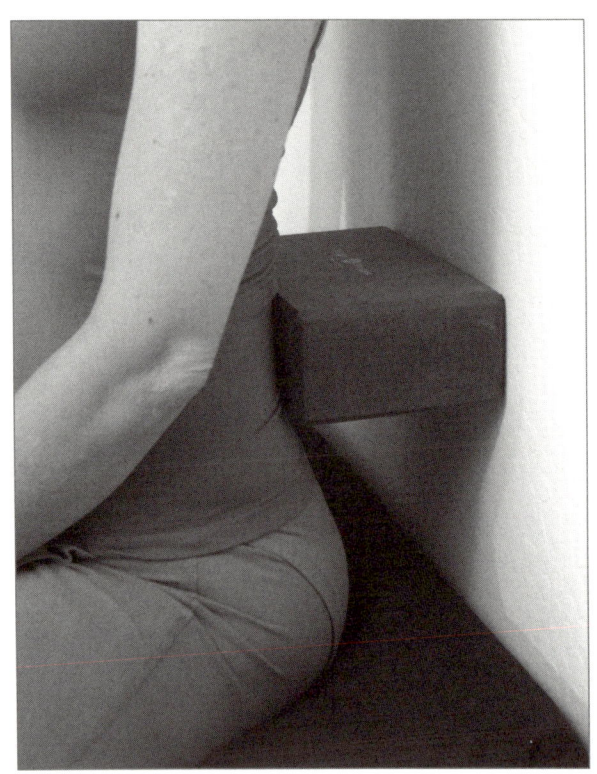

사진 20.3 양반다리 자세 변형2

무릎이나 한쪽 무릎 밑에 쿠션을 받치면 무릎에 안정감이 생길 것이다사진 20.2 참고. 만성적인 허리 통증이 있다면 벽 앞에 앉아서 요추와 벽 사이에 부드러운 블록 같은 것을 끼워 넣는다사진 20.3 참고. 체중이 엉덩이로 실리는 것을 막으려면 좌골 밑에 쿠션이나 베개를 받쳐서 골반이 앞으로 살짝 기울어지게 해도 된다. 체중이 엉덩이로 실리면 좌골 절흔을 눌러서 좌골 신경통을 일으키거나 악화시킬 수 있다. 몸이 불편해 자리에 누워 있는 사람이라면 누워서 하되 눈을 떠서 잠이 들지 않도록 한다.

양반다리 자세의 변형으로 두 발을 각각 반대쪽 무릎 밑에 놓는 편안한 자세수카아사나, Sukhasana를 할 수 있다사진 20.4 참고. 또는 한 발을 반대쪽 발목 밑에 놓는 명상 자세싯다아사나, Siddhasana를 할 수도 있다사진 20.5 참고.

엉덩이 바깥쪽이 당기거나 좌골 신경통이 있는 사람은 다리를 꼬는 자세보다는 번개 자세바즈라아사나, VajrasanaVajrasana를 하는 것이 좋다. 번개 자세는 무릎을 꿇고 엉덩이 밑에 쿠션을 깔고 앉는 자세다사진 20.6 참고. 이 자세는 자

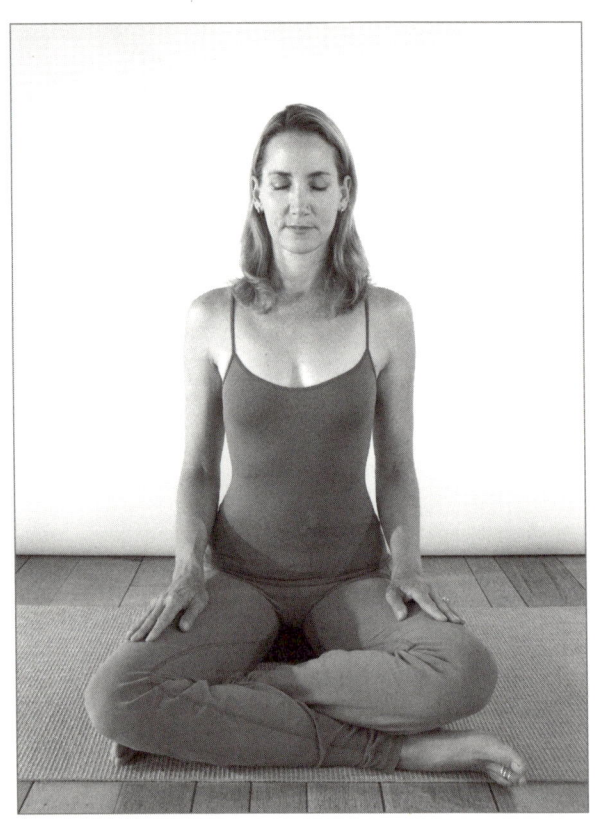

사진 20.4 편안한 자세

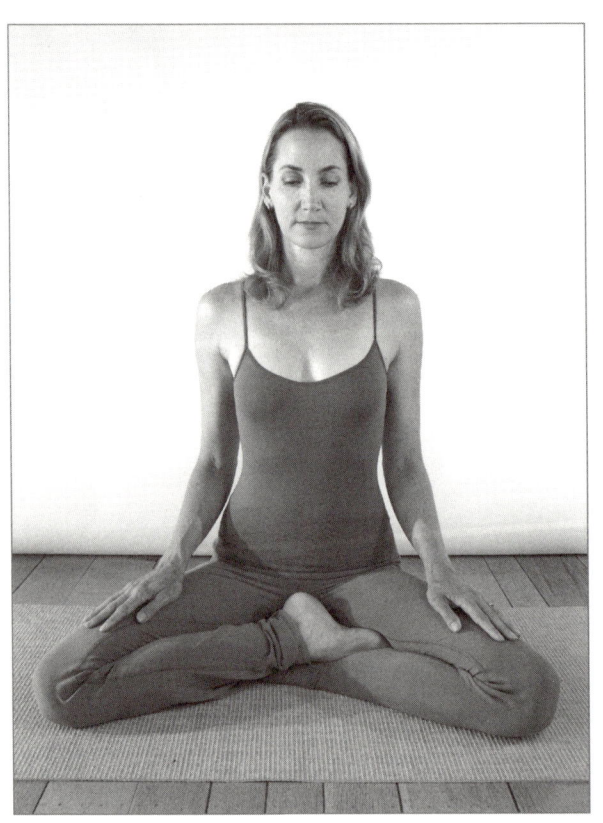

사진 20.5 명상 자세

연스럽게 골반이 앞으로 기울어져 허리가 곡선을 이루는 데 도움이 된다. 이 자세에서는 벽과 허리 사이에 블록을 댈 수 없다.

엉덩이 바깥쪽이 유연하다면 반 연꽃 자세 아르다 파드마 아사나, Ardha Padmasana를 해도 된다. 한쪽 발을 반대쪽 허벅지 위에 놓고, 아래에 놓인 발은 발바닥을 반대쪽 허벅지 안에 넣고 발꿈치는 회음부 가까이에 놓는다 사진 20.7 참고. 아니면 양쪽 발을 모두 반대쪽 허벅지 위에 놓는 연꽃 자세 파드마아사나, Padmasana를 해도 된다 사진 20.8 참고.

자세를 선택했으면 그 자세를 하고 앉는다. 척추를 길게 늘이고 등과 허리가 자연스러운 곡선을 이루게 한다. 몸 앞에서 두 손을 모아 엄지손가락은 가볍게 서로 붙이고, 왼손 손가락들이 오른손의 마디 사이에 놓이게 한다. 손은 허벅지 위에 놓아도 되고 허벅지보다 살짝 위에 놓아도 된다. 아니면 두 손을 손바닥이 아래로 가게 해 허벅지 위에 놓아도 되는데, 이때 손이 너무 무릎 쪽으로 가도 안 되고 그러면 몸을 앞으로 기울일 때 무릎과 허리에 압력이 가해진다, 엉덩이에 가깝도록 너무 뒤에 놓아도 안 된다 그러면 무의식

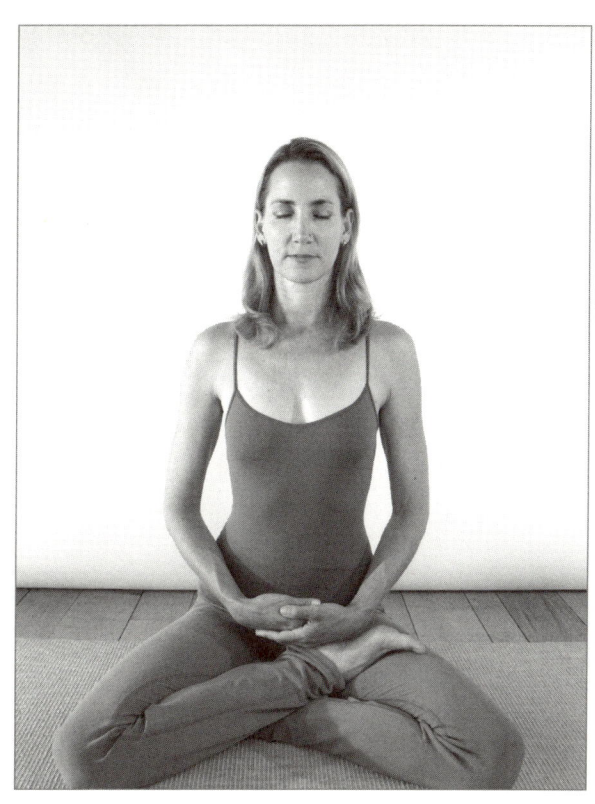

사진 20.7 반 연꽃 자세

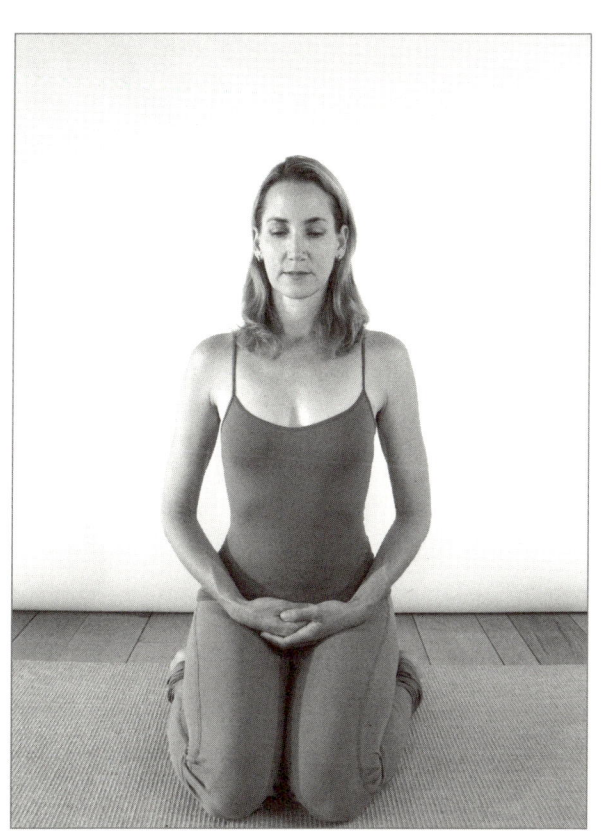

사진 20.6 번개 자세

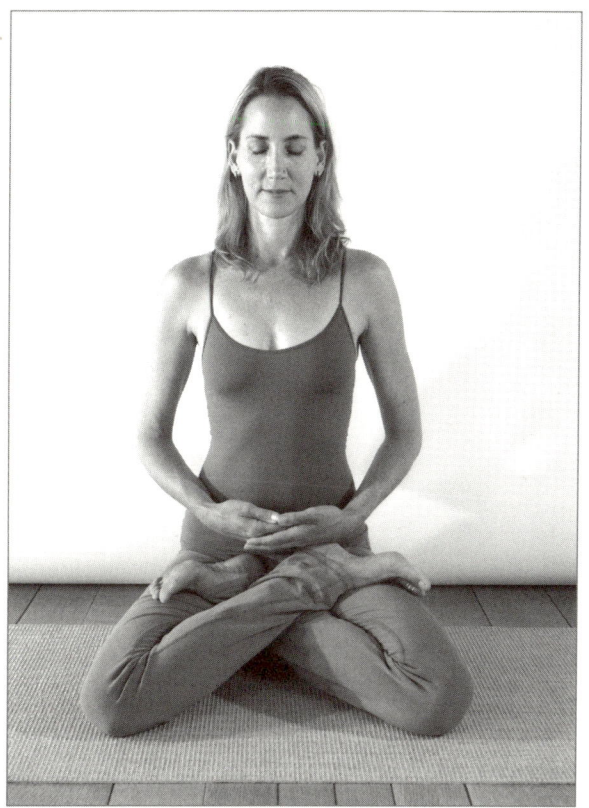

사진 20.8 연꽃 자세

적으로 어깨를 귀 쪽으로 들어 올리게 된다. 손의 자세가 제대로 되었으면 팔꿈치가 자유롭게 움직이고 어깨는 아래로 편안히 내려와 있을 것이다. 몸통은 엉덩이 위에 똑바로 세우고 정수리는 하늘을 향하게 한다. 얼굴 근육의 긴장을 풀어서 턱이 편안히 아래로 내려오고 혀도 입천장이나 아래에 붙이지 않고 편하게 놔둔다. 시선은 아래를 향하게 하거나, 가느다란 한 줄기 빛만 보일 정도로 눈을 감는다. 이렇게 하면 명상 준비는 다 된 것이다.

자세를 잘 잡고 앉았으니 이제 주의를 집중해 보자. 우선 움직이지 말고 가만히 있자. 열린 창으로 바람이 불어오든 방 밖에서 무슨 소리가 들리든 신경 쓰지 않는다. 여기서는 어떤 특별한 조건을 유지할 필요는 없다. 모든 상황에 마음을 열고 수련하는 것이기 때문이다. 명상을 본격적으로 시작하기 전에 영감을 주는 구절을 암송하면 수련의 가치와 중요성을 상기할 수 있다. 그러면 어떠한 어려움이나 의심이 느껴져도 포기하지 않을 수 있다.

참고로 나는 명상을 할 때마다 다음의 세 문장을 암송하고 시작한다.

- 지금 나는 모든 존재하는 것들을 위해 마음을 열고 인식할 것을 다짐한다.
- 나는 인식하는 일이 헤아릴 수 없을 만큼 소중한 가치를 지녔다는 걸 인정한다.
- 지금 이 순간, 어떠한 조건과 상황에서도 나는 모든 것을 인식할 수 있을 것이다.

이렇게 마음을 열고 인식할 것을 다짐하면서 내면에 집중하겠다고 결심하면 수련이 자신뿐만 아니라 자신이 만나는 모든 존재들에게 도움이 될 것을 기억하게 된다. 제대로 인식하며 살아가는 것이 무척 가치 있는 일이라는 것을 기억하면 지금 명상 대신 할 수 있는 다른 일들에 대한 집착을 놓을 수 있다. 자신이 인식할 수 있다는 걸 기억하면 무관심하지 않을 수 있고, 인식하려는 대상이 추상적인 미래의 머나먼 목표가 아님을 상기하게 된다. 그것이 무엇이든 지금 이 순간 내가 경험하는 일을 있는 그대로 인식하는 것이다.

나는 날이 갈수록 '어떤 조건과 상황에서도'라는 마음가짐이 가장 중요하다는 것을 알 수 있었다. 그렇게 마음먹으면 어떤 변명도, 불평도 할 수 없고, 딴생각을 할 수도 없다. 재앙에 가까운 일이나 엄청나게 좋은 일이 있을 수도 있지만 그런 일도 있는 그대로 인식 속으로 가져온다. 그렇게 마음을 먹으면 인생의 모든 변화 속에서도 인식 속에서 위안을 얻을 수 있다.

닻을 내리고 인식하는 현상을 말로 표현하기

자세를 잡고 집중했으면 이제는 수련의 핵심으로 들어가자. 수련의 핵심은 한 가지 대상에 닻을 내리고 주의를 집중하고 인식하는 현상을 말로 표현하는 것이다. 이제 호흡에 닻을 내리고 감각, 감정, 정신을 포함하는 더 넓은 인식으로 마음을 열 때다. 한 곳에 주의를 집중하는 것은 명상의 기본이다. 특히 불교 명상에서는 주의 집중이 중요하다. 불교에서는 그것을 샤마타shamatha라 부르는데, '고요'를 뜻한다. 명상을 시작하면서 이렇게 한 곳에 주의를 집중하는 목적은 마음을 가라앉히고, 편안하면서도 초롱초롱하게 깨어 있는 정신 상태를 기르기 위한 것이다. 정신이 산만해지기 쉬울 때는 순간순간의 경험을 꾸준히 탐구하기 어렵다. 따라서 한 가지에 주의를 집중하고 순수하게 관찰하는 이 간단한 연습은 명상 수련의 기초다.

고요하게 집중하는 능력을 기르기 위해 자주 사용되는 방법이 호흡을 인식하는 것이다. 들이쉬고 내쉬는 숨에 주의를 기울이는 것을 '아나파나사티anapanasati'라고 한다. 이 방법은 프라나야마처럼 호흡을 더 좋아지게 해주는 것도 아니고 호흡을 완전히 잊어버리는 것도 아니다. 호흡을 분류하거나, 평가하거나, 잘하려고 하지 않고 자연스럽게 호흡하면서 그냥 호흡을 바라보는 것이다. 콧구멍으로 숨이 들어오고 나가는 것을, 숨이 몸통을 통과하는 것을, 배가 부풀어 오르거나 꺼지는 것을 관찰한다. 이렇게 간섭하지 않고 호흡에 주의를 기울이는 연습을 하면 평소에 자신이 얼마나 쉽게 주변 모든 것에 얽매여 왔는지를 분명히 알 수 있다.

주의를 산만하게 하는 것들을 인식하고 놓아 버리면 집중력이 강화된다. 가끔은 호흡을 5~6번쯤 하다가 갑자기 숨을 멈추게 될 때가 있을 것이다. 과거에 있던 일이 떠올랐거나, 미래의 일을 상상했거나, 현재의 일에 신경을 썼기 때문이다. 혹은 자신의 몸과 정신을 전혀 인식하지 못하고 멍한 상태로 순간순간이 지나갈 때도 많을 것이다.

호흡에 주의를 기울이고 명상을 하자는 결심을 하고 자리에 앉지만 어느 순간 냉장고 문을 열고 서 있는 자신을 발견한다는 남자 이야기를 들은 적이 있다. 이렇게 넋이 나간 상태는 명상과는 정반대되는 것이다. 우리는 충동적 욕구에 이끌릴 때가 많다. 충동적 욕구는 무의식의 영역에서 오는 것으로, 합리적 이유와 탐구가 결여된 조건 반사적 습관이다. 샤마타 수련은 이런 습관적인 행동들을 있는 그대로 선명하게 인식할 수 있게 해준다. 수련을 할수록 이렇게 딴생각을 하거나 정신이 멍해지는 시간은 짧아지고, 그런 생각이 우리를 유혹하는 힘도 약해질 것이다. 정신이 고요하게 집중하는 자연스러운 상태에 있는 것을 좋아하기 시작할 것이다.

자리에 앉아서 들이쉬는 숨과 내쉬는 숨을 따라가려 하지만 산만한 정신을 통제하기가 너무 힘들 때가 있다. 그럴 때는 생각을 이용해서 정신을 훈련할 수밖에 없다. 이때 사용할 수 있는 네 가지 방법이 있다. 그중 한 가지 방법을 쓰면 된다. 첫 번째는 수를 세는 것이다. 숨을 들이쉬면서 '하나'라고 세고, 내쉬면서 숨소리를 잘 듣는다. 다시 숨을 들이쉬면서 '둘'이라고 세고, 또 내쉬는 숨소리를 듣는다. 그런 식으로 10까지 세고 난 다음 호흡의 소리나 감각에 신경 쓰지 않고 쉰다. 만일 10까지 세기 전에 정신이 흐트러진다면 1부터 다시 시작한다. 10까지 셌는데도 호흡에 집중할 수 없다면, 숨을 들이쉬고 9라고 세고 조용히 숨을 내쉬고, 숨을 들이쉬고 8이라고 세고 조용히 숨을 내쉬는 식으로 1까지 센다. 필요하다면 그다음에는 8까지 갔다가 다시 거꾸로 1까지 내려갔다가, 그 다음에는 7까지 갔다가 거꾸로 1까지 내려가도 된다. 그러다 보면 결국에는 정신이 차분해지고 안정될 것이다.

또 다른 효과적인 집중법은 숨을 들이쉬고 나서 이렇게 말하는 것이다. "지금 나는 숨을 들이쉽니다." 그리고 숨을 내쉬고서는 "지금 나는 숨을 내쉬면서 저항감을 내려놓습니다."라고 말한다. 그러고 나서 고요한 상태로 호흡한다. 다시 정신이 산만해지면 호흡을 하면서 위의 말을 반복한다. 필요하다면 여러 번 해도 된다.

세 번째 방법은 자신과 다른 사람들에게 자애심을 갖는 것이다. 호흡을 하면서 마음속으로 "숨을 들이쉴 때는 내가 평화를 느끼고, 내쉴 때는 모두가 평화를 느끼기를."이라고 말한다. 그러고 나서 고요하게 내면의 소리를 듣다가, 호흡을 놓치고 딴생각을 하는 것을 발견하는 순간 다시 마음속으로 위의 말을 반복한다.

네 번째 방법은 단순하다. 호흡을 그냥 바라보는 것이다. 들이쉬는 숨의 처음, 중간, 끝을 잘 바라보고, 내쉬는 숨의 처음, 중간, 끝을 집중해서 바라본다. 숨이 길든 짧든, 깊든 얕든, 매 숨이 마지막 숨인 것처럼 관심을 갖고 바라보고 귀를 기울인다. 이런 식으로 호흡을 탐구하다 보면, 숨을 쉬는 과정에서 자연스럽게 좋은 기분, 나쁜 기분, 좋지도 나쁘지도 않은 기분이 끝없이 순환하는 것을 관찰할 수 있다. 숨을 들이쉬기 시작할 때는 새로운 산소를 들이마셔서 기분이 좋을 것이다. 계속해서 숨을 들이쉴 때는 숨을 쉬는 것을 당연하게 생각할 것이므로 기분이 좋지도 나쁘지도 않을 것이다. 숨을 다 들이쉬고 나면 숨을 오래 참고 있을수록 기분이 안 좋아질 것이다. 그러나 숨을 내쉬기 시작하면 다시 기분이 좋아질 것이다. 그런 식으로 사이클이 반복된다.

호흡의 자연스러운 파도를 관찰하노라면, 모든 경험은 좋은 기분, 나쁜 기분, 좋지도 나쁘지도 않은 기분을 다 갖고 있고, 그 세 가지가 번갈아 가며 나타난다는 사실을 알게 될 것이다. 그런 깨달음을 얻으면 시간이 지날수록 즐거운 기분만 느끼려는 마음은 줄어들 것이고 불쾌한 감정이 든다고 해서 패배감을 느끼는 일도 줄어들 것이다.

네 가지 방법 가운데 자신의 성격이나 성향에 맞는 것을 사용해도 되고, 그때그때 상황에 따라 맞는 것을 사용해도 된다. 편안한 방법을 찾아서 호흡에 집중하더라도 정신이 산만해지는 순간은 있을 것이다. 그렇더라도 걱정하지 않아도 된다. 그것은 충분히 수련되지 않은 사람에게는 자연스러운 현상이고, 스스로에게 애정을 갖고 천천히 해결할 수 있다.

자세를 잡고 호흡에 집중한 후, 마음의 닻을 내리고 인지하는 현상을 말로 표현함으로써 수련의 핵심으로 들어갈 수 있다. 집중하자마자 금방 주의가 산만해질 수 있다. 그렇다고 절망할 필요는 없다. 집중력이란 한 가지에서 다른 것으로 옮겨 다닐 수밖에 없는 것이다. 자신을 질책하기보다는, 마음챙김 수련을 통해 호흡을 더 잘 인식하고 주의가 산만해지는 것을 있는 그대로 바라볼 수 있도록 하자.

며칠 전 아침, 자리에 앉아서 창밖을 내다보고 있을 때의 일이다. 열네 살 된 딸이 방으로 들어왔다. 나는 딸아이에게 어렸을 때처럼 내 무릎에 앉으라고 했다. 아이는 어렸을 때 내가 명상 수련을 하고 있으면 다가와서 엄지손가락을 빨며 조용히 내 무릎에 앉아 있곤 했다. 딸아이는 내 무릎에 앉으면서 이렇게 말했다. "난 명상하는 법 모르는데……." 나는 아이에게 명상은 배워서 하는 것이 아니라고 말했다. 명상은 아주 자연스럽게 이루어지는 일이며 아이도 항상 하고 있는 것이라고 얘기해 주었다. 그 말을 듣자 아이는 편하게 내 몸에 기대어 나와 함께 창밖을 내다보았다. 그러고 있자 곧 우리 두 사람의 호흡은 일치되었다. 파란색 벌새가 진홍색 꽃의 꿀을 빨아먹는 걸 보자 아이는 조용히 손가락으로 새를 가리켰다. 나는 그 동작을 소리 내어 말했다. "봄." 몇 초 후 아이가 자세가 불편한 듯 몸을 뒤척였을 때는 이렇게 말했다. "불편함." 그다음에 아이의 배에서 꼬르륵 소리가 나자 나는 또 이렇게 속삭였다. "배고픔." 그러자 아이는 이렇게 말했다. "아침밥 줘." 그 말을 듣고 내가 또 말했다. "갈망." 그러자 아이는 소리 내어 웃으며 일어나 나를 바닥에서 일으키려 했다. 나는 "저항! 저항!"이라고 소리쳤다.

이날 아침 우리는 10분 이상을 힘들이지 않고 앉아서 마음챙김을 했고, 주의를 집중하면서 여러 가지 현상들이 변화하는 것을 경험했다. 이것이 마음챙김 수련이다.

마음챙김 수련을 할 때는 삶이 자연스럽게 펼쳐지는 동안의 호흡을 바라본다. 그리고 변화하는 상황을 따라가면서 상황을 말로 간단히 표현한 후 다시 호흡으로 돌아온다. 수련을 점점 잘하게 되면 집중의 닻을 호흡에서 몸의 감각으로 옮길 수 있다. 현상이 일어나고 사라지고, 일어나고 사라지는 것을 바라보면서 계속해서 자기 몸이 느끼는 감각에 집중한다. 감각 외에도 감정, 정신 상태, 심지어 주변 환경 속의 소리를 닻으로 삼아서도 똑같은 수련을 할 수 있다. 이렇게 다양한 특징들을 포함시키는 것이 마음챙김의 네 가지 기초를 수련하는 것이다.

변화하는 감각에 초점을 맞추든, 정신 상태에 초점을 맞추든, 주의가 가는 것을 말로 표현한다. 나와 딸아이의 경우를 예로 든 것처럼 간단하게 한 단어로 표현한다. 그러면 자신의 주의를 끈 것이 무엇인지 알기 쉽다. 앞서 소개했던 탐욕개, 진에개, 수면개, 도회개, 의개 등 다섯 가지 번뇌가 정신을 가장 산만하게 만들 것이다. 감각의 영역에서 흔히 우리를 산만하게 하는 것은 욱신거림, 조임, 간지러움, 땀 흘림, 떨림 등이고, 감정의 영역에서는 불편함, 실망, 즐거움, 분함 등이며, 정신의 영역에서는 기다림, 판단, 계획, 염려 등이다. 무슨 일이 일어나는지를 인식하고 그것을 말로 표현한 다음에는 즉시 집중하던 대상으로 다시 주의를 돌려야 한다.

받아들이고 놓아 버리기

깨어 있는 상태를 유지하는 데 도움이 되는 두 가지 태도가 있다. 받아들이는 것과 놓아 버리는 것이다.

마음챙김 수련을 하는 동안은 일어나는 일을 고치거나 비난하려는 태도를 잠시 내려놓는다. 마음을 온전히 챙기려면 마음을 챙기면서 발견하는 것들을 그대로 받아들여야 한다. 경험하는 일 전부를 있는 그대로 받아들이고, 그 경험의 모든 특징에 주의를 기울여야 한다. 그러면서 동시에 실제로 일어나는 일과 무관하게 '어떤 일이 어떻게 일어나야 한다'고 생각하는 습관을 놓아 버려야 한다. 예를 들어, 엉덩이에 통증이 있을 때는 엉덩이가 아프지 않아야 한다는 생각은 버려야 하고 통증에 저항하려는 태도도 버려야 한다. 숲 속의 나무처럼 더위나 퍼붓는 비와 싸우려고 하지 않고, 새의 둥지를 없애려고도 하지 않고, 기어 다니는 벌레를 잡으려고도 하지 않는다. 모든 것을 일어나는 그대로 놔두고 침착하게 내버려 둬야 한다.

생겼다가 사라지는 현상들을 어느 정도 안정적으로 따라갈 수 있게 되면 위파사나 수련을 할 준비가 된 것이다. 이제는 온전히 주의를 기울여서 대상의 본질을 관찰하며 세상 모든 것들의 세 가지 특성인 '무상無常', '고苦', '무아無我'를 탐구할 수 있다. 이제 우리는 무릎이 쑤시거나 의심이 드는 현상을 알 뿐 아니라 그런 감각이나 생각이 어떻게 형성된 것인지, 그 본질이 무엇인지 주의 깊게 살필 수 있게 되었다. 겉보기에 견고하고 안정돼 보이는 감각이나 생각을 탐구하는 것이다. 면밀하고 철저하게 탐구해 보면 견고해 보이는 현실이 실은 전혀 안정된 것이 아니며 끝없이 변화한다는 것을 알 수 있다. 세상 모든 것은 영원하지 않고 계속 변화한다는 '무상'을 깨닫게 되는 것이다. 그런 사실을 무시하고 지금 일어나고 있는 일에 집착하거나 저항하면 '고'를 경험하게 된다. 그런데 그것 역시 실체가 없다는 것을 알게 된다.

한 대상을 계속해서 관찰하면서 그 대상이 다른 것들과 별개로 존재하는지에 대해서도 계속 의문을 품는다. 그러다 보면 우리가 하는 모든 경험은 우연히 일어나는 것이며 지나가는 것임을 알게 된다. 어떤 생각은 어떤 기억에서 생겨났고, 그 기억은 과거의 경험에서 생겼으며, 과거의 경험은 여러 요인들이 합쳐져서 일어났고, 그 여러 요인들은 그 전의 많은 일들이 합쳐져서 생겨난 것이다. 이 단계에 다다르면 모든 현상들에는 본질이 없음을 알게 된다. 모든 것들은 서로에게 의존하여 존재할 뿐, 스스로 영원히 존재할 수는 없다. 다시 말해서 자아가 없다. 즉, '무아'다.

앉아서 호흡을 바라보면서 경험의 전체를 바라볼 수 있다. 예를 들어 보자. 허리가 쿡쿡 쑤시는 느낌이 든다 첫 번째 토대. 그것은 불편한 기분이다 두 번째 토대. 그 기분이 계속 변화하는 것을 가만히 바라본다 세 번째 토대. 얼마 후, 문이 쾅 닫히는 소리가 들린다 네 번째 토대. 그다음에 허리에 느껴지는 불편함에 저항하는 마음이 생긴다 '고'와 혐오감. '더 이상 못 참겠어.'라는 목소리가 들려온다. 이어서 이런 질문이 들려온다. '누가 이런 걸 못 참겠어?' 그런 말을 하는 유령을 찾다 보면 호흡하고 있는 몸을 인식하게 되고, 다시 호흡을 인식하게 되며, 다음에 일어날 일로 주의를 돌릴 수 있게 된다. 관심을 갖고 주의를 기울이면 그 어느 것도 따분하다고 말할 수 없게 된다. 이처럼 지금 여러분은 그 경험이 무엇이든 직접 경험하는 일에 친밀감을 느낄 가능성을 키우고 있다. 그리고 어떤 상황에서든 싸우거나 무너지기보다는 적응하는 법을 배우고 있다.

주의력을 키우기 위해 시간을 따로 내서 명상을 하든 인요가를 하든, 진정한 수련은 수련이 끝나고 자리에서 일어날 때 시작된다. 누군가 붓다에게 수련에서 가장 중요한 순간이 언제인지 물었을 때 붓다는 이렇게 대답했다. "자리에서 일어나는 순간입니다." 수련을 마칠 때 주요 관심사는 수련에서 얻은 것을 실천하는 것이다. 소망을 이루는 최선의 길은 수련을 통해 얻은 가치를 다른 사람을 위해 쓰고, 자신에게 영감을 준 사람들에게 감사하는 마음을 갖고, 깨어 있고 인식하는 삶을 살겠다고 맹세하는 것이다.

나는 가까운 사람 중에 어려운 일로 고생하고 있는 사람이 있으면 그 사람을 떠올리면서 다음과 같이 한다. 우선 그 사람이 앞에 앉아 있다고 상상한다. 그리고 숨을 들이쉬고 내쉬기 시작한다. 들이쉬는 숨에서 그 사람의 고통에 공감하며 다음과 같이 말한다. "이 일이 당신에게 얼마나 힘든지 느껴져요." 숨을 내쉬면서는 이렇게 말한다. "내가 당신을 응원한다는 걸 당신이 느끼길 바랍니다." 호흡을 여러 번 한 다음, 그 사람과 비슷하게 고통을 겪고 있는 수많은 사람들을 상상한다. 그리고 그 사람들에게 동일한 소망을 전한다. "내가 여러분 모두를 응원한다는 걸 느끼길 바라고, 고통이 줄어들기를 바랍니다."

이런 마음을 과거의 스승들에게 보낼 수도 있다. 그분들이 오랫동안 건강하게 살면서 계속해서 많은 사람들에게 긍정적인 영향을 주기를 소망한다. 스승들이 당신을 중심으로 만다라 모양으로 원을 그리고 앉아 있는 모습을 상상한다.

수련을 마칠 때는 수련을 시작할 때와 마찬가지로 모든 존재들을 위해 깨어 있고 의식하는 삶을 살겠다고 다시 한 번 다짐한다. 고개를 숙이며 다음과 같이 말한다. "모든 존재들이 각자에게 가능한 방법으로 진정한 자유를 찾기를."

이와 같은 수행을 좌식 명상에서 하든 인요가 수련의 일부로 하든, 가장 중요한 것은 마음챙김을 자신이 하는 모든 활동과 모든 관계로 확장하는 것이다. 동적인 요가 자세를 하는 것에서부터 자녀를 돌보는 것에 이르기까지, 심부름을 하는 것에서부터 다른 사람들을 이해하는 것에 이르기까지, 모든 일에 마음챙김을 적용한다. 수행을 할 때 우리 삶에서 배제시켜야 하는 면은 단 하나도 없다. 이것은 우리의 삶이 수행에 방해가 되지 않는다는 뜻이다. 평생 수행의 길을 가야 한다. 현실과의 싸움을 그만두고 현실의 본질을 이해하려고 노력할 때 새롭게 존재할 수 있는 가능성이 생기고, 새로운 존재 방식은 여러분을 고통에서 벗어나 진정한 행복으로 데려가 줄 것이다.

나마스테.

요가 프로그램 구성에 대한 제안

요가 프로그램을 어떤 식으로 구성하는 것이 좋을지는 개인에 따라 다르겠지만, 도움이 된다고 느꼈던 몇 가지 방법을 소개하겠다.

나는 대부분의 경우 교호 호흡으로 수련을 시작하고, 명상을 한 후 인요가 스케줄에 따라 롱 프로그램이나 쇼트 프로그램 수련을 한다. 인요가는 신장을 강화하는 프로그램62쪽 참고과 간을 강화하는 프로그램80쪽 참고을 번갈아하는 경우가 많다. 그리고 수업을 많이 하거나 하이킹을 갔던 날은 태양 경배 자세를 하고 나서 송장 자세를 한다. 또 기운이 없는 날은 신장을 자극하고 양기를 몸의 중심으로 보내는 프로그램152~153쪽 참고과 상체와 하체의 균형을 맞춰 주는 양요가 프로그램164~165쪽 참고을 번갈아 하고 나서 긴장을 풀어 주는 마무리 자세를 한다.

마음이 불안하거나 짜증이 나는 날은 간을 강화하는 프로그램을 한다. 내 몸이 평소보다 더 많은 독소를 해독해야 했던 날도 간을 강화하는 프로그램을 한다.

걱정되는 일이 있거나, 마음이 혼란스럽거나, 두렵거나 겁이 날 때는 신장 강화 프로그램을 한다. 몸 안에 수분이 부족하다고 느껴지거나 에너지가 특히 낮은 날도 신장 강화 프로그램을 한다. 우리 몸은 에너지가 부족할 때 신상에서 기를 얻기 때문이다.

컴퓨터를 오래 사용한 날은 반드시 양요가 프로그램을 추가하고, 도시에서 많이 움직이며 보낸 날은 인요가 수련을 해서 균형을 맞춘다. 컨디션이 별로 좋지 않은 날, 생리 중일 때, 병에 걸렸다가 회복 중일 때, 날씨가 정말 더울 때, 몸 안에 열이 많이 느껴질 때, 스트레스를 받거나 부담을 많이 느낀 날은 신장을 강화하는 자세 위주로 양요가 프로그램을 한다. 오전에 한 번, 오후에 한 번씩 두 번 하거나 오전이나 오후에 한 번이라도 한다.

나는 거의 매일 명상과 인요가 프로그램을 하고 나서 양요가 프로그램을 하지만, 가끔 변형해서 수련하기도 한다. 예를 들어, 어떤 날은 아침에 명상과 양요가 프로그램을 하고, 저녁 식사 전에 인요가 프로그램을 한다. 너무 바빠서 수련할 시간이 없는 날은 잠자리에 들기 전에 명상을 하고 인요가 프로그램을 한다.

에너지가 많이 필요하고 정신적으로 집중해야 하는 날은 명상을 한 다음 인요가 수련을 하며 하루를 시작하고, 하루가 끝날 때는 양요가 수련을 해서 쌓였던 피로를 풀고 생기를 되찾는다. 생활에서 활동과 휴식의 균형은 맞는데 매일 인요가와 양요가를 할 시간이 없을 때는 두 가지를 번갈아 가며 한다. 즉, 하루는 명상과 인요가를 하고, 다음 날은 명상과 양요가를 한다.

심신의 균형을 찾기 위해서 적절한 수련 프로그램을 짜기 위해서는 하루를 구성하는 많은 요인들과 자기 내면에서 일어나는 일들을 인정하는 것이 중요하다. 자신이 수련을 잘해 나갈 능력이 있는지 알기 위해서는 매일 하루를 시작하기 전에 몇 분 시간을 내서 그날은 어떤 프로그램이 활기찬 에너지, 열린 마음, 맑고 시야가 넓은 정신을 키우는 데 도움이 될지 직관적으로 생각해 본다. 그리고 하루를 보내면서 실제로 그런 면들이 향상되었는지 생각해 보고, 그에 따라 다음 날 수련을 조정한다. 이렇게 하면 융통성 있고 완전한 수련을 할 수 있을 것이다. 그뿐만 아니라 수련은 재미있고, 기분을 좋게 해주고, 생기를 느끼게 해줄 것이다.

프로그램 구성 제안

인요가, 양요가, 프라나야마, 마음챙김 명상을 결합해 몸과 마음에 각기 다른 영향을 주는 다양한 프로그램을 만들 수 있다. 예를 들어, 명상으로 수련을 시작하면 그 뒤에 이어지는 자세들을 내면 깊은 곳에서부터 느끼며 할 수 있다. 혹은 명상을 마지막에 하면 다양한 요가 자세들을 통해 몸과 마음이 명상을 잘할 수 있는 상태가 될 것이다.

모든 요가 프로그램은 내면에 집중할 수 있도록 고안되어 있지만, 각 프로그램은 사람에 따라 다른 효과를 낼 수 있다. 아래에 열두 가지 프로그램을 예로 들고 각 프로그램의 효과를 간단히 소개한다. 하지만 이것은 단지 참고 사항일 뿐이다. 자신이 직접 경험해 보고 자신에게 맞는 프로그램을 직접 결정하는 것이 최선이다.

- 초보자를 위한 양요가 프로그램, 송장 자세, 명상 10분 : 요가를 처음 하거나 이러한 수련을 처음 하는 사람들에게 적합하다.
- 신장을 강화하는 인요가 프로그램, 태양 경배 자세와 그 변형 자세, 송장 자세, 프라나야마, 명상 10~20분 : 에너지가 고갈된 상태에 도움이 되고, 두려움을 줄여 주고 영감을 준다.
- 교호 호흡, 명상 15분, 간을 강화하는 인요가 프로그램, 양기를 몸의 중심으로 보내는 양요가 프로그램, 송장 자세 : 화, 억울함, 몸의 독소, 무기력증 등을 완화시킨다.
- 간을 강화하는 인요가 프로그램, 태양 경배 자세 변형은 하지 않음, 송장 자세, 프라나야마 명상 20분 : 좌절감, 우울감, 피로를 완화해 준다.
- 교호 호흡, 명상 20분, 신장을 강화하는 인요가 프로그램, 상체와 하체의 균형을 맞춰주는 양요가 프로그램, 송장 자세 : 외부와 단절된 느낌을 받을 때, 주로 앉아서 일하는 사람, 컴퓨터를 많이 쓰는 사람 등에게 좋다.
- 신장을 강화하는 인요가 프로그램, 송장 자세, 명상 10분 : 질병, 허약 체질, 약한 면역 체계에 도움이 된다.
- 교호 호흡, 태양 경배 자세와 변형 자세, 송장 자세, 프라나야마, 명상 15분 : 정신적으로 너무 자극을 받아 흥분했을 때 도움이 된다.

- 명상10분, 양기를 몸의 중심으로 보내는 양요가 프로그램, 송장 자세: 고혈압을 완화해 주고 생기를 되찾게 해준다.
- 위와 비장을 강화하는 인요가 프로그램, 태양 경배 자세^{변형 자세는 하지 않음}, 송장 자세, 프라나야마, 명상20분 : 불안감을 느끼거나, 목적이 없어 삶이 공허하거나 자신에게 회의가 들 때 도움이 된다.
- 명상10분, 폐·심장·장을 강화하는 인요가 프로그램, 송장 자세, 프라나야마, 명상 : 비탄, 절망감, 강박 관념을 완화해 주고 컨디션을 개선해 준다.
- 교호 호흡, 명상10분, 위·비장을 강화하는 인요가 프로그램, 명상20분 : 소화 불량과 위경련에 도움이 되고, 걱정이나 생각이 너무 많은 것을 완화해 준다.
- 간을 강화하는 인요가 프로그램, 프라나야마, 명상15분 : 불안, 초조, 좌절감, 불만을 완화해 준다.

요가 자세 찾아보기

인요가 자세

나비 자세　52, 63, 97, 106
누운 나비 자세　53, 86
누워서 무릎을 가슴 쪽으로 당기기 자세　114, 161
누워서 척추 비틀기 자세　65, 113, 140
달팽이 자세　112
무릎 벌린 아기 자세　81
무릎 벌린 아기 자세로 비틀기　90, 93, 109
물개 자세　56, 63, 78, 81, 106, 110
물고기 자세　113
바늘귀 자세　77, 140
반 신발끈 자세　77, 82
반 안장 자세　93
반 잠자리 자세　58
송장 자세　61, 69, 80, 86, 92, 96, 108, 114
스핑크스 자세　55, 63, 78, 81, 109
신발끈 자세　76, 82
아기 자세　56, 78, 107, 110
안장 자세　53, 63, 91, 96
앉아서 비틀기 자세　83
엎드려 쉬는 자세　54
완전 전굴 자세　60, 63, 108, 112

용 자세　91, 94
잠자는 백조 자세　79, 82, 95
잠자리 자세　64, 79, 92, 96
잠자리 자세로 비틀기　96
정사각형 자세　85
측면 신발끈 자세　82
측면 잠자리 자세　65, 110
쿼터독 자세　107, 110
행복한 아기 자세　67, 140

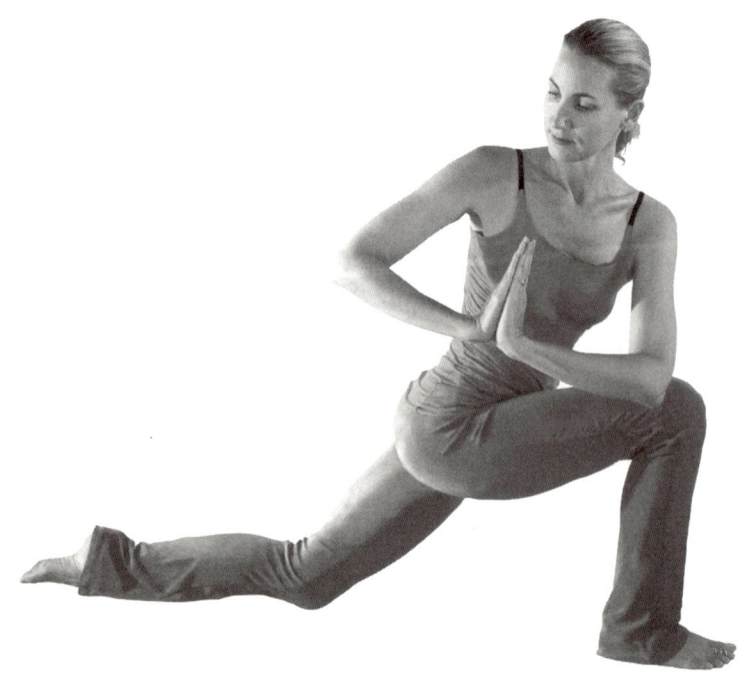

양요가 자세

거위 자세 132
견상 자세 133, 147
고양이 자세 137
고양이 자세 – 다리를 뒤로 뻗은 자세 137
널빤지 자세 144, 147
누워서 다리 찢기 자세 160
누워서 무릎을 가슴 쪽으로 당기기 자세 139, 156, 161, 163, 176
누워서 벽에 다리 올리기 자세 60, 69, 162
누워서 척추 비틀기 자세 157, 163, 175
누워서 한쪽 다리를 몸 쪽으로 당기기 자세 156
누워서 한쪽 무릎을 가슴 쪽으로 당기기 자세 158
다리 들고 하는 복근 강화 자세 159
돌고래 자세 170
런지 자세 144, 148, 150~151
머리로 물구나무서기 자세 173
메뚜기 자세 138, 146, 154, 155
반 행복한 아기 자세 158
복근과 엉치뼈 강화 자세 158
브리지 자세 139
브리지 자세 – 다리 들어 올리고 하기 156
산 자세 142, 149
상체를 좌우로 비트는 복근 운동 138
손으로 바닥을 짚은 런지 자세 132
손으로 짚고 물구나무서기 자세 172
손으로 짚고 반 물구나무서기 자세 172
송장 자세 140, 163, 176
스탠딩 전굴 자세 143, 148, 167, 175
아기 자세 131
앉아서 하는 태양 경배 자세와 견상 자세 134
의자 자세 154, 166
전사 1 자세 167
전사 2 자세 168
초보자용 어깨로 서기 자세 162
코브라 자세 147
팔 굽혀 엎드리기 자세 145
팔을 위로 들어 올린 런지 자세 133
확장한 전사 자세 169
활 자세 146, 155

옮긴이 | 서영조

한국외국어대학교 영어과와 동국대학교 대학원 연극영화과를 졸업했다. 영어권 도서들과 부산국제영화제를 비롯한 여러 영화제의 출품작 번역가로 활동하고 있다. 번역한 책으로는 《철학을 권하다》,《일생에 한번은 가고 싶은 여행지 500》,《세계에서 가장 아름다운 도시 100》,《탁월한 아이디어는 어디서 오는가》,《지식의 책》,《브레인 룰스》,《우리는 개보다 행복할까?》,《줄스와 제이미 올리버의 맛있게 사는 이야기》,《처음 만나는 자유》,《하루 5분, 얼굴 스트레칭》 등이 있다.

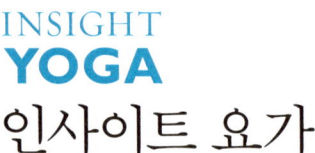

인사이트 요가

초판 1쇄 발행 2017년 7월 20일
초판 3쇄 발행 2021년 9월 1일

지은이   사라 파워스
서문   폴 그릴리
사진   매튜 카든
옮긴이   서영조
감수   문지영
펴낸이   진영희
펴낸곳   (주)터치아트
출판등록 2005년 8월 4일 제396-2006-00063호
주소   10403 경기도 고양시 일산동구 백마로 223, 630호
전화번호 031-905-9435 팩스 031-907-9438
전자우편 touchart@naver.com

ISBN 979-11-87936-06-0 13510

* 이 책 내용의 일부 또는 전부를 재사용하려면 반드시 저작권자와
  (주)터치아트의 동의를 얻어야 합니다.
* 책값은 뒤표지에 표시되어 있습니다.

* 이 도서의 국립중앙도서관 출판시도서목록(CIP)은
  서지정보유통지원시스템 홈페이지(http://seoji.nl.go.kr)와
  국가자료공동목록시스템(http://www.nl.go.kr/kolisnet)에서
  이용하실 수 있습니다.(CIP제어번호: 2017014444)